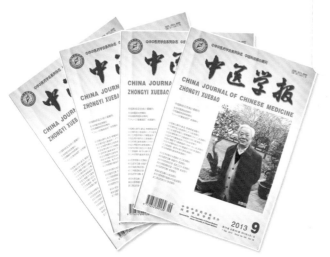

全国名老中医药专家传
承工作室指导老师刘茂
林教授

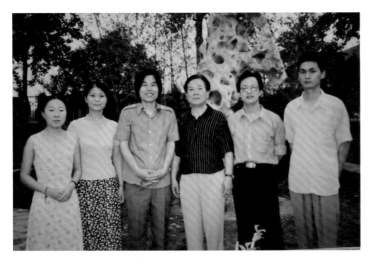

刘茂林教授和其部分
研究生在一起

刘茂林教授和传承
人——河南中医药大学
第三附属医院叶险峰教
授和刘明主任医师

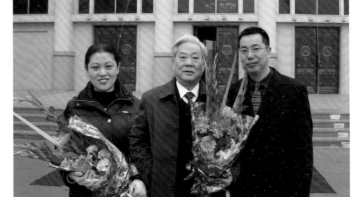

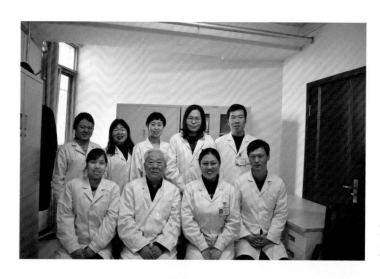

刘茂林教授和其名医
工作室部分成员合影

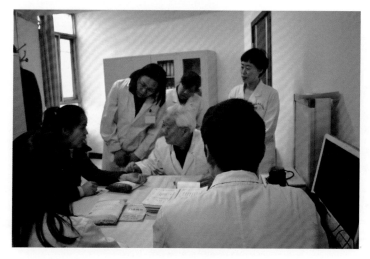

刘茂林教授在河南中
医药大学第三附属医
院门诊带教

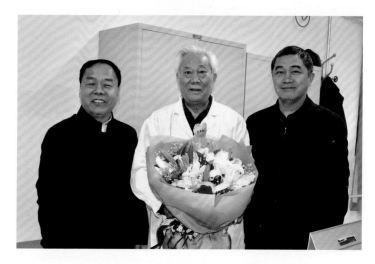

河南中医药大学第三
附属医院党委书记周
运峰和院长张大伟祝
贺刘老八十诞辰

茂 林 方 药

刘茂林　著

叶险峰　刘　明　编

河南科学技术出版社

· 郑州 ·

图书在版编目（CIP）数据

茂林方药/刘茂林著；叶险峰，刘明编 . —郑州：河南科学技术
出版社，2018.6
ISBN 978-7-5349-9218-6

Ⅰ.①茂… Ⅱ.①刘… ②叶… ③刘… Ⅲ.①中医临床-经验-
中国-现代 Ⅳ.①R249.7

中国版本图书馆 CIP 数据核字（2018）第 085158 号

出版发行：河南科学技术出版社
地　　　址：郑州市经五路 66 号　　　　　邮　　编：450002
电　　　话：(0371) 65737028　 65788629
网　　　址：www. hnstp. cn
策划编辑：邓　为
责任编辑：邓　为　　王俪燕
责任校对：董静云
封面设计：张德琛
责任印制：朱　飞
印　　　刷：郑州环发印务有限公司
经　　　销：全国新华书店
幅面尺寸：170 mm×240 mm　　印张：15.25　　彩插：2　　字数：260 千字
版　　　次：2018 年 6 月第 1 版　　　　2018 年 6 月第 1 次印刷
定　　　价：48.00 元

作者简介

刘茂林（1937—），男，共产党员，山东省淄博市人。河南中医药大学教授，主任医师，硕士研究生导师，全国第四批名老中医药专家学术经验继承工作指导老师，全国名老中医药专家传承工作室指导老师，河南省名中医评选评审专家，河南省中医内科会诊中心特邀专家，济华中医馆"冬病夏治"首席专家，《中国医药科学》杂志审稿专家。

1964年毕业于河南中医学院（现河南中医药大学）中医系（学制六年），中西医理论基础扎实。曾任河南中医学院针灸推拿系主任，金匮教研室主任，全国高等中医院校针灸研究会常务理事，河南省针灸学会常务理事，《河南中医药学刊》编委。

主编《金匮阐要》《高等中医应试指南·针灸学》《中医学题解·金匮要略选读》，参编《中医学多选题题库》《当代医家论经方》《河南省当代名医内科学术精华》《中国科技成果大全》《河南省名中医学术经验荟萃》《黄河医话》等，发表学术论文30余篇，获科研奖6项，其中3项为第一完成人。他主持研制的"消炎化石丹"和"红蓝花口服液"已获郑州市卫制剂批号，用于临床治疗结石病和中风病，效果良好，深受患者欢迎。

刘老先后培养研究生7名，全国名老中医师承工作继承人2名，其中已有4名博士和1名博士后，1名是上海市传染病总医院的院长助理，1名是河南中医药大学第三附属医院副院长。正如大型文献纪录片《河南中医一九五八》所说："刘茂林教授已是桃李满天下。"

刘老长期坚持在教学、科研、医疗第一线，他通讲《金匮要略》20余年，勤于学习、勇于实践、严于律己、宽以待人、治学严谨、悟性较高、思路清晰、倡导创新、医术精湛、医德高尚，深受患者及其家属的敬重和信赖。他多次荣获河南中医药大学"优秀共产党员"和"先进个人"称号，还有"优秀组织员奖""优秀教学督导奖""关心下一代奖""郑州市先进教师"，河南中医药大学第三附属医院"好医生""患者信任的好医生"等。

刘老在长期临床实践中，形成了自己独特的学术思想，概要言之，可谓三大特色和一大闪光点。三大特色是：（一）治疗各种疾病都要顾护脾胃之气。在具体到每一个疾病的治疗时，刘老主张"理"从《内经》，"法"从仲景，"治"从东垣。也就是说在内经理论指导下，准确运用仲景的辨证方法，治疗处方用药时，要遵从东垣重视脾胃的精神，在疾病的发生、发展、预后过程中，始终都要顾护脾胃之气。因脾胃为气血生化之源，脾胃之气旺盛，气血来源充足、通畅，则五脏六腑四肢百骸皆受其益。故李东垣在《脾胃论》中说："元气之充足，皆由脾胃之气无所伤，而后能滋养元气。"又说："脾胃之气既伤，而元气亦不能充，此诸病之所由生也。"刘老在汲取古人先贤智慧的基础上，结合自己多年的经验，总结出了顾护脾胃之气的学术理念。（二）通过对《金匮要略·胸痹心痛短气病脉证治》篇用药规律的研究，结合自己对心脏病的长期辨证论治，创立了"心病多寒"的学术观点，用以指导临床实践，特别是对有明显心衰体征的心脏病患者，疗效卓著；又通过对《薛氏医案》中有关咽喉病案的分析研究，提出了"喉病多热"的看法，它与"心病多寒"的观点，共同形成了刘老学术思想的三大特色之一，也是作者创新精神的重要体现。（三）对一些顽固性疑难杂病，倡导"一个大脑、双轨诊断、双规治疗"的治疗方法。即融合中西之理，做出明确的中西诊断，用药就不分中西，充分发挥中西之长，以尽快解除患者的痛苦为目的。一大闪光点是：尊重前贤、拓古创新，作者结合目前疾病谱的变化，通过长期临床认为，作为中医内科医师，最终解除患者痛苦的主要手段是方剂的运用是否正确，主张在前人确立的整体观念和辨证论治的思想指导下，创立新方43首，而新方多为方名既出，主要药物组成即跃然纸上，如是则既便于记忆，又便于使用，深受学者欢迎。

序

　　为医者，医理要明，医术要精，医验要丰，医德要尚，如此可称"上工"。所谓医理要明，就是上能熟读经典著作，下及诸医家著述，达到"慧心""慧眼"的境界。所谓医术要精，是说在原有基础上，要不断创新。有创新才能有发展，有发展才能生生不息，精益求精。所谓医验要丰，是说经验从实践中来，丰亦是从实践中来，没有长期实践和体悟，是丰不起来的。所谓医德要尚，是说在治疗疾病的系统工程中，始终全心全意为患者服务，心术端正。刘茂林教授，医学造诣很高，早年本科六年毕业于河南中医学院，是学校首届毕业生。系统学习中医理论，打下了牢固基础。毕业后，从医从教至今，集教授、主任医师、硕士研究生导师、全国名老中医药专家学术经验继承工作指导老师、河南中医药大学针灸推拿系主任、金匮教研室主任等头衔于一身。天赋高，善颖悟，学而不厌，诲人不倦，是名副其实的理念俱丰的医学大家。

　　为了社会和人民的利益，在百忙之中写成了《茂林方药》。全书贯穿一个"新"字，亮点多多，尤其创立了43首新方，匠心独具、疗效显著，是长期临床实践的结晶。如桑圆饮治失眠，真人桃花汤治久泻等，皆妙不可言。至于临床医案部分，更是精彩纷呈，灿若珠玑，对临床启发很大，可以使人茅塞顿开，豁然贯通。至于医话部分，皆是精到之谈，从临床实践中总结出来的，也是逐步升华的，实践—理论—再实践—再理论，螺旋式上升。书中中药三十三讲，对常用中药，从传统理论到现代科学研究的内容，皆一一详述，囊括其中。更可贵的是感悟部分，至精至要，每味药的按语，非常精辟，可谓是"知其要者一言而终"。总之，这是一部好书、奇书和难得之书。好就好在"实"上，实实在在，不尚空谈，而且多是刘茂林教授呕心沥血、亲手写成的；好就好在"新"上，处处皆有创新点；好就好在"知"上，自知不足，学无止境，医无止境。刘茂林教授把"勤于学习、勇于实践、严于律己、宽以待人、治学严谨"作为座右铭，一生谨慎悟性高、思路清、人品好、医术精，是一位真正的临床大家。限于个人水平，不能尽述其精，只此数言，聊表寸衷。

　　最后奉诗一首贺之：

郁郁葱葱美茂林，蔚然深秀似山岑。

一方一药有心悟，至要至精无俗音。

国医大师、原河南省卫生厅副厅长

张磊

2017 年 11 月 3 日

前　言

本书共分五篇，即《新方四十三首》《验案辑录》《医话荟萃》《中药33讲》《附篇》。

第一篇《新方四十三首》，作者认为中医是科学，科学发展是无止境的，它永远在创新的路上，而无终点；科学发展只有相对高度，而无巅峰；它应该与时俱进，有所发展，有所创新。为适应目前疾病谱的变化和尽快解除一些常见病、多发病的痛苦，作者在前贤创立的整体观念和辨证论治的思想指导下，积50余年的临床经验，创立中医新方43首（已有5首在《中国中医药报》"名医名方"栏目中发表）。每一新方包括：组成、功能、主治、用法、方解、加减应用及按语等。重点是方解，因病有寒热虚实，药有温凉补泻，所以方解多从药性针对病性作解，使学者不但知其方而且知其方解和加减运用等，从而避免了汪讱庵所谓"知其方而不知方之解"之弊。中医的辨证论治、理法方药俱在其中，既博采众方，又创立新方，这种创新精神，堪称全书之灵魂所在。

第二篇《验案辑录》，作者以为医案是传递经验、启迪来者思维的重要载体，它的可贵性在于它的真实性和可靠性。本书所选医案52例，悉属作者亲历之案，且经本人审定无误者，这样一方面避免了章次公先生所谓"古人医案，多后生刊定……此有价值之医案所以少也"的弊端；另一方面也增强了面对患者时要牢记孙思邈"胆欲大而心欲小，智欲圆而行于方"的教导，常怀"见彼苦恼，若己有之"之心，以患者为本，精心诊断，合理用药，力避差错。对一些顽固性疑难杂病，如高血压病、糖尿病、哮喘病等，力求做到"一个大脑、双轨诊断、双轨治疗"的要求。即通过一个医生的大脑，融会中西医之理，做出明确的中西医诊断，则用药不分中西，即双轨治疗。充分发挥中西之长，以尽快解除患者的痛苦为要务。全国人大常委会副委员长、中华医学会原会长陈竺说："我们应该逐步突破中西医之间的壁垒，充分发挥各自的优势，……我以为我们完全有可能建立一个融合中西医学优势的现代医学体系。"我们应为此共同努力，有些医案中西合诊合治，疗效神奇，可谓医案中的亮点之一，有的疑难奇案，使人终生难忘，必欲选之，与同道共勉。

第三篇《医话荟萃》，精选论文24篇，为作者科研精神、创新思维和学术思想的具体体现。有的论文具有明显的学术争鸣和反对学霸的强烈愿望；有些论文是长期科学研究的结晶，特别是通过对《金匮要略·胸痹心痛气短病脉证治》篇的反复研究，创立了"心痛多寒"的学术观点，如对冠心病而有不同程度心衰的患者用"心痛多寒"的学术观点指导临床实践，创立"参附苓桂术甘汤"，用于临床，疗效卓著；又通过对《薛氏医案》中有关咽喉病案的分析研究，提出了"喉病多热"的看法，并创立"四二玄参桔梗汤"治疗喉病，其效若神，它与"心病多寒"的观点，共同形成了学术思想的三大特色之一，也是作者创新精神的重要体现。

第四篇《中药33讲》，讲了临床上常用的、具有独特功效的、作者有特殊感悟之品。内容多从××简介、名家论述、主要成分、作者感悟和按语等方面论述。特别是名家论述、作者感悟和按语部分犹有展开说一说的必要。名家论述，旁征博引，拓宽了对该药临床应用的思路；作者感悟，根据作者五十多年的临床经验，谈了对本品的认识、体悟及与他药联合应用的新用途；按语，则重点讨论了对某药的争议之处和存疑待考的问题，如"十八反""十九畏"的问题等。讲到中药，目前临床上有一个突出的问题是如何统一对"十八反""十九畏"的认识。作者在临床上以治心病和肺病较多，如对心肺阴虚、寒痰水饮迫肺凌心而胸闷咳喘心悸者，多以附子、贝母、半夏为主组方；对气虚血瘀诸痛，以人参、五灵脂组方为主，反复应用，疗效甚好，且无不良反应。但与"十八反""十九畏"相悖，然作者所以敢用，是因元、明之前无此说，诸多名家都是有斯病用斯药的，包括医圣张仲景，他在"赤丸"中乌头、半夏并施；在"附子粳米汤"中附子、半夏同用等。近观《中国中医药报》引当代国医大师朱良春的话说："十八反之说不能成立，十九畏更属无谓。"而此说在中医文献中既找不到有力的科学根据，又不符合临床实践，而实践是检验真理的唯一标准，如果因循守旧，人云亦云，势必严重影响中医药事业的发展。故急需研究中药的专家教授加快研究步伐，尽快给出一个明确的说法，统一认识，把中医药事业更快地推向前进。

《附篇》，共选4篇。河南中医药大学第三附属医院叶险峰教授和刘明主任医师，在全国名老中医跟师学习期间，勤于学习、善于思考，已发表的论文4篇作为附篇，实为本书增彩颇多。故该书的内容丰富，既有作者辛勤笔墨，也有门人的心血和汗水；另外，为本书的付梓付出辛勤的还有王晓田先生，在此一并致谢！

刘茂林

2017 年 3 月 25 日

目　录

第二篇　验案辑录

附篇

第一篇 新方四十三首

创新方

天道酬勤天之理，医到精处效能语。

勤求古训谋发展，博采众方创新剂。

01 鼽鼻散

【组成】

党参 30g，茯苓 30g，炒白术 30g，桂枝 10g，炒白芍 30g，炙麻黄 8g，细辛 5g，辛夷 10g，苍耳子 12g，防风 10g，炙甘草 8g。生姜 3~4 片，大枣 5~6 枚为引。

【功能】

补脾益肺，调和营卫，除风祛湿，通达肺窍。

【主治】

鼽鼻（过敏性鼻炎和大部分慢性鼻炎）。中医辨证多属脾肺气虚，营卫不和，风寒湿侵袭，肺窍不利之证。

【用法】

水煎服，每日 1 剂，早晚饭后 1.5h 左右各服 1 次，每次服 250~300mL。

【方解】

鼽鼻散，亦名"四桂麻辛苍防汤"（即四君子汤合桂枝汤，加炙麻黄、细辛、辛夷、苍耳子、防风）。

1. 方中四君子汤（党参、茯苓、炒白术、炙甘草）益气健脾，培土生金，复振卫阳，固表止汗。

2. 桂枝汤（桂枝、炒白芍、生姜、大枣、炙甘草）调和营卫，建立中气，气血有源，振奋卫阳。

3. 炙麻黄、细辛、辛夷、苍耳子、防风，皆属辛温散寒，除风祛湿，通达肺窍，解除过敏之品。

以上三组药品合之，共奏补脾益肺，调和营卫，建立中气，复振卫阳，除风祛湿，通达肺窍，解除过敏之功。

【加减运用】

1. 头痛者，加川芎 15g，白芷 15g，藁本 10g。

2. 清涕不止者，重用苍耳子至 15g，加乌梅 15g，五味子 10g。

3. 恶寒怕冷汗出恶风者，加生黄芪 30～60g，鹿角霜 20g，炮附子 8g。

4. 鼻塞严重者，重用炙麻黄至 10g，细辛至 8g，辛夷至 12g，加炒荆芥 10g。

02　鼻渊煎

【组成】

桑叶 30g，菊花 15g，蝉衣 10g，薄荷 8g，苍耳子 10g，金银花 15g，连翘 15g，生石膏 30g，柴胡 10g，黄芩 10g，龙胆草 6g。

【功能】

清解肺胃之热，疏散肺窍之邪。

【主治】

鼻渊（包括部分急性鼻炎和鼻窦炎）。临床上以鼻塞持续性或间歇性发作，发热恶寒，头晕头痛，痰涕黄稠，口干咽痛，嗅觉不灵，舌质红，苔黄腻，脉滑数或浮数等为主症。本型鼻渊中医辨证多为肺胃风热，上壅肺窍所致。

【用法】

水煎服，每日 1 剂，早晚饭后 1.5h 左右各服 1 次，每次 250～300mL。

【方解】

1. 桑叶、菊花、蝉衣、薄荷、苍耳子，以上五味，能疏散风热，宣通肺窍。

2. 金银花、连翘、生石膏，可清解肺胃之热，以助宣通肺气。

3. 柴胡、黄芩、龙胆草，以清泻肝胆之湿热，防止土壅木郁之弊。

以上三组药物合参，共奏清解肺胃之热，疏散肺窍之邪之功。

【加减运用】

1. 鼻塞严重者，去生石膏、龙胆草，重用苍耳子，加麻黄、细辛、辛夷、防风。

2. 头晕、头痛甚者，去柴胡、黄芩、龙胆草，加川芎、藁本、白芷、蔓荆子。

3. 痰多黄稠者，加浙贝母、炒杏仁、葶苈子、鱼腥草。

4. 耳痒闷堵、重听者，加节菖蒲、苦桔梗、白蒺藜、车前子。

03 二参三鲜饮

【组成】

南沙参、北沙参各 30g，鲜藕片 60g，鲜芦根 60g，鲜茅根 60g，金银花 15g，连翘 15g，黄芩 10g，浙贝母 10g，苦杏仁 15g，苦桔梗 15g，生甘草 10g。

【功能】

养阴清肺，止咳止血。

【主治】

咳嗽咯血（支气管扩张症，简称"支扩"）。顾名思义，本病是由多种原因引起的，以支气管扩张和变形为主要病理表现的病症。其主要症状是反复咳嗽，吐脓痰带血或大口吐血。故临床上常以咯血为主诉而就诊，兼见胸痛、发热，口干咽燥，舌红苔黄，脉滑数等，应属中医的"咳嗽""咯血""肺痈"等证。如《金匮要略》说："若口中辟辟燥，咳即胸中隐隐痛，脉反滑数，此为肺痈。"据此脉症，中医辨证多为阴虚内热，火性炎上，熏蒸于肺则咳。一方面血热妄行，肺络伤可咳痰带血或大口吐血；另一方面热盛肉腐，则吐脓血。故其主要病因病机是阴虚内热，热伤肺络。其治当以养阴清肺，止咳止血为法。

【用法】

水煎服，每日 1 剂，早晚饭后 1.5h 左右各服 1 次，每次 250～300mL。

【方解】

1. 南沙参、北沙参，二物性味甘苦微寒，同归肺胃二经，均为养阴清肺、益胃生津之品。一般认为前者养阴清热力强，后者益气养阴止咳化痰力著。二味伍用，益气养阴，清肺化痰，其力更倾向于肺经。徐灵胎说："沙参为肺家气分中理血药，色白体轻，疏通而不燥，润泽而不滞，血阻于肺者，非此不能清也。"可知二物甘寒凉润，中空质松，色白入肺，实为养阴清热，通宣肺气，行气止血之妙品，恰投阴虚内热，热伤肺络之病机。

2. 鲜藕片，《本草经疏》说："藕，生者甘寒，能凉血止血，除热清胃，故主消散瘀血。"可知本品甘寒，凉血止血，色白入肺，中空通宣肺气，故能散瘀止血，实乃对症良药。在《柳宝诒医案》中，治咳血诸方，先是用"藕节"；后案中直书"藕"或"鲜藕"。可知柳冠群早已发现"鲜藕"比"藕节"效果更佳。《中药学简编》说："亦可将藕切成片入药煎服。"证之临床，此物可为治疗"支扩"的至当不易之品。鲜茅根，《本草求原》载："白茅根，……生肺津以凉血，为血热妄行上下诸失血之要药。"而张锡纯已认识到："白茅根必用鲜者，其效方著。"故知此物甘寒，首入肺经，色白中空有节，最善透发肺中郁热，实为清热凉血，止嗽止血之上品。鲜芦根，《医学衷中参西录》载："苇与芦原系一物，……今药房中所鬻者名为芦根，实即苇根也。"又说："其性凉能清肺热，中空能理肺气，而又味甘多液，更善滋阴养血，……其性颇近茅根，几当用茅根而无鲜者，皆可以鲜芦根（即鲜苇根）代之也。"以上两组五物，皆甘寒凉润之品，且色白入肺，质松中空，宣统肺气，故能养阴清肺，止咳止血，理应为君。

3. 金银花、连翘、黄芩，三物甘苦性寒，首入肺经，助君药清热解毒，泻火止血，堪称贤臣。

4. 浙贝母、苦杏仁、苦桔梗、生甘草，皆入肺经，宣肺止咳，清热化痰，理气排脓，以为佐使。

以上四组药物合参，可获养阴清肺，止咳止血之功。

【加减运用】

1. 咯血多者，加阿胶珠、白及、三七粉。

2. 便秘者，加生大黄、全瓜蒌、葶苈子。

3. 气虚者，加西洋参、生黄芪。

4. 阴虚燥热者，加生地黄、天冬、麦冬、生百合。

5. 热重者，加生石膏、鱼腥草、地骨皮。

6. 合并急性感染、高热者，合理使用抗生素或抗病毒药物加激素治之。

7. 大量咯血不止者，可用5%葡萄糖250mL，加垂体后叶素10U静脉缓慢滴注（高血压、冠心病和孕妇禁用）。

【按语】

鲜藕片，一年四季，各地都有；若无条件获得鲜芦根和鲜茅根者，可以干品减半量用之。

⑭　**四白苇茎汤**

【组成】

西洋参10g，炒白术15g，茯苓15g，生山药30g，桑白皮15g，地骨皮

20g，苇茎 30g，薏苡仁 30g，桃仁 15g，冬瓜仁 20g，桔梗 15g，炙甘草 10g。（本方实由"四君子汤""泻白散"合"千金苇茎汤"，少有化裁加味而成。）

【功能】

益气健脾，清肺化痰。

【主治】

肺痿（包括部分肺纤维化）。《金匮要略》说："热在上焦，因咳为肺痿。……寸口脉数，其人咳，口中反有浊唾涎沫者何？师曰：为肺痿之病。……脉数虚者为肺痿。"从"热在上焦""寸口脉数，其人咳""脉数虚"等，不难看出是虚热肺痿之象。证之临床，本病确与脾胃虚弱，土不生金，正气不足密切相关。所以虚是正气虚，热是肺有热，故其主要病机应是脾虚肺热，痰热阻肺，久咳肺痿。肺叶枯萎，气体交换困难，吸入氧气减少，缺氧现象明显，症见呼吸急促，咳嗽气喘，动则加剧，胸闷气短，面色晦暗，唇舌发绀，脉来数虚，苔黄舌淡。

现代研究认为，本病以肺间质广泛纤维化为主要病理特点，中老年人多见，为慢性病程，且多逐渐加重，晚期可见肺心病、右心衰竭等。听诊可闻及两下肺细湿啰音。X 线常显示两肺弥漫性网状、斑片状、条索状或结节状阴影，晚期可见蜂窝肺。肺功能多呈弥漫性通气功能障碍。对本病的治疗，现尚无特效疗法。而中医辨证多为脾虚肺热，火灼肺金，肺叶枯萎，宣肃失职所致。故当健脾清肺，止咳化痰，恢复肺气，而"四白苇茎汤"治疗本病，恰投病机，疗效满意。

【用法】

水煎服，每日 1 剂，每日早晚饭后 1.5h 左右各服 1 次，每次 250～300mL。

【方解】

1. 四君子汤（西洋参、炒白术、茯苓、炙甘草），方中人参，本方用了西洋参，取其益气养阴清热，以对应脾虚肺热的主要病机，参合后三物依然是益气健脾。一方面建立中气，开发气血生化之源，培土生金，以复肺气；另一方面益气健脾，以断痰饮之源，对本病的治疗具有重要意义。

2. 泻白散（桑白皮、地骨皮、生山药、炙甘草，以生山药代粳米），方中主药是桑白皮和地骨皮，清泻肺热，止咳平喘；以生山药代粳米合炙甘草，协四君子汤补肾益气健脾。本方的创新之处，就在于将清泻肺热之方，与益气健脾之剂巧妙结合在一起，恰投脾虚肺热的主要病因病机。

3. 千金苇茎汤（苇茎、薏苡仁、桃仁、冬瓜仁）加桔梗，增强宣肺之力，以收清肺化痰、活血化瘀排脓之功。

以上三方巧妙组合，随症加减，对应病情，疗效满意。

【加减运用】

1. 咳重者，加炙麻黄、炒杏仁、浙贝母。

2. 胸闷者，加陈皮、厚朴、全瓜蒌。

3. 热重者，加黄芩、连翘、生石膏。

4. 血瘀严重者，加丹参、赤芍、红景天。

5. 阴虚明显者，去茯苓、炒白术，加北沙参、天冬、麦冬、知母、百合。

6. 痰中带血者，去桃仁，酌加阿胶珠、藕节炭、白及、白茅根。

【按语】

有人形容"肺纤维化"为不是癌症的癌症，言其预后不良，且有逐渐加重之势。如能从中医药宝库中寻得治疗本病的一条蹊径，岂不快哉！笔者在临床实践中，用"四白苇茎汤"加减治疗脾虚肺热型肺痿（包括部分符合本证病因病机的肺纤维化患者），疗效较好，取得了一些进展，望同道继续研试。

05　四芩麻杏葶贝龙石汤（哮喘Ⅰ号）

【组成】

西洋参 10g，生白术 15g，茯苓 15g，黄芩 10g，炙麻黄 8g，炒杏仁 15g，葶苈子 15g，浙贝母 10g，地龙 15g，生石膏 30g，生甘草 10g。黄梨或白梨半个，大枣 5~6 枚为引。

【功能】

健脾清肺，化痰平喘。

【主治】

哮喘（脾虚肺热，痰热壅肺型）。症见舌体胖大，边有齿痕，舌质暗红，苔多黄腻，脉滑而数。中医辨证多为脾虚生痰，与肺热互结，痰热壅肺为患。

【用法】

水煎服，每日 1 剂，早晚饭后 1.5h 左右各服 1 次，每次 250~300mL。

【方解】

1. 四君子汤（西洋参、生白术、茯苓、生甘草），取四君子汤益气健脾，以断痰源之义。但在本方中的人参用了西洋参，益气养阴，清热生津，以避他参偏温之嫌；方中白术用了生白术，益气健脾之力不减，却少了温燥之弊。方中以生甘草易炙甘草，取其增加清热解毒之功。

2. 炙麻黄、炒杏仁、葶苈子、浙贝母，以上四物，皆入肺经，除麻黄外，均为止咳化痰平喘药；然麻黄炙后，发表之力减弱，而宣肺化痰平喘之力大增。前两味微温，后二物寒或大寒，故四物合之，宣肺清热，化痰平喘甚妙，为本方的核心药品。

3. 黄芩、地龙、生石膏，黄芩苦寒，主入肺经，善清肺火及上焦实热，与辛甘大寒，主入肺经之生石膏相参，可谓清泻肺火之君药。地龙咸寒，清肺平喘，概因本型哮喘痰热壅肺日久，必致肺之经络痹阻，而本品善行走窜，通经活络而清热，故在本方中有画龙点睛之妙。

4. 以梨、枣为引，既可增强清热润肺之功，又有益气健脾，以断痰源之效。

以上四组药物合之，共收益气健脾，以断痰源，宣肺清热，化痰平喘之功。

【加减运用】

1. 痰多者，加海浮石15g，胆南星10g，全瓜蒌20g。

2. 热盛者，重用生石膏和葶苈子，再加射干10g，桑白皮15g，鱼腥草30g。

3. 外有风热者，加霜桑叶30g，野菊花15g，蝉蜕10g，薄荷8g。

4. 胸腹胀满，便秘而喘者，去茯苓、白术，加枳实10g，厚朴15g，芒硝（冲）10g，大黄（后下）10g。

5. 肺气壅滞，卫外失固，汗出而喘者，加黄芪30g，桔梗15g，乌梅15g，防风10g。

6. 脾虚肺热，有瘀血者，加红景天15g；脾虚肺热化毒者，加绞股蓝30g。

【按语】

明代张介宾说："喘有夙根，遇寒即发，或遇冷即发者，亦名哮喘。"余以为介宾所言夙根，即肺脏所藏之伏痰留饮也，故治喘理应先治痰。本方一方面益气健脾，以断痰源；另一方面热痰壅肺须清热化痰，痰祛热清喘自安。本方取四君子汤之义，益气健脾，以断痰源；以阵容庞大的宣肺清热，理气化痰药为伍，恰投脾虚肺热，痰热壅肺之病机。

06　五胡麻杏僵贝苍防汤（哮喘Ⅱ号）

【组成】

西洋参10g，茯苓15g，生白术20g，陈皮10g，柴胡10g，黄芩10g，炙麻黄8g，炒杏仁15g，僵蚕10g，浙贝母10g，苍耳子12g，防风10g，生甘草8g。

大枣 4 枚为引。

【功能】

健脾疏肝，化痰平喘。

【主治】

哮喘（脾虚肝郁，风痰袭肺型）。症见舌体胖大，舌质暗红，苔薄白微黄，脉弦滑少数。中医辨证多为脾虚肝郁，化火生风，脾虚生痰，且常与外风相合，风痰袭肺，而成本病。

【用法】

水煎服，每日 1 剂，早晚饭后 1.5h 左右各服 1 次，每次 250～300mL。

【方解】

1. 异功散亦称五味异功散（西洋参、茯苓、生白术、陈皮、生甘草），取其益气健脾，行气化痰之义，然方中用了西洋参，取其益气养阴，清热生津之功，以应风痰袭肺，风为阳邪，易化燥化热之机。但本组药物的主攻方向是益气健脾，理气化痰，以断痰源，不可不知。

2. 柴胡、黄芩、苍耳子、僵蚕、防风，其中柴胡配黄芩，为小柴胡汤之主药，能疏肝清热，以断肝郁化火生风之源；而苍耳子合防风，有祛风解痉，通窍胜湿缓急之力，亦为目前抗过敏之主药。要特别指出的是，僵蚕在本型哮喘中的奇特功效，本品辛咸性平，既能祛风清热，息风解痉，又能化痰散结，疏通经络，缓解拘急之势。故对久病入络，风邪缠恋，胶痰留伏，气道痉挛而喘者，实有奇功。所以本组药物的主要功效为疏肝清热，息风解痉，以除风源。

3. 炙麻黄、炒杏仁、浙贝母，后二物为化痰止咳平喘药，与炙麻黄合参，麻黄虽为解表药，然炙用同时具备宣肺平喘之力，三物合之，宣肺止咳化痰之力倍增。

故以上三组药物合之，共收健脾疏肝，化痰平喘之功。大枣为引，以应脾虚之病机。

【加减运用】

1. 风气胜者，加桑叶 30g，菊花 15g，钩藤 20g，水牛角粉（冲）10g。

2. 痰多者，加炒苏子 12g，葶苈子 15g，五味子 10g。

3. 偏热者，去麻黄，加生石膏 30g，蝉蜕 10g，薄荷 8g。

4. 偏寒者，去黄芩，加细辛 5g，辛夷 10g，荆芥 10g，桂枝 8g。

07 六姜麻杏辛贝蚣子汤（哮喘Ⅲ号）

【组成】

红参 10g，炒白术 15g，茯苓 15g，陈皮 10g，姜半夏 8g，干姜 10g，炙麻黄 10g，炒杏仁 15g，细辛 5g，川贝母 10g，蜈蚣粉（冲）2g，炒白芥子 10g，炙甘草 10g。生姜 3~4 片，大枣 4~5 枚为引。

【功能】

温补脾肺，化痰平喘。

【主治】

哮喘（脾肺气虚，寒痰阻肺型）。症见脉沉细而缓，舌体胖大，边有齿痕，舌质淡白，苔薄白多津。中医辨证多为脾气亏虚，则生痰湿；肺气不足，寒从中生，而致脾肺气虚，寒痰阻于肺中，发生本病。

【用法】

水煎服，每日 1 剂，早晚饭后 1.5h 左右各服 1 次，每次 250~300mL。

【方解】

1. 六君子汤（红参、炒白术、茯苓、炙甘草、陈皮、姜半夏），取六君子汤益气健脾、燥湿化痰之义。但本方中的人参用了红参，以增强益气温中之力；而方中的白术用了炒白术，半夏用了姜半夏，皆能提高健脾燥湿化痰之功。

2. 六君子汤配干姜，又颇具理中汤之义，既能温中散寒，又可益气健脾，实有培土生金之功。

3. 姜半夏、川贝母、炒杏仁、炒白芥子，皆为止咳化痰平喘药，且性多偏温，祛除寒痰尤佳；而麻黄、细辛，为发散风寒解表药，以上六物合之，是消除寒痰阻肺的主力阵容。

4. 该型脾肺气虚、寒痰阻肺之哮喘，久之，必因阳气不足，寒痰阻滞，而致气滞血瘀，方中蜈蚣辛温，性善走窜，凡气血凝聚之处，皆能开之。故本品对久病入络，肺络痹阻之哮喘，有立竿见影之效。

5. 生姜、大枣为引，以应脾肺气虚、寒痰阻滞之病机。

以上五组药物参合，共达温补脾肺，化痰平喘之目的。

【加减运用】

1. 气虚严重者，重用红参，再加炙黄芪 30g。

2. 痰多者，加炒苏子 12g，炒莱菔子 10g。

3. 风寒束表者，加羌活、桂枝、荆芥、防风各 10g。

4. 痰阻气滞严重者，加姜厚朴 15g，炙紫菀 10g，炒枳壳 10g。

⑧ 三花四消饮

【组成】

代代花 8g，厚朴花 8g，玫瑰花 10g，太子参 15g，茯苓 15g，炒白术 15g，炒神曲 15g，焦山楂 15g，炒大白 10g，生麦芽 30g，炙甘草 8g。生姜 3 片，大枣 4 枚为引。

【功能】

补脾消胀，理气止痛，降逆止呕，增进饮食。

【主治】

胃脘痛（胃脘胀满、疼痛、恶心、呕吐、不思饮食等）。中医辨证多为脾胃气虚，肝郁气滞，湿阻中焦，胃气上逆，纳呆，胀满，疼痛之症。

【用法】

水煎服，每日 1 剂，早晚饭后 1.5h 左右各服 1 次，每次 250～300mL。

【方解】

1. 三花（代代花、厚朴花、玫瑰花），三物性味苦平或甘苦性温，气香浓郁，皆具生发之气，均有疏肝和胃，理气止痛，降逆除满，增进饮食之功，应该特别指出的是玫瑰花的活血行气之功，在本方的重要作用，还应注意三花入药皆宜后下，否则影响疗效，不可不知。

2. 四君子汤（太子参、茯苓、炒白术、炙甘草），益气健脾，和胃除湿，以应脾胃气虚的主要病机。本方四君子汤中的人参用了太子参，以避他参有助胀满之嫌。

3. 四消饮（炒神曲、焦山楂、炒大白、生麦芽），为笔者自拟常用消导方名，四物皆为健脾和胃，消食化积，理气和中，增进食欲之品。

以上三组药物合之，共奏补脾消胀，理气止痛，降逆止呕，增进饮食之功。

【加减运用】

1. 烧心吐酸者，去焦山楂、炙甘草，加浙贝母 10g，煅乌贼骨 30g。

2. 中焦湿盛者，加藿香 10g，佩兰 10g。

3. 寒热错杂者，加姜黄连 6g，吴茱萸 3g。

4. 大便溏者，去厚朴花、炒大白，重用太子参 30g，炒白术 30g；再加煨诃子 10g，煨肉蔻 8g，车前子（包煎）15g。

5. 纳呆严重者，加炒鸡内金 15g，炒莱菔子 10g。

6. 有糜烂性胃炎、胃及十二指肠溃疡者，去炒大白，加凤凰衣 10g，炒山药 30g，制乳香、制没药各 6g。

【按语】

本方治胃脘痛，以用三花为亮点，尤以玫瑰花为点睛之处。因玫瑰花芳香浓郁，且具有生发之气，据临床所见，脾胃气虚，肝气郁结日久者，无不兼夹气滞血瘀之变，本品既能疏肝和胃，又能活血行气止痛，堪称本方的点睛之处。

⑨　真人桃花汤

【组成】

红参 10g，茯苓 20g，炒白术 30g，炒山药 30g，炮附子 8g，炮姜炭 10g，炒白芍 30g，赤石脂（生、炒各半）30g，煨诃子 10g，煨肉蔻 8g，车前子（包煎）15g，炙甘草 10g，大枣 5~6 枚为引。

【功能】

温补脾肾，固肠止泻。

【主治】

泄泻（脾肾阳虚型）。中医辨证多为脾肾阳气亏虚，久泻滑脱不止。症见面黄消瘦，畏寒肢冷，腹痛绵绵，喜温喜按，泄泻呕吐，尿少乏力等。舌体胖大，舌质淡白，边有齿痕，苔薄白润，脉沉细缓。

【用法】

水煎服，每日 1 剂，早晚饭后 1.5h 左右各服 1 次，每次 250~300mL。

【方解】

本方实由"真武汤""人参汤"和"桃花汤"加减化裁而成。

1. 以上三方中，一方用生姜，二方用干姜，而本方用炮姜炭，既能助炮附子温阳散寒除湿，又能协赤石脂涩肠固脱止泻。

2. 真武汤和人参汤中之白术，均未言生炒，而本方皆用炒白术，参合桃花汤以炒山药代粳米，再结合人参汤中之红参，又加煨诃子、煨肉蔻，其补益脾肾之力和涩肠固脱之功更佳。该组药物为本方的核心部分。

3. 真武汤中之芍药，本方用了炒白芍，配人参汤中之炙甘草，确有疏肝缓急止痛之妙。

4. 这里要特别指出的是车前子在本方中的重要意义，脾肾阳虚之人，多完谷不化，水谷不分，水粪杂下，而小便涩少。本品为利尿圣药，使水走水道，谷走谷道，前后分消，泄泻自止。该方 13 味药分之可为四组如上所述，合之可为两组：①红参、炒白术、炒山药、炮附子、炮姜炭、大枣、炙甘草，以上七物温补脾肾、健脾和胃以治本；②赤石脂、煨诃子、煨肉蔻、炒白芍、茯苓、车前子，上六味涩肠固脱、利水止痛为治标，两组药物合用，实为温补脾肾、固肠止泻之妙方。

【加减运用】

1. 偏脾阳虚者，加川椒、吴茱萸。
2. 偏肾阳虚者，加肉桂、补骨脂。
3. 脾肾气虚、大气下陷者，加升麻、黄芪。
4. 滑脱不止者，加醋罂粟壳、炒石榴皮。
5. 呕吐较重者，加生姜、姜半夏。
6. 腹不痛者，去炒白芍；小便利者，去车前子。

10　润肠通便汤

【组成】

黑芝麻 30g，油当归 15g，火麻仁 15g，郁李仁 15g，桃仁 15g，杏仁 15g，瓜蒌仁 15g，枳实 10g，厚朴 15g，大黄（后下）10g，芒硝（冲服）10g。生蜂蜜 20g 为引。

【功能】

养阴补血，清热攻下，润肠通便。

【主治】

便秘。中医辨证属于阴血亏虚，肠道津液不足，实热内结，排便无力者宜之。（包括老年津亏便秘、久病阴血亏虚便秘、术后津液耗伤便秘等。）

【用法】

水煎服，每日 1 剂，每日早晚饭后 1.5h 左右各服 1 次，每次 250 ～ 300mL。

【方解】

1. 黑芝麻、油当归、生蜂蜜，育阴补血，润肠通便。
2. 火麻仁、郁李仁、桃仁、杏仁、瓜蒌仁，此五仁的共性皆富含油脂，都能润燥通便。妙在桃仁和杏仁、瓜蒌仁配伍其中，杏仁和瓜蒌仁宣上润下，宽肠下气，与桃仁活血化瘀结合，理气化痰，润肠通便之力倍增，此因大便久秘之人，多有瘀血之故。

3. 枳实、厚朴、大黄、芒硝，取《伤寒论》大承气汤之义，通腑泄热，急下存阴。

以上三组药物合之，以润下为大法，借承气汤之推力，攻不伤正，养阴补血，清热攻下，润肠通便，以恢复大肠的传导功能为长远目标。

【加减运用】

1. 五心烦热，阴虚明显者，去当归，加生地黄 15g，玄参 12g，麦冬 30g。

2. 便秘而不干，气虚显著者，去枳实、厚朴，加太子参 30g，生黄芪 30g，生白术 30g。

3. 便秘腹胀，气滞严重者，加炒牵牛子 10g，炒大白 10g，上沉香 6g。

4. 厌食恶心者，去黑芝麻，加炒莱菔子 10g，炒鸡内金 15g，焦三仙各 10g。

5. 口中有异味者，去黑芝麻，加藿香 10g，佩兰 10g，苏叶 15g。

【按语】

据临床所见，本病常与精神状态、生活不规律、偏食及遗传等多种因素有关。因此在用润肠通便汤治疗的同时，嘱其适当运动，按时作息，养成良好的排便习惯，适当多吃水果、蔬菜及薯类等，有助于本病的早日康复。

11　丁桂汤

【组成】

党参 15g，桂枝 10g，炒白芍 15g，丁香 8g，柿蒂 15g，陈皮 10g，姜厚朴 15g，代赭石（先煎）30g，炙甘草 8g，生姜 3 片、大枣 5 枚为引。

【功能】

调补脾胃阴阳，降逆下气止呃。

【主治】

呃逆。本方所治呃逆，多因外感发汗过多，而致脾胃阴阳失调，胃气上逆。症见胸膈痞闷，胃脘不适，情绪烦躁不安，频频呃逆，不能自止。患者无法与他人交流和工作，万分着急。脉象沉弦，舌质淡，苔薄白。据此脉症病史，中医辨证属于误汗伤及中阳，脾胃阴阳失调，胃失和降，气逆动膈所致。

【用法】

水煎服，每日 1 剂，早饭前和晚饭后 1.5h 左右各服 1 次，每次

250 ~ 300mL。

【方解】

1. 桂枝汤（桂枝、炒白芍、生姜、大枣、炙甘草），用于里证能补虚、调阴阳，恰投误汗伤及中阳，脾胃阴阳失调，胃失和降，气逆动嗝，呃逆不止之主要病机。故用桂枝汤止呃逆，可谓本方的创新之处。

2. 丁香柿蒂汤（人参、丁香、柿蒂、生姜），温中益气，降逆止呃。原方中之人参，本方用党参，是取其古之人参，即今之党参之义。

3. 陈皮、姜厚朴、代赭石，三物协丁香柿蒂汤，和胃降逆止呃逆。

以上三组药物合之，共收调补脾胃阴阳，降逆下气止呃之效。

【加减运用】

1. 若情绪激动不安者，加柴胡、郁金、川楝子。

2. 呃逆频作者，重用代赭石；加枳实、竹茹、旋覆花。

3. 胸膈痞闷严重者，以太子参易党参。

4. 纳呆厌食者，加炒莱菔子、炒大白、焦三仙。

【按语】

徐忠可说："桂枝汤，外证得之，解肌和营卫；内证得之，化气调阴阳。"本方用桂枝汤，取其温内，化气调阴阳，使脾胃阴阳协调，脾升胃降，呃逆自止。

12　安蛔止痛汤

【组成】

乌梅30g，细辛5g，广木香15g，陈皮10g，枳壳10g，川楝子10g，醋香附12g，醋延胡索10g，炒白芍30g，炙甘草8g。

【功能】

温脏安蛔，理气止痛。

【主治】

胆道蛔虫症。中医认为本证的主要病因病机是胃肠寒热错杂，蛔虫（喜温喜食）误入胆道所致。展开来讲，就是肠寒而相对胃热，餐后胃实而肠虚时，则虫寻温觅食误入胆道故成本病，实属广义胃脘痛的范畴。症见上腹部阵发性疼痛，当蛔虫从十二指肠钻入胆道时，则有顶撞性和膨胀性疼痛，口吐清水，坐立不安，痛苦万状；一旦蛔虫退入肠道，其痛立止，诸症皆除，故其典型症状可概括为：发作时痛苦万状，缓解时一如常人。

【用法】

水煎服，每日 1 剂，疼痛发作前 0.5～1h 服药最佳（发作时服之亦效），每次 250～300mL。

【方解】

1. 方中重用乌梅极酸之品，再配酸苦之白芍，取其蛔得酸则静之义，静则痛止，二味相伍，共为君药。

2. 细辛、木香、延胡索，皆辛温之品，均取其蛔得辛则伏之义。细辛性喜走窜，木香擅长行气，延胡索能行气活血，故三者相伍，具有良好的行气活血止痛之功。同时与甘草参合，又有辛甘生阳之力，故又有温脏安蛔之效，以之为臣。

3. 川楝子味苦性寒，既能杀虫，又能行气止痛，兼清胃中虚热；再配枳壳、香附辛苦之物，除疏肝理气、止痛之外，皆取其蛔得辛苦则伏于下也，以之为佐。

4. 炙甘草，甘平和中扶正，与乌梅、白芍相合，又有酸甘化阴之用，故能缓急止痛；又因虫喜食甘，能诱虫食之，以为使药。

【加减运用】

1. 偏寒者，加附子、干姜，以温脏安蛔。

2. 偏热者，加黄连、黄柏，蛔得苦则下。

3. 虫多者，加使君子、苦楝根皮，以增强驱虫之力。

4. 呕吐者，加生姜、半夏。

5. 便秘者，加大黄、槟榔。

【按语】

1. 柯韵伯说："蛔得酸则静，得辛则伏，得苦则下。"安蛔止痛汤，正是按照酸、甘、辛、苦合方之理组成，用之得当，效如桴鼓。

2. 胆道蛔虫症，未成年患者居多，尤其是农村更多。前述安蛔止痛汤的药量为成年人用量，10 岁以上未成年人用成人量的 1/2；3～9 岁儿童用成人量的 1/3。

13　参附苓桂术甘汤（心悸Ⅰ号）

【组成】

红参 15g，炮附子 10g，茯苓 30g，桂枝 15g，炒白术 30g，炙甘草 10g，生姜 3～4 片，大枣 4～5 枚为引。

【功能】

振奋心阳，化饮利水。

【主治】

心阳不振、水饮凌心型心悸。主症为心悸气短、面色苍白、胸腹胀满、四肢不温、声音低微，尿少便溏，甚者四肢厥逆、冷汗淋漓、唇甲发绀、肝脾大、四肢郁胀、下肢水肿，舌体胖嫩、舌质紫暗，或有瘀点、瘀斑，舌下静脉曲张、颈静脉怒张等。脉多沉细而弦，或沉、涩、结、代，更有甚者可见疾数散乱等危候。中医辨证多为心阳不振，阳不抵阴，阴乘阳位，水饮凌心，心阳不展，动悸不安。治以参附苓桂术甘汤为基本方，随症加减，其效立竿见影。

【用法】

水煎服，每日 1 剂，早晚饭后 1.5h 左右各服 1 次，每次 250～300mL。

【方解】

1. 人参味甘性温、大补元气，心气不足者，首推人参无疑。本方用了红参，适用于常见的心气不足者，若为心之阳气欲脱者，当用野山参或高丽参，其用量以红参的两倍为宜，再与炮附子参合，取其参附汤之义，益气回阳固脱，万无一失。

2. 炮附子，辛甘大热，为纯阳之品，回阳救逆，补火助阳，散寒除湿止痛，其性走而不守，通行十二经脉。上助心阳通心脉，中温脾土而建中，下补肾阳以益火。本方炮附子配红参，大补元气而助心阳，对心之阳气不足者，二物足矣。

3. 苓桂术甘汤（茯苓、桂枝、白术、炙甘草），该方原义为温阳化饮，健脾利水。以茯苓为君，而在本方中重用桂枝，配合附子，上助心阳，譬犹离照当空，阴霾自散。桂枝辛甘性温，直补心阳，通阳利水，对心之阳气不足，水饮凌心而悸者，可谓至当不易之品。再参合茯苓、白术、炙甘草，并以生姜、大枣为引，确保温阳健脾，益气化湿之力。

以上三组药物合之，共收振奋心阳，化饮利水之功。

【加减运用】

1. 心气虚甚者，当加黄芪。

2. 单纯心阳虚者，重用桂枝、炮附子即可；若健脾阳虚者，加干姜；再兼肾阳虚者，加肉桂粉（冲服）3～5g。

3. 心血瘀阻者，酌加当归、川芎、丹参、赤芍、桃仁、红花等。

4. 四肢郁胀，下肢水肿明显者，去炙甘草或炙甘草减半；加车前子、车前草、葶苈子、大腹皮。

5. 四肢厥逆，冷汗淋漓者，重用人参、炮附子，再加黄芪、防风、净山萸肉、煅龙牡。

6. 肝脾大，或腹内有肿块者，酌加炮山甲、醋三棱、莪术、龟板、鳖甲、五灵脂等。

7. 寒痰水饮迫肺凌心者，可加炒白芥子、姜半夏、细辛、炙麻黄。

【按语】

1. 因肉桂气味俱厚，不宜久煎，故本方用肉桂粉冲服。

2. 附子的用法及用量。因本品有毒，用于回阳救逆，可用生附子，成人用量 8～16g 为宜，应先煎 1～2h（以附子不麻舌为度）。若用于温阳散寒，除湿止痛，当用炮附子，成人用量 10～20g，如果炮制到位者，10g 以下不必先煎，但据临床所见，多数炮附子炮制不够规范（即炮附子中混有不少生附子），为了确保安全，还是先煎 0.5～1h 为好。

3. 桂枝的主要功效是"温通心阳"，而"温阳利水"又为本品的专长。《伤寒论》在论述"桂枝加附子汤"时指出："小便自利，去桂也……，小便不利，当加桂。"可见桂枝通阳利水，确有专长。

4. 中药"十九畏"中认为人参畏五灵脂。本方原有人参，在"加减运用"中又有加五灵脂一项，笔者在临床上见到气虚血瘀、腹内肿块疼痛者，恒以二物合用，从未发现有任何毒副反应。明代李中梓在《医宗必读》中说："两者同用，功乃益显！"而清代张璐在《张氏医通》中亦云："古方疗月闭，四物汤加人参、五灵脂，畏而不畏也。"

5. 中药"十八反"中有"瓜蒌贝蔹及攻乌"之说。本方原有炮附子，在"加减运用"中又有加姜半夏一项，药师常以乌、附同类，要求签字以示负责。证之临床，凡胸阳不足、水饮、寒痰迫肺凌心者，二物合参，疗效甚好，且从未见过任何副作用。医圣张仲景的千古名方："赤丸"是乌头与半夏同用；"附子粳米汤"是附子与半夏的巧妙组合。近观《中国中医药报》引当代名医朱良春的话说："十八反之说不能成立，十九畏更属无谓。"可见古今名家、圣贤，他们都是有斯症用斯药，不受十八反、十九畏的约束。但是也应注意，有二物确实不能配伍者。这就要求在临床实践经验的基础上，认真甄别、认定，在得出科学结论之前，特别是对青年中医工作者，若无充分把握，还是慎重从事为好。

6. 关于细辛的用量。《本草别说》指出："细辛若单用末，不可过半钱匕，多即气闷塞，不通者死。"故有"细辛不过钱"之说（即日剂量不超过 3g），乃指细辛单方散剂吞服。据现代药理研究认为，细辛的毒性主要是其含有挥发油，而入汤剂，大多煎煮都在 30min 以上，所含挥发油已大部散失，故毒性大为降低。余在临床上以上呼吸病较多，故每天都有数方用到细辛，以取其温肺化痰，止咳平喘之效。用量一般为 5 ~ 6g，所以药师每每让签字，以示负责。若用治风寒湿痹，增用 8 ~ 10g，皆入煎剂，从未见有任何不良反应。

14　芩连葶贝地冬汤（心悸Ⅱ号）

【组成】

黄芩 10g，黄连 8g，葶苈子 15g，川贝母 10g，生地黄 15g，麦冬 30g，天冬 15g，炙甘草 10g，黄梨或白梨半个，大枣 4 ~ 5 枚为引。

【功能】

养阴清热，除痰安神。

【主治】

阴虚内热、痰火攻心型心悸。主症为心悸易惊、咳吐黄痰、心烦失眠，甚者胸闷热痛、动则加剧，可见二尖瓣面容，唇甲发绀，舌边尖红，苔少缺津，或见舌有瘀点、瘀斑，脉弦细数，或有促、结、代脉。如是，则为心功能失代偿，而有不同程度的心衰现象，应予以高度重视。

【用法】

水煎服，每日 1 剂，早晚饭后 1.5h 左右各服 1 次，每次 250 ~ 300mL。

【方解】

1. 黄芩、黄连，二物性味皆为苦寒，是清热燥湿之首选，为医者所熟知。而前者善于清肺火，后者长于清心胃之火，笔者临证时多用姜黄连、酒黄芩，意在姜黄连清心火而不伤胃气，酒黄芩清肺火而无寒凝之弊。二物配合，相须为用，相互促进，各展其长，相得益彰。

2. 葶苈子、川贝母，前者辛苦性寒，辛开苦降，泻肺逐水清热化痰；后者甘苦微寒、润燥化痰以清热。二物合参，相辅相成，各展其长，以解痰热攻心之危。

3. 生地黄、麦冬、天冬，生地黄甘凉，为滋阴补血，清热凉血之妙品。二冬皆为甘寒凉润多津之品，麦冬主入心肺，以养阴润肺、止咳化痰和生津清心、除烦安神为特长，而天冬兼入肾经，以养阴清热、滋肾生津为专功。可见麦冬以清养心肺之阴为主；而生地、天冬兼入肾经，以治肾阴不足为要，三物相须为用，似有金水相生之妙。笔者临证之际，凡遇阴虚内热者，恒以生地黄、二冬三物联用，阴虚内热之证便迎刃而解；且此三物尚有清热润肺、止咳化痰之功，故对阴虚内热、痰火攻心者，尤为适宜。

4. 炙甘草和梨、枣为引，能调和诸药，养阴清肺润燥，益气健中扶正。

概要言之，以上各药，芩、连清热，葶、贝化痰，生地黄、二冬养阴，共收养阴清热，除痰安神之功。

【加减运用】

1. 单纯心阴虚甚者，酌加生百合、桑葚、炒酸枣仁、五味子。

2. 兼胃阴不足者，加北沙参、石斛、玉竹。

3. 若兼肾阴虚者，酌加制龟板、制鳖甲、生山药、盐知母、盐黄柏、净山萸肉等。

4. 有瘀血者，酌加当归、丹参、赤芍、粉牡丹皮等。

5. 热甚者，加生石膏、红栀子、淡竹叶、灯心草、薄荷、莲子心等。

6. 热痰多者，以浙贝母代川贝母，加天竺黄、全瓜蒌、鲜竹沥、胆南星等。

7. 心悸易惊者，酌加石菖蒲、炙远志、珍珠母、生龙齿、煅磁石等。

15 参芪归地桑圆饮（心悸Ⅲ号）

【组成】

西洋参10g，炙黄芪30g，酒当归15g，大熟地黄30g，桑葚子30g，龙眼肉15g，炙甘草10g。生姜3~4片，大枣4~5枚为引。

【功能】

补益气血、温养心神。

【主治】

气血两虚、心失濡煦型心悸。主症为心悸怔忡、头昏目眩、面色㿠白、失眠纳呆、动则益甚，甚者胸腹胀满、四肢郁胀，重则下肢水肿，舌质淡红，脉细无力，或促、结、代，或见疾数散乱。中医辨证为气血两虚，心神失养。治当补益气血，温养心神。参芪归地桑圆饮，恰合病机，随症加减，疗效卓著。

【用法】

水煎服，每日1剂，早、晚饭后1.5h各服1次，每次250~300mL。

【方解】

1. 西洋参、炙黄芪，前者味甘微凉，为益气养阴，清热生津之上品；后者炙用，味甘微温，乃补中益气、固表止汗之圣药也。二物皆味甘能补，前者微凉，后者微温，二物合之，补气而不燥热，对气血两虚之证，尤为适宜。

2. 酒当归、大熟地黄，前者辛甘性温，为补血活血之妙品，酒炙后更增其通补之力。本品还能宣通气分，使气血各有所归，故名当归也。后者味甘微温，乃滋补肝脾，养血生精之神品。两者相比，前者可谓血中之气药，其性走而不守；后者为血中之血药，其性善守。二物合参，相辅相成，相互促进，其滋阴补血之力，相得益彰。

3. 桑葚子、龙眼肉，前者甘酸微寒，形似大脑，味甘多汁，滋阴生津，补血清热而安神养脑。本品既能通过滋阴补肾而益脑髓，又能直补肝血，而益心神。心肝血足，心能藏神，肝能藏魂，则神有所归，心神定矣。《本草经疏》认为本品"为凉血补血益阴之药"。后者味甘性温，为补益心脾，温养气血，安神益智之精品，既能直补心血，又能保和心气；既能滋补脾血，又能醒脾开胃，以资化源。故对心脾两虚、气血双亏之心悸怔忡，实为珍品。两药伍用，前者直补肝血，后者直补心血。心肝血足、神魂安定，心悸自止矣。

4. 生姜、大枣、炙甘草，临床上三物常常联用，看似在方中非居显位，而实际作用不可小视，因三物合参，能甘温建中，补益脾胃，以资化源，对疾病的转归和预后，大有裨益。

【加减运用】

1. 气虚甚者，重用黄芪，并以红参易西洋参，或以高丽参、野山参代之。

2. 血虚重者，重用大熟地黄、龙眼肉，加阿胶珠、生杭芍。

3. 阳虚明显，汗出肢冷者，酌加桂枝、炮附子、炒白术、防风、煅龙骨、煅牡蛎等。

4. 阴虚显著者，去生姜，酌加生地黄、天冬、麦冬、百合、北沙参、石斛、玉竹等。

5. 失眠多梦者，酌加合欢花、首乌藤、炒酸枣仁、五味子、黄连、肉桂等。

6. 腹胀纳呆者，参芪减量，酌加炒枳实、姜厚朴、全瓜蒌、砂仁、陈皮、黄连、吴茱萸等。

7. 下肢浮肿明显者，去炙甘草，加车前子、车前草、葶苈子、大腹皮。

【按语】

1. 加减运用 6 中提到黄连、吴茱萸的联用，对肝胃失和，胃纳不佳者，黄连与吴茱萸配合疗效显著。但应注意，黄连的用量应为吴茱萸的两倍，以黄连 6g，吴茱萸 3g 为宜。

2. 加减运用 5 中提出黄连、肉桂同用的问题。对心肾不交而失眠多梦者，黄连、肉桂配伍效果明显，但要注意，在一般情况下，黄连的用量应为肉桂的两倍，以黄连 8g，肉桂 4g 为宜。

3. 加减运用 7 中车前子、车前草同用之义，二物性味甘寒，皆能清热利湿、利尿通淋。但前者善于利有形之水，后者善于祛无形之湿，即脏腑功能虚衰，而不断增加之水湿（如心衰推动无力，肺虚通调无权，肝虚疏泄乏力，脾虚健运失职，肾虚气化失常等）。两药伍用，各展其长，相辅相成，相互促进，对既有有形之水，又有无形之水不断增加的水肿证，尤为适宜。亦应注意，据笔者临证体会，车前草的用量，一般应为车前子的两倍，以车前草30g，车前子15g为宜。

16 归脾二子汤

【组成】

人参10g，白术15g，白茯苓15g，当归15g，炙黄芪30g，龙眼肉15g，炒酸枣仁20g，远志10g，木香8g，车前子（包煎）15g，葶苈子12g，炙甘草8g。生姜3片，大枣4枚为引。

【功能】

补益心脾，养心利水。

【主治】

四肢水肿（心脾气血两虚型）。症见面色萎黄，四肢浮肿，心悸、气短、失眠、盗汗、纳呆、乏力，舌质淡、苔薄白、脉细缓等。据此脉症分析，多为思虑过度，劳伤心脾，心气不足、鼓动无力、血瘀水停，水气外溢，水趋于下，则两下肢肿甚；加之脾气不足，土不制水，水湿不运，水气外溢，因脾主四肢，故四肢水肿。另一方面，心主血而藏神，脾统血而主思，所以心脾气血两虚之证，又兼见心悸、气短、失眠、盗汗、纳呆、乏力等症；而面色萎黄，舌质淡，苔薄白，脉细缓等，皆心脾气血双亏之象。

【用法】

水煎服，每日1剂，早、晚饭后1.5h左右各服1次，每次250～300mL。

【方解】

1. 归脾汤（人参、白术、白茯苓、当归、炙黄芪、龙眼肉、炒酸枣仁、远志、木香、炙甘草，生姜、大枣为引）。以上诸药，所以名为归脾汤，很明显本方的重点在益气健脾，建立中气，开发气血生化之源，即补气生血、补气帅血之义；气血充足，心有血可主，心证自平。故归脾汤是治心脾气血两虚之妙方。

2. 二子（车前子、葶苈子）。归脾汤加二子是笔者治心脾两虚而四肢水肿的创新之处。车前子味甘微寒，清热利尿，主入肺与小肠，使水从小便而去；葶苈子辛苦性寒，泻肺逐水，主入肺与大肠，使水主要从大便而下。如《金匮要略》己椒苈黄丸方，治饮热结于肠间，腹满便秘，肠鸣，小便不利，水肿等症。即取其汉防己、椒目辛苦宣泄，导水从小便而出；葶苈子、大黄，苦寒攻逐决壅，使水从大便而下。

上述两组药合之，能补益心脾，养心利水，而治心脾两虚，四肢水肿之证，其效若神。

【加减运用】

1. 脾气亏虚，脾不统血而崩漏下血者，酌加炮姜炭、艾叶炭、荆芥炭。

2. 心之阴血不足，血热妄行而衄血者，酌加生地黄炭、藕节炭、阿胶珠。

3. 气阴两虚，心悸怔忡，失眠盗汗者，酌加桑葚、五味子、麦冬、生龙骨、生牡蛎。

【按语】

现代药理研究认为，车前子既有显著的利尿作用，又有促进呼吸道黏液分泌的祛痰作用。葶苈子既有明显的强心作用，能使心肌收缩力增强，心率减慢，又对衰弱的心脏增加输出量和降低静脉压作用。所以，葶苈子可谓治疗心力衰竭、胸闷、气短、四肢水肿之妙品。

17　桃红附子枳实薤白桂枝汤（胸痹Ⅰ号）

【组成】

桃仁 15g，红花 10g，炮附子 8g，茯苓 15g，红参 10g，炒白术 15g，赤芍 15g，炒枳实 10g，姜厚朴 15g，薤白 15g，全瓜蒌 20g，桂枝 10g，炙甘草 8g。生姜 3～4 片，葱白 3～4 寸，红糖半匙，黄酒 1 匙为引。

【功能】

温阳益气，豁痰散结，活血化瘀，通经止痛。

【主治】

胸痹。中医辨证多为胸中阳气不足，痰血湿痹阻不通所致。主要表现是恶寒怕冷，轻则喘息、咳唾、胸闷气短；重则胸腹闷胀疼痛，甚者心痛彻背、背痛彻心，舌质淡，苔薄白，脉弦滑等。

【用法】

水煎服，早晚饭后 1.5h 左右各服 1 次，每次 250～300mL。

【方解】

1. 桃仁、红花活血化瘀，通经止痛。

2. 附子汤（炮附子、茯苓、人参、白术、芍药）温阳益气，活血通络，除湿止痛，为本方的核心部分。该方出自《伤寒论》，侧重温补元阳，活血除湿。方中人参，本方用了红参，临床上一般气虚可用党参，气虚较重者则用红参，元气欲脱者当用野山参或高丽参。另外，本方芍药，用了赤芍，按《神农本草经》载，芍药有"和营血，除血痹"之功，当知本方用赤芍，侧重活血化瘀，更切本证病机。

3. 枳实薤白桂枝汤（枳实、厚朴、薤白、瓜蒌、桂枝）出自《金匮要略》，功在通阳散结，豁痰下气。

4. 炙甘草调和诸药，又以生姜、葱白、红糖、黄酒为引，以增强其益气通阳、活血化瘀、通络止痛之力。

四组药物合参，共收温阳益气，豁痰散结，活血化瘀，通经止痛之功。

【加减运用】

1. 气虚重者，加生黄芪30g。

2. 血瘀重者，加制乳香、制没药各6g，三七粉（冲）3g。

3. 痰饮盛者，当结合二陈汤和三子养亲汤，以增强其温肺化痰之力。

4. 胸背痛重者，加降香8g、檀香8g，或真麝香（冲）0.2g。

5. 血糖高者，去红糖引。

18　生脉瓜蒌丹红四物汤（胸痹Ⅱ号）

【组成】

西洋参10g，麦门冬30g，五味子10g，全瓜蒌30g，丹参15g，红花10g，当归15g，川芎15g，生地黄15g，赤芍、白芍各15g。白梨半个，大枣6枚，冰糖半匙，黄酒一匙为引。

【功能】

益气养阴，补血清热，活血化瘀，通痹止痛。

【主治】

胸痹。中医辨证多属心肺阴血亏虚，血热瘀结不通之症。主要表现为心胸中干热紧闷，烦躁，动则气短、咳喘，舌质较红，脉细数而涩，便干尿黄等症。

【用法】

水煎服，每日早晚饭后1.5h左右各服1次，每次250~300mL。

【方解】

1. 生脉散（人参、麦门冬、五味子）益气生津，敛阴止汗。方中人参，本方用了西洋参，益气养阴，清热生津，更切阴虚热结之病机。

2. 全瓜蒌、丹参、红花，宽胸理气豁痰，养阴活血化瘀，补中有活，为本方的灵通之处。

3. 四物汤（酒当归、川芎、白芍、熟干地黄），本方中的白芍，用赤芍代白芍；熟干地黄以生地黄代之，以益养阴补血，清热活血之力，更切阴血亏虚，血热瘀结之病机。

三组药物合之，共奏益气养阴，补血清热，活血化瘀，通痹止痛之功。

【加减运用】

1. 阴血亏虚严重者，重用生地黄，再加百合 30g，天冬 15g，桑葚 30g。

2. 血瘀严重者，重用丹参，再加川牛膝 15g，粉牡丹皮 15g。

3. 胸闷显著者，去生地黄，重用全瓜蒌，再加枳实 10g，厚朴 15g。

4. 胸背痛重者，去生地黄，加薤白 15g，制乳香、制没药各 6g，冰片（冲）0.3g。

5. 血糖高者，去冰糖引。

19　天杞散（眩晕Ⅰ号）

【组成】

天麻 10g，钩藤 20g，生石决明 20g，栀子 10g，黄芩 10g，川牛膝 15g，杜仲 10g，益母草 10g，熟地黄 25g，生山药 30g，净山萸肉 12g，枸杞子 12g，菊花 10g。（本方实由天麻钩藤饮去桑寄生、朱茯神、夜交藤，合杞菊地黄丸去茯苓、牡丹皮、泽泻，共 13 味药组成，故名天杞散。）

【功能】

滋补肝肾，平肝潜阳，清头明目。

【主治】

眩晕（Ⅰ）（包括大部分高血压）。其主症是头晕目眩，五心烦热，急躁易怒，腰膝酸软，动则加剧，颜面潮红，健忘多梦，舌红苔黄，脉弦细数。中医辨证多为肝肾阴虚，肝阳上亢，上扰神明所致。

【用法】

水煎服，每日 1 剂，每日早、晚饭后 1.5h 左右各服 1 次，每次 250~300mL。

【方解】

1. 天麻、钩藤、生石决明、栀子、黄芩、川牛膝、杜仲、益母草（即天麻钩藤饮去桑寄生、朱茯神、夜交藤），保留以上 8 味，突出其平肝潜阳，清热降逆，活血化瘀之力。这里要特别指出的是天麻与钩藤，钩藤与川牛膝，川牛膝与益母草，三对药物发挥的合力作用。

（1）天麻、钩藤联用，目前已成为临床上治疗阴虚阳亢型眩晕（高血压）的常用药对，二物配合，相得益彰，清热平肝，通络息风之力倍增。

（2）钩藤、川牛膝相伍，前者清热平肝，镇惊息风；后者活血利水，引热下行，二物相得，清上通下，治肝阳上亢眩晕（高血压）效果显著。

（3）川牛膝、益母草参合，活血利尿，引热下行，对平肝潜阳大有裨益，是活血利尿降压的典型药对。

2. 熟地黄、山药、山萸肉、枸杞子、菊花（即杞菊地黄丸去茯苓、牡丹皮、泽泻），以上5味，滋补肝肾，清头明目，通过滋补肝肾，以断肝阳上亢之源，确很少有人论及，但这正是本方解决阴虚阳亢的关键所在。另外，这里还应对枸杞子和菊花在本方中的功效稍加讨论：枸杞子，性味甘平，滋补肝肾，益精明目，为平补肾精肝血之妙品；而菊花轻清走上，既能疏散风热，又能清泄肝火，实为治疗肝阳上亢、头晕目眩之精品，二物合参，滋下清上，一补一清，故对下虚上实、阴虚阳亢之眩晕，疗效显著。

【加减运用】

1. 阴虚甚者，酌加生地黄、麦冬、天冬、知母、生杭芍等滋补肝肾之品。

2. 肝火旺者，可加豨莶草、龙胆草、夏枯草、粉牡丹皮等清泄肝胆之热。

3. 大便秘者，选加大黄、芒硝、黑芝麻、全瓜蒌等清热润肠通便。

4. 肝热生风者，可加珍珠母、生龙齿、生龙骨、生牡蛎、水牛角粉等，加强镇肝息风之力。

5. 失眠多梦者，加炒酸枣仁、桑葚、百合、合欢花等，育阴清热，养心安神。

【按语】

本证的主要病因是肝肾阴虚，主要病机是肝阳上亢，主要症状是头晕目眩（包括大部分高血压）。天杞散能滋补肝肾，平肝潜阳，清头明目，恰投肝肾阴虚、肝阳上亢之病机，故而疗效显著。

20　黄龙八珍汤（眩晕Ⅱ号）

【组成】

黄芪30g，龙眼肉30g，人参15g，白术15g，茯苓15g，当归15g，川芎10g，白芍15g，熟地黄15g，炙甘草10g，生姜3片、大枣4枚为引。

【功能】

益气生血，建立中气，开发血源，补益脑髓。

【主治】

眩晕（Ⅱ）（包括大部分低血压）。其主症为头晕目眩，胸闷气短，面色无华，心悸乏力，动则加剧，少寐纳呆，舌质淡，苔薄白，脉细弱。中医辨证多为气血双亏，脾胃虚弱，血源不足，脑失所养而致。

【用法】

水煎服，每日 1 剂，每日早、晚饭后 1.5h 左右各服 1 次，每次 250～300mL。

【方解】

1. 四君子汤（人参、白术、茯苓、炙甘草），益气健脾，加黄芪，更助人参补气生血之力。关于方中之人参，偏阴气虚者用西洋参；偏阳气虚者用红参或高丽参，视具体病情还可以两倍用量之太子参，或三倍用量之党参代之。

2. 四物汤（当归、川芎、白芍、熟地黄），补血调气，加龙眼肉，更增白芍、熟地黄养阴补血之功。若血虚严重者，方中白芍、熟地黄之用量可加倍使用。

3. 本方黄芪与当归配伍，已具当归补血汤之义，再与人参相伍，补气生血之力更强。

4. 四君子汤合生姜、大枣，益气健脾，建立中气，开发气血来源，以供补脑之需。

5. 八珍汤本为气血双补之剂，医所共知，本方又增黄芪、龙眼肉二物，可谓本方的创新之处，前者补肺气、固卫表而主外，后者补心血、实心脾而主里，一气一血，一表一里，配合八珍汤，补气生血，建立中气，开发血源，气血两旺，脑髓得养，眩晕（低血压）当除。

【加减运用】

1. 气虚显著者，适当加大人参、黄芪和白术的用量。

2. 血虚明显者，适当加大熟地黄、龙眼肉和白芍的用量。

3. 心悸者，加麦冬、天冬、百合、生龙骨、生牡蛎和五味子。

4. 失眠者，加炒酸枣仁、桑葚、合欢花、夜交藤。

5. 纳呆者，加砂仁、鸡内金、焦三仙。

【按语】

张景岳认为眩晕的病性虚者居多，"虚者居其八九，而兼火兼痰者，不过十之一二耳"。证之临床确属如此，此即《内经》所谓"上气不足"之证。黄龙八珍汤，在八珍汤的基础上，又增黄芪和龙眼肉，补气生血的阵容可谓庞大，但大而不杂，一为直接补气养血；一为建立中气，开发气血生化之源，二者合力，则气血充足、通畅，脑缺氧缺血之眩晕（大部分低血压），自当缓解。

21　参芪桃红半夏汤（眩晕Ⅲ号）

【组成】

党参 30g，黄芪 30g，桃仁 15g，红花 10g，半夏 8g，天麻 10g，茯苓 15g，陈皮 10g，白术 15g，石菖蒲 10g，炙远志 10g，葱白 3 寸、生姜 3 片、大枣 5 枚为引。

【功能】

健脾和胃，燥湿祛痰，活血化瘀，醒神开窍。

【主治】

眩晕（包括部分脑梗死及中风后遗症）。其主症是眩晕心悸，胸闷短气，耳鸣重听，恶心呕吐，唇甲发绀，舌体胖大，边有齿痕，舌质暗淡，或有瘀点、瘀斑，苔白滑腻，脉弦滑或细涩。中医辨证多为脾胃气虚，痰湿中阻，清阳不升，浊阴上冒；痰阻气滞，气滞血瘀，痰蒙清窍，血瘀神明，多种因素，混杂而成。

【用法】

水煎服，每日 1 剂，早晚饭后 1.5h 左右各服 1 次，每次 250~300mL。

【方解】

1. 本方以半夏白术天麻汤（陈皮、半夏、茯苓、甘草、天麻、白术）为基本方，健脾和胃，化痰息风。

2. 上方加党参，四君子汤已备，益气健脾，截痰之源，以治其本。

3. 加黄芪，补肺气，助营卫，使气行血行，血行水行，水行痰祛，以治其标。

4. 加桃仁、红花，活血化瘀，以解气滞血瘀之病机。

5. 加石菖蒲、炙远志，二物辛苦性温，皆入心经，与半夏白术天麻汤配合，更增燥湿化痰，醒神开窍之功。

以上五组药物合力，共获健脾和胃，燥湿祛痰，活血化瘀，醒神开窍之效。

【加减运用】

1. 眩晕重者，酌加白附子、白僵蚕、胆南星，加强化痰息风之力。

2. 头痛甚者，可加制乳香、制没药、炒川芎、蔓荆子、白蒺藜等，增强祛风止痛之功。

3. 胸闷纳呆者，酌加瓜蒌、薤白、藿香、砂仁等，理气和胃，健脾除湿。

4. 耳鸣重听者，酌加桑葚、黄精、煅磁石、白桔梗，补虚宣通开窍。

5. 呕吐甚者，可加旋覆花、代赭石、竹茹等，和胃降逆止呕。

【按语】

眩晕一证，是中医临床上的多发病、常见病，其病因病机比较复杂。《内经》曰："诸风掉眩，皆属于肝。"又说"上气不足""髓海不足"等，多指因虚而眩。如肝阴不足，肝阳上亢；或肾阴亏虚，髓海不足，上气不足，脑失所养。张景岳亦云："无虚不作眩。"并指出："虚者居其八九，而兼火兼痰者，不过十中一二耳。"而朱丹溪则说"无痰不作眩，痰因火动"，力主痰火。而从临床观察中发现，眩晕之病，确属虚者多，而实者少也。但与张景岳开出的虚实比例也有出入。笔者以为，实虚之比三七开，比较符合临床实际。

22　通脉灵

【组成】

当归 15g，生地黄 15g，赤芍 15g，牡丹皮 15g，桃仁 15g，红花 10g，地龙 15g，水蛭 10g，水牛角丝 30g，川牛膝 15g，地骨皮 15g，制乳香、制没药各 6g，大腹皮 30g。

【功能】

活血化瘀，清热通络。

【主治】

脉痹（血热瘀结体表经络）。症见皮下有条索状硬结，红肿热痛、拒按，多见于胸腹部和上肢，下肢较少见；或兼见口干苦烦躁等。舌质暗红，苔白微黄，脉弦紧数。中医辨证多为血热瘀阻肌表，经络痹阻不通（包括现代医学的局部浅静脉炎）。

【用法】

水煎服，每日 1 剂，早、晚饭后 1.5h 左右各服 1 次，每次 250～300mL。

【方解】

1. 当归、生地黄、赤芍、牡丹皮、桃仁、红花，育阴清热，活血化瘀为主。

2. 水蛭、地龙、水牛角丝、川牛膝，清热散结，凉血通经为辅。

3. 地骨皮、制乳香、制没药、大腹皮，理气清热，化瘀止痛为佐使。

三组药物合参，共收活血化瘀，清热通络之效。

【加减运用】

1. 湿盛者去生地黄，加防己、薏苡仁、土茯苓。

2. 热盛者加蒲公英、连翘、丹参、忍冬藤。

3. 痛重者去生地黄，加炮山甲、醋延胡索、三棱、莪术。

【按语】

1. 脉痹之病，较为少见，作为病名，首见于《素问·痹论》。指以血脉证候为突出表现的痹证。《张氏医通》曰："脉痹者，热痹也。"可见脉痹即热痹发生在血脉之谓也。

2. 本方以王清任的"血府逐瘀汤"为主体，活血化瘀，理气止痛，恰投本病病机，故以本方加减化裁，疗效卓著。

3. 本方选择了地骨皮、粉牡丹皮、大腹皮联用，清热活血、理气通络止痛，三物以皮走皮之力，不可小视。

23　芪附麻辛桂姜汤

【组成】

黄芪30g，炮附子8g，麻黄10g，细辛5g，桂枝12g，干姜10g，炒白术30g，炙甘草6g。生姜3~4片，大枣4~5枚，红糖半匙，黄酒1匙为引。

【功能】

温阳益气，除寒散湿，通络止痛。

【主治】

寒湿痹。其证多见肢体关节重着疼痛、痛有定处，甚者关节肿胀凉痛，屈伸不利。舌体胖大，舌质淡红或暗红，苔薄白而润，脉沉紧或沉迟。

【用法】

水煎服，每日1剂，早、晚饭后1.5h左右各服1次，每次250~300mL。

【方解】

1. 据临床所见，寒湿痹多因阳气不足，寒湿痹阻，经络不通所致，故以麻黄、附子、细辛、桂枝、生姜、干姜等大辛大热之品，温阳散寒，除湿行痹，通络止痛。

2. 又以黄芪、白术、大枣、炙甘草、红糖、黄酒，益气建中，化湿宣痹，养血止痛。

以上两组药物合之，共收温阳益气，除寒散湿，通络止痛之功。

【加减运用】

1. 气虚较重者，重用黄芪，再加党参、红参或高丽参。

2. 寒甚痛剧者，重用炮附子，再加制川乌、制草乌。

3. 血虚明显者，加酒当归、大熟地黄、赤芍、白芍。

4. 湿盛肿甚者，重用桂枝、炒白术，再加车前草、车前子。

5. 血瘀较重者，酌加桃仁、红花、蜈蚣、制乳香、制没药等。

6. 上肢重者，重用桂枝，再加羌活。

7. 下肢重者，加独活、防己、川牛膝。

【按语】

1. 本方应用了阵容庞大的大辛大热之品（桂、附、麻、辛、姜），温阳散寒，通痹止痛，恰投阳虚寒湿痹阻、经络不通则肿痛的主要病机。据临床所见，若遇阳气亏虚，阴寒痼结的沉寒痼冷之病，则非大辛大热不能开启寒湿之痹，在这方面，医圣张仲景的乌头赤石脂丸开创了大辛大热（乌、附、椒、姜）并用的先河。

2. 在用大辛大热诸品的同时，加入黄芪、白术为本方的创新之处，黄芪益气助阳，白术健脾除湿，更切寒湿痹阻之病机。特别是麻黄、细辛与黄芪、白术相伍，益气除湿，通络止痛，更为得体。

24　四白散

【组成】

苍术 15g，黄柏 10g，川牛膝 15g，薏苡仁 30g，生石膏 30g，生山药 30g，知母 15g，炙甘草 8g。

【功能】

清热利湿，舒筋止痛。

【主治】

湿热痹。症见肢体关节肿胀疼痛，重着不移，或灼热红肿，四肢屈伸不利，可兼见发热、口渴、心烦、尿少、便秘等症状。脉多滑数，舌质暗红，苔白黄腻。

【用法】

水煎服，每日 1 剂，早、晚饭后 1.5h 左右各服 1 次，每次 250～300mL。

【方解】

1. 四妙丸（苍术、黄柏、川牛膝、薏苡仁），清热燥湿，舒筋缓急止痛。

2. 白虎汤（生石膏、生山药、知母、炙甘草，以山药代粳米），育阴清热，除湿止痛。以上药物配伍，妙在生石膏得苍术，既能清气分之热，又不致过寒伤阳气；薏苡仁合生山药，既能益阴健脾，又能缓急止痛。八物参合，共奏清热利湿，舒筋止痛之功。

【加减运用】

1. 湿盛水肿严重者，去知母，合四苓散加防己、车前子。

2. 热盛肌肉关节红肿热痛显著者，去苍术，重用生石膏，加生地黄、连翘、忍冬藤、地骨皮。

3. 痛处有结节，血瘀明显者，少用知母、石膏；加赤芍、牡丹皮、水牛角丝、大生地黄。

4. 上肢关节痛重者，加红藤、嫩桑枝。

5. 下肢关节痛重者，重用川牛膝，加川木瓜、威灵仙、防己。

【按语】

1. 本方以散为名者，李东垣说："散者散也，去急病用之。"湿热痹关节红肿热痛，肌肤肿胀，肢体运动障碍，可谓急病，又以四妙丸合白虎汤加减化裁而成，故名"四白散"也。

2. 从病因病机来看，《素问·痹论》云："风寒湿三气杂至，合而为痹也。"又曰："其热者，阳气多，阴气少，病气胜，阳遭阴，故为热痹。"言其患者素体阳盛阴虚，复感外邪，阳盛乘阴，阴不敛阳，邪从热化，发为热痹。本文所论湿热痹，为湿热合邪，加之素体阳盛，湿阻阳遏郁而化热，可知湿在本病发生、发展和变化中具有重要作用。

3. 其治当以祛湿为要，概因湿去则热无所依，故湿去热亦去也。本方所论"四白散"八味药中，六味具有健脾清热渗湿之功。八味合之清热利湿，舒筋止痛，随症加减，用之临床，治疗湿热痹疗效甚佳。

25　知柏四物汤

【组成】

酒当归15g，川芎15g，白芍30g，酒熟地黄20g，盐知母15g，盐黄柏8g，大枣15g，炙甘草10g。红糖一匙，黄酒两匙为引。

【功能】

补血养营，清热息风。

【主治】

血虚痹。所谓血虚痹，目前教材论述较少，《金匮·中风历节病》篇第6

条说："少阴脉浮而弱，弱则血不足，浮则为风，风血相搏，即疼痛如掣。"少阴乃心肾之脉，原文云"弱则血不足"，是指精血亏虚，脉道不充，以示内因。又说"浮则为风"，一方面指风邪外袭，风令脉浮；另一方面也要注意到，血虚即能生风，且风为阳邪，易化燥化热，伤津耗血，故精血不足，血虚风动者，筋骨肌肉关节失于濡养，症见疼痛如掣。一个"掣"字，突出了血虚痹的症状特点：其痛如"拉"似"拽"，可引申为牵拉撕拽、干热疼痛。它与热痹有相似之处，但热痹是肌肉关节红肿热痛；而血虚痹是肌肉关节干瘦热痛，为其明显区别。然而仲景论述了血虚痹的病因、病机和症状之后，未出其方治。笔者补出的方治是用知柏四物汤，补血养营，清热息风，是否得体，望来者评之。

【用法】

水煎服，每日1剂，早、晚饭后1.5h左右各服1次，每次250～300mL。

【方解】

1. 四物汤（当归、川芎、白芍、熟地黄）是补血养营，活血调经之良方，已为医者所熟知。在本方中主要取其补血养营之功。《医宗必读》说："盖治风先治血，血行风自灭。"笔者以为，就血虚痹而言，可谓治风先补血，血足风自灭。

2. 知母、黄柏。知母甘苦而寒，质润多津，能升能降，上能清肺火，中能去胃火，下能滋肾阴、泻相火。盐制入肾，故主攻方向是滋肾阴、泻相火。黄柏性味苦寒、沉降下行，主入肾经，清热泻火、坚阴除蒸，盐制入肾，主攻方向是滋阴降火。二物合之，金水相生，相须为用，滋阴清热息风。

以上两组药物参合，共奏补血养营，清热息风之功。

【加减运用】

1. 血虚热盛者，以生地黄易熟地黄，加玄参、粉牡丹皮。

2. 血虚有瘀者，以赤芍易白芍，加紫丹参、川牛膝。

3. 血虚兼气虚者，加西洋参、生黄芪。

26　八对饮

【组成】

酒当归15g，炙黄芪30g，桃仁15g，红花10g，粉葛根15g，炒大白15g，川续断15g，桑寄生15g，制乳香、制没药各6g，醋香附15g，醋延胡索12g，威灵仙10g，秦艽10g，生杭芍30g，炙甘草10g。

【功能】

益气养血，活血化瘀，补虚行气，通经止痛。

【主治】

颈肩腰腿痛（包括临床上常见的颈椎病、肩关节周围炎、颈肩综合征、腰肌劳损、腰椎间盘突出、腰椎间盘膨出，以及腰椎管狭窄症、坐骨神经痛等）。其主症可以"痛"字概之。应属中医的"痹证"范畴，然该病有明显的定位性，故与其他痹证有所不同。中医辨证多为中年之后，肝肾亏损，气血不足，筋骨失养，加之外感风寒湿邪，痹阻经络，不通则痛，加之内因气血不足，不荣则痛，而致本病。

【用法】

水煎服，每日 1 剂，早、晚饭后 1.5h 左右各服 1 次，每次 250～300mL。

【方解】

1. 酒当归、炙黄芪，二物微温，取当归补血汤之义，此处用炙黄芪大补脾肺之气，补气生血，以缓不荣则痛；补气帅血，气行血行，以解不通则痛。

2. 桃仁、红花，一温一平，活血化瘀止痛。

3. 粉葛根、炒大白，一温一凉，行气解肌止痛。

4. 川续断、桑寄生，一温一平，补肝肾，强筋骨补虚止痛。

5. 制乳香、制没药，一温一平，活血理气止痛。

6. 醋香附、醋延胡索，一温一平，行气化瘀止痛。

7. 威灵仙、秦艽，一温一寒，通经活络止痛。

8. 生杭芍、炙甘草，取芍药甘草汤之义，酸甘化阴，滋阴养血，缓急止痛。以上八对药合之，共奏益气养血、活血化瘀、补虚行气、痛经止痛之功。

【加减运用】

1. 偏于寒湿者，去生杭芍、炙甘草，结合"芪附麻草桂姜汤"加减。

2. 偏于湿热者，去酒当归、炙黄芪，参合"四白散"化裁。

3. 腰以上痛重者，去川续断、桑寄生，加桑枝、桂枝、羌活。

4. 腰以下痛重者，去醋香附、醋延胡索，加独活、防己、牛膝。

5. 血瘀严重者，去炒大白、粉葛根，加水蛭、䗪虫、三棱、莪术。

6. 久病瘀血入络者，去生杭芍、炙甘草，加炮山甲、全蝎。

7. 强直性脊柱炎者，加地龙、蜈蚣。

8. 肾阴虚明显者，去酒当归、炙黄芪、醋香附、醋延胡索，加熟地黄、生山药、龟板胶、鹿角胶。

9. 肾阳虚显著者，去生杭芍、炙甘草，加炮附子、补骨脂、仙茅、淫羊藿。

10. 急性期疼痛严重者，可配合醋酸泼尼松 10mg，每日 1 ~ 2 次；双氯灭痛 50mg，每日 2 ~ 3 次，一般用 3 ~ 7 天，视其病情，痛减药减为宜。此时亦可配合针灸、拔罐等疗法，也能减轻疼痛。

27 热淋通

【组成】

木通 10g，车前子（包煎）30g，大黄 10g，滑石 20g，栀子 10g，生地黄 10g，淡竹叶 30g，苦桔梗 15g，川牛膝 15g，灯心草 5g，生甘草 10g。

【功能】

清热利尿，逐瘀通淋。

【主治】

热淋（下焦湿热，瘀阻膀胱）。其症病情较急，尿少黄赤，灼热刺痛或点滴不通，少腹拘急，痛引腰腹或大便不畅，口苦欲吐。脉多滑数，舌质红，苔黄腻。中医辨证多为下焦湿热、瘀阻膀胱、气化失职。（包括临床上常见的前列腺增生、肥大，前列腺炎，尿道狭窄等。）

【用法】

水煎服，每日 1 剂，早饭前、晚饭后 1.5h 左右各服 1 次，每次 250 ~ 300mL。

【方解】

本方实由"八正散"和"导赤散"加减化裁而来。

1. 八正散去萹蓄、瞿麦（木通、车前子、大黄、滑石、栀子、灯心草、生甘草），仍具清热泻火、利尿通淋之效。此处重用车前子 30g，以益清泻湿热、利尿通淋之功。另外，这里巧用大黄一物，既能荡涤邪热，又能通利大便，实有前后分消之妙。

2. 导赤散（生地黄、木通、淡竹叶、生甘草）悉数全到，养阴清热，利尿通淋。本方重用淡竹叶 30g，以增清心火、利小便之功。

3. ①苦桔梗，专入肺经，宣开之力强大，宣其上，开其下，以求"上窍开，则下窍自通"之功。实为"病在下，取之上"之法的具体运用，亦即所谓"提壶揭盖"之法也。②川牛膝，该病下焦湿热，水湿阻滞，水停血停，变生血瘀之证。本品既能补益肝肾，又能逐瘀下行，血行水行，恰投水阻血瘀之病机，此物对有瘀血之热淋，可为至当不易之品。

以上三组药物合之，共奏清泻膀胱湿热，利尿逐瘀通淋之功。

【加减运用】

1. 如兼石淋者，可加粉葛根、金钱草、海金沙、石韦等，以增强解肌化石通淋之力。

2. 若兼血淋者，改生地黄为生地黄炭，再加琥珀粉、白茅根，以益清热利尿、凉血止血之功。

3. 血瘀较重者，去生地黄，重用川牛膝，再加广地龙，以助活血通络、逐瘀下行之效。

【按语】

证之临床，淋之为病，起病较急，多为实热，热淋居多。病延日久，可由实转虚，或虚实夹杂，而成气淋、血淋、膏淋、劳淋等。如《金匮要略》云"热在下焦者，则尿血，亦令淋秘不通"；《丹溪心法》也说"淋有五，皆属乎热"；都强调了本病热证实证居多的一面。而《景岳全书》则较全面地指出"淋之初病，则无不由乎热剧"的同时，又提出"淋久不止"则有"中气下陷"和"命门不固"之变。

28 止尿饮

【组成】

红参10g，炮附子6g，升麻10g，黄芪30g，炒山药30g，炒白术30g，益智仁12g，金樱子15g，桑螵蛸30g，覆盆子15g，炙甘草10g。生姜3~4片，大枣5~6枚为引。

【功能】

温补脾肾，固精缩尿。

【主治】

遗尿（小便失控）。主要表现为咳则遗尿，嚏则遗尿，惊则遗尿，恐则遗尿；更有甚者体位变动或震动、闻见水声也遗尿。中医辨证多为肺脾肾阳气亏虚，膀胱气化失职、关门失守所致。

【用法】

水煎服，每日1剂，早、晚饭后1.5h左右各服1次，每次服250~300mL。

【方解】

1. 红参、炮附子、升麻、黄芪、生姜、大枣、炙甘草，建立中气，益气回阳，肾气来复，膀胱气化如常，则水循常道运行周身，尿液定时排出，此为本方治遗尿的关键所在，特别是方中的参、附配伍，恢复肾之阳气，可谓画龙点睛之处。

2. 炒山药、炒白术、益智仁、金樱子、桑螵蛸、覆盆子，皆有补益脾肾、固精缩尿之力，脾得补则水有所治，肾气固则膀胱气化来复。以上两组药物合之，脾肾之气得补，膀胱气化恢复，水循常道运行，尿则有序排出，遗尿之症当除。

【加减运用】

1. 肺气亏虚明显，所谓"上虚不能制下"者，重用人参、黄芪，临床应用时，一般气虚用党参，气虚较重者用红参，气虚欲脱者用野山参或高丽参，用量视其病情而定，黄芪用量可加倍。

2. 脾气虚弱，土不治水者，重用炒山药、炒白术，生姜、大枣、炙甘草适当加量。

3. 肾阳不足，肾气亏虚严重者，重用炮附子，用量可加倍或更多，但应注意用量在 10g 以上、30g 以下者，要先煎 30 ~ 60min，再加肉桂 8g 和净山萸肉 15g，以加强温补肾阳和固涩肾关之力。

29　三六散

【组成】

红参 10g，炒白术 20g，茯苓 15g，陈皮 10g，姜半夏 8g，炒苏子 12g，炙甘草 10g，炒白芥子 12g，炒莱菔子 12g。大枣 4 ~ 5 枚为引。

【功能】

益气健脾、温肺化痰。

【主治】

痰饮证。包括部分西医的咳嗽、慢性支气管炎、哮喘、肺心病、慢性胃肠炎、胃及十二指肠溃疡等；中医的悬饮、支饮、狭义痰饮等证。症见咳嗽气喘，心悸气短，痰多清稀，胸闷腹胀，纳呆便溏，面色㿠白，声音低微，舌体胖，舌质淡，苔白腻，脉缓弱等。中医辨证多为脾肺气虚，痰湿阻滞所致。肺气不足，痰饮上逆、迫肺凌心，则胸闷气短、心悸咳喘，痰多清稀，声音低微；脾气亏虚，痰湿阻滞中焦，则腹胀、纳呆、便溏。舌体胖、舌质淡、苔白腻，脉缓弱，皆脾肺气虚，痰湿阻滞之象。

【用法】

水煎服，每日 1 剂，早晚饭后 1.5h 左右各服 1 次，每次 250 ~ 300mL。

【方解】

1. 三子养亲汤（炒苏子、炒莱菔子、炒白芥子），取其温肺化痰、降气消食之功。此三物的主攻方向是降气化痰以治标。

2. 六君子汤（人参、白术、茯苓、炙甘草、陈皮、半夏），本方取六君子汤益气健脾、燥湿化痰之义，然本方人参用红参，又用炒白术、姜半夏，皆可增强温中健脾，燥湿化痰之力，以治其本。两方合之，标本兼顾，以应脾肺气虚、痰湿阻滞之主要病机。

【加减运用】

1. 气虚重者，重用红参，再加黄芪。

2. 有表寒者，加麻黄、细辛。

3. 里寒甚者，加炮附子、淡干姜。

4. 寒痰盛者，重用姜半夏、白芥子，加川贝母、炒杏仁、炙紫菀、炙款冬花。

5. 风寒咽痒者，加苍耳子、荆芥、防风。

6. 风热咽痒者，加牛蒡子、蝉蜕、薄荷。

【按语】

《金匮要略》云"病痰饮者，当以温药和之"，此指广义痰饮的治疗大法。本方既能治狭义痰饮，又能治悬饮和支饮，可谓广矣。从《金匮要略》而论痰饮的生成，主要是肺脾肾阳气亏虚。肺气亏虚，肺不布津，聚湿为痰；脾气不足，脾不散精，痰阻中焦；肾气虚弱，水不化气，而生痰湿。而痰饮既成，饮为阴邪，易伤阳气，易阻气机，故施以"温药"，正是治本之法。且饮为阴邪，遇寒则凝，得温则行，故"温药"具有温润脾肾，振奋阳气，开发腠理，化痰行水，热则流通之功。阳气来复，阴寒痰饮自散矣。所以喻嘉言说："离照当空，阴霾自散。"本方中的人参用了红参，白术用了炒白术，半夏用了姜半夏，再加炒苏子、炒白芥子，均为温发阳气、化痰除湿之物，可谓温而不过，以使偏盛之阴与偏衰之阳相互协调平衡为目的。对此刘禹锡告诫说"过当则伤和"，故应以和为贵。

30　桑圆饮

【组成】

桑葚 30g，桂圆肉 15g，炒酸枣仁 30g，净山萸肉 15g，朱茯神 15g，生龙骨、生牡蛎各 30g，合欢花 30g（若无合欢花，可以等量合欢皮代之），夜交藤30g，生百合 30g。

【功能】

补养心肝之血，清心镇静安神。

【主治】

心肝阴血亏虚，阴虚内热，热扰神明，导致心不藏神、肝不藏魄之失眠。

【用法】

水煎服，每日 1 剂，早、晚饭后 1.5h 左右各服 1 次，每次 250～300mL。

【方解】

本方所治失眠的主要病因病机是心肝阴血亏虚，阴虚内热，热扰神明所致，故治宜补养心肝之血，清心镇静安神为法。方中桑葚、桂圆肉、炒酸枣仁、净山萸肉，酸甘化阴，直补心肝之阴血，以解决心肝阴血亏虚的主要矛盾。如《本草经疏》说："桑葚，甘寒益血而除热，为凉血补血益阴之药。"张锡纯说桂圆肉："液浓而润，为心脾要药，能滋补心血，兼能保合心气，能滋补脾血，兼能强健脾胃，故能治思虑过度，心脾两伤，或心虚怔忡，寝不成寐。"酸枣仁直补心肝之血，张仲景有名方"酸枣仁汤"，以治"虚劳虚烦不得眠"。净山萸肉味酸微温，酸能生养肝血，温能通行走散，散中有收，引阳入阴，故能眠矣。朱茯神既能补益心脾，开发气血生化之源，又能交通心肾，而独具宁心安神之功；还应特别指出的是，该药以朱砂为衣，更增强了镇静安眠之力。方中生龙骨、生牡蛎能平肝潜阳，镇静安神，故对阴虚阳亢之心烦失眠，尤具良效。而合欢花、夜交藤，皆入心肝二经，二物相须为用，养心安神，解郁除烦，治疗阴血亏虚、肝气郁结之虚烦不眠，其效尤佳。关于生百合之妙用，概取其清养心肺，益气安神之功，因心主血脉，肺朝百脉，故心肺阴足热清，则百脉合利，心神安定，自能眠矣。

【加减运用】

1. 心悸、烦躁，五心烦热者，去桂圆肉，加生地黄 15g，麦冬 15g，知母 15g。

2. 急躁易怒，胁痛太息者，加醋柴胡 10g，醋郁金 15g，生杭芍 30g。

3. 胸腹闷胀，身体疼痛者，去净山萸肉，加桃仁 15g，丹参 15g，全瓜蒌 20g。

4. 喜悲伤欲哭，情绪无常者，加炙甘草 10g，怀小麦 30g，大枣 6 枚。

31　更年散

【组成】

西洋参 10g，麦冬 30g，五味子 10g，炙黄芪 30g，白术 30g，防风 15g，桂枝 15g，白芍 30g，炙甘草 10g，生姜 3～4 片、大枣 4～5 枚为引。

【功能】

益气养阴、调和营卫、燮理阴阳、固表止汗。

【主治】

围绝经期综合征（包括中医的绝经前后诸症），主要症状是面部烘热、阵阵汗出、头晕心悸、烦躁易怒、失眠健忘等。舌质淡红，舌苔薄白，脉细少数。

【用法】

水煎服，每日 1 剂，早、晚饭后 1.5h 各服 1 次，每次 250～300mL。

【方解】

1. 桂枝汤（桂枝、芍药、生姜、大枣、炙甘草），原方用于外能调和营卫而止汗，用于内能补虚调阴阳。本方桂枝汤合生脉散，用于内，更增益气养阴、燮理阴阳之力；桂枝汤配玉屏风散，用于外，更增益气固表、调和营卫之功。共同解决阴阳失调，气阴两虚，表虚自汗的主要病因病机。

2. 生脉散（人参、麦冬、五味子），原方即能益气养阴、敛阴止汗，而方中人参，本方用了西洋参，以防人参甘温与本证烘热汗出、烦躁易怒等症相悖；同时西洋参还能益气养阴清热，与麦冬合力，更增养阴清热除烦之功。

3. 玉屏风散（炙黄芪、白术、防风），原方为益气固表止汗之剂，已为医者所熟知。然将该方与桂枝汤、生脉散合用，来解决病因病机相当复杂的围绝经期综合征，可谓本方的创新之点。

以上三方的巧妙组合，可收益气养阴，调和营卫，燮理阴阳，固表止汗之功。

【加减运用】

1. 烘热重者，去桂枝，加霜桑叶、肥知母、大生地黄、地骨皮等。

2. 汗出多者，可去生姜，酌加浮小麦、生龙骨、生牡蛎、净山萸肉、乌梅、霜桑叶、地骨皮等。

3. 血虚甚者，去桂枝、防风，加当归、熟地黄、蒸首乌、桑葚等。

4. 兼血瘀者，去白芍、五味子，酌加桃仁、红花、丹参、赤芍、牡丹皮等。

5. 大便秘者，去白术、桂枝，酌加枳实、厚朴、大黄、肉苁蓉、全瓜蒌等。

6. 潮热甚者，酌加银柴胡、胡黄连、青蒿、制鳖甲、白薇、知母、地骨皮等。

【按语】

围绝经期综合征的发病原理尚未完全明了。多数学者认为是卵巢功能减退，雌激素减少，内分泌紊乱，特别是自主神经系统功能失调所致。中医称为绝经前后诸症，辨证多认为是绝经前后，阴阳失调，气血紊乱，营卫不和，表虚失固而致。而更年散（即生脉玉桂散）的创新之处，正在于将生脉散、玉屏风散和桂枝汤巧妙地结合在一起。生脉散能益气养阴敛汗，玉屏风散则能益气固表止汗，而桂枝汤与前两方合力，用于内能补虚调阴阳，用于外能和营卫而止汗。三方合用，随症加减，各展其长，相得益彰，用之临床，确有良效。但应注意，治疗本病，当以燮理阴阳、调和气血为要，不宜多用过寒过热之品。

32　炙脔散

【组成】

党参 30g，炒白术 30g，茯苓 30g，紫苏子 10g，白芥子 10g，莱菔子 10g，半夏 12g，厚朴 15g，生姜 15g，苏叶 10g，炙甘草 10g。

【功能】

益气健脾，化痰理气。

【主治】

梅核气（包括部分慢性咽炎）。据临床所见，本证的主要病因病机是脾虚生痰，土壅木郁，痰气相搏，结于咽喉所致。故症见咽中如有炙脔（咽中异物感明显），咯之不出，吞之不下，兼见胸腹胀满，或咳哕，或便溏等。舌体胖大，边有齿痕，舌质淡，苔薄白，脉虚弦等。

【用法】

水煎服，每日 1 剂，早、晚饭后 1.5h 左右各服 1 次，每次 250～300mL。

【方解】

1. 四君子汤（党参、炒白术、茯苓、炙甘草），四物合力，益气健脾，截痰之源，临床上表现为不治痰而痰自消；另一方面脾气健则正气足，正气足则邪自祛。

2. 三子养亲汤（紫苏子、白芥子、莱菔子），三物温肺化痰，降气除满。紫苏子降气化痰，白芥子温肺化痰，莱菔子消食化痰，三物各展其长，皆具化痰之功，以助半夏厚朴汤化痰之力。

3. 半夏厚朴汤（半夏、厚朴、茯苓、生姜、苏叶），上五味辛苦合参，辛以行气散结，苦以降逆化痰。但针对本证病因病机而言，尚缺益气健脾之力，而少化痰理气之功。故与四君子汤和三子养亲汤合之，则益气健脾、化痰理气之功悉具，本方的创新之处正在于此。

【加减运用】

1. 胸腹胀满较重者，重用厚朴、莱菔子，党参、白术减量；酌加青皮、陈皮、炒枳壳、柴胡、郁金等，以助行气解郁除胀之力。

2. 痰多而咳者，可加白前、桔梗、川贝母、炒杏仁、葶苈子等，以增化痰止咳之功。

3. 若便溏者，可去厚朴，减莱菔子，加煨诃子、补骨脂、炒山药等，以加强补脾益肾止泻之效。

【按语】

1. 关于"炙脔"与梅核气，《金匮要略》："妇人咽中如有炙脔，半夏厚朴汤主之。"《医宗金鉴》："咽中如有炙脔，谓咽中有痰涎，如同炙肉，咯之不出，咽之不下者，即今之梅核气病也。……此证男子亦有，不独妇人也。"

2. 既往讨论梅核气的病因病机，多侧重于情志不畅，气郁生痰，痰气交阻，上逆咽喉而成。证之临床，脾虚生痰，痰气搏结，阻于咽喉者，实为多见。故本方在半夏厚朴汤的基础上，与四君子汤结合，重点解决了脾虚生痰的病理基础，中医认为脾既是气血生化之源，也是痰饮化生之地。即脾虚水谷精微未能变成对人体有用的气血，而化为对人体有害的病理产物痰饮，此种病理表现，笔者称之为"水谷精微害化现象"。故脾气健运，有形之痰源已断，无形之气无所依，则痰气搏结已无根基。

3. 本病的主要病因病机是痰气搏结，而无形之气是依附于有形之痰而存在的，因此攻其有形之痰，便成为治疗本病的关键，而半夏厚朴汤化痰之力尤显不足，故参合三子养亲汤，以增化痰之力；合四君子汤，以断痰饮之源。

㉝　三黄解毒汤

【组成】

黄芩 10g，黄连 6g，大黄 8g，金银花 12g，连翘 15g，紫花地丁 15，蒲公英 30g，赤芍 15g，牡丹皮 12g，丹参 15g，紫草 10g，龙胆草 6g，生甘草 10g。

【功能】

清热解毒化瘀，活血透疹止痛。

【主治】

带状疱疹。中医称为"缠腰火丹""蛇串疮""蜘蛛疮"等。其状累累如串珠，呈片状或带状分布，由疱疹和水疱组成，疱内容物清亮，或混浊或呈血性，好发于头面部及躯干部，四肢少见。一般见于一侧，且不超过前后正中线。据临床所见中老年居多，且有年龄越大病情越重之势。其主症可以"痛"字概之，甚者剧痛难忍，燋痛如烙，有的在病损愈后数周内，甚者数月内仍有阵发性燋痛感。中医辨证认为本病多由心肝二经风热毒邪搏于血分所致，如《永乐大典医药集》说"大抵丹毒虽有多种，病源一也，皆风热毒气与血相随"，故治当清热解毒化瘀，活血透疹止痛。

【用法】

水煎服，每日1剂，早、晚饭后1.5h左右各服1次，每次250~300mL。

【方解】

1. 黄芩、黄连、人黄，清热泻火，解毒止痛。

2. 金银花、连翘、紫花地丁、蒲公英，清热解毒，散结止痛。

3. 赤芍、牡丹皮、丹参，清热凉血，化瘀止痛。

4. 紫草、龙胆草、生甘草，清热解毒，透疹止痛。四组药物合参，共奏清热解毒化瘀，活血透疹止痛之功。

【加减运用】

1. 便秘者，大黄后下，加芒硝（冲）10g，黑芝麻30g。

2. 痛甚者，加醋延胡索12g，制乳香、制没药各6g。

3. 阴虚明显者，加生地黄30g，玄参15g。

4. 肝气郁结显著者，加醋柴胡10g，醋郁金15g，川楝子10g。

5. 湿盛者，加炒苍术10g，盐黄柏8g，土茯苓30g。

【按语】

《冯氏锦囊秘录》说："一切丹毒，必先内服解毒，方可外敷。"据临床观察，本病在内服"三黄解毒汤"的同时，如能配合针刺和拔火罐，内外治相结合，其效更佳。具体操作是：在疱疹周围常规消毒后，用毫针或三棱针刺向疱疹集中处，每处以3~4针为宜，不留针，起针后加拔火罐10~15min，一般每处可拔出2~3mL瘀血，如此治疗则能明显减轻疼痛，且病愈后多无后遗燋痛。

34　三黑四炭丹赤汤（消斑Ⅰ号）

【组成】

黑地骨皮20g，墨旱莲15g，黑栀子10g，藕节炭30g，生地黄炭25g，地榆炭15g，大黄炭10g，酒牡丹皮10g，酒赤芍10g，生甘草10g。鲜藕汁30g

为引。

【功能】

育阴清热，凉血止血。

【主治】

紫斑（血热妄行、阴虚火旺型）。症见皮肤出现紫斑点或紫斑块，或伴见鼻衄、齿衄，月经提前、量多，心烦、口渴、便秘等，舌质红，苔薄黄，脉细数。中医辨证多为血热妄行或阴虚火旺所致。

【用法】

水煎服，每日 1 剂，早、晚饭后 1.5h 左右各服 1 次，每次 250~300mL。

【方解】

1. 三黑（即黑地骨皮、墨旱莲、黑栀子），此三物乃酸甘苦寒之品，皆以墨黑名之，以清热凉血止血为主体，黑者亦能助其止血。如葛可久在《十药神书》中说："大抵血热则行，血冷则凝，见黑则止，此定理也。"而栀子、地骨皮炒黑存性，既能清热凉血止血，又不伤胃气，此乃中药炮制之妙也。同时墨旱莲和地骨皮均为甘寒之品，二物对阴虚火旺之血热妄行者尤为适宜。

2. 四炭（即藕节炭、生地黄炭、地榆炭、大黄炭），此四物中后三味皆为甘苦性寒之品，既能育阴清热，又能泻火清热，还能解毒清热，故其主攻方向是育阴泻火解毒清热止血，然三物有苦寒戕胃之嫌。这里要特别指出的是藕节炭在本方中的功效，本品甘涩平，既能收敛止血，又能通络化瘀，可谓止血而不留瘀之妙品。笔者在临床上，用于各种出血证，以鲜藕汁为佳，故在本方又以鲜藕汁 30g 为引，更有其深义。现代药理研究认为，本品能缩短凝血时间。

3. 牡丹皮与赤芍，此二物乃辛苦微寒之品，苦寒自能清热凉血，辛苦又能活血祛瘀，而酒炙之后更能增其活血散瘀之力。

4. 生甘草，既能调和诸药，又能助栀子、大黄等清热解毒。以上四组药物合之，融清热泻火与滋阴降火于一炉，阳盛之火，热清则息；阴虚之火，滋阴则灭，火源已除，何血热妄行之有也？再结合清热散瘀解毒止血之物，共收育阴清热，凉血止血之功。

【加减运用】

1. 热毒炽盛者，加条芩炭、生石膏、水牛角粉。

2. 阴虚严重者，重用生地黄、墨旱莲、地骨皮，再加玄参、麦冬、天冬、百合。

3. 广泛出血者，加阿胶珠、三七粉、白茅根。

【按语】

1. 血热妄行和阴虚火旺型紫斑，临床上最为常见，前贤对本病的认识大致相同，如唐容川在《血证论》中说："血证气盛火旺者，十居八九。"

2. 中医内科杂病的紫斑要与出疹的疹点区别开，紫斑隐于皮内，压之不褪色，触之不碍手，而疹点高出于皮肤，压之褪色，触之碍手，临床上应予鉴别。

3. 本型紫斑，据临床观察，多见于现代医学的过敏性紫癜，但血小板减少性紫癜也可有之，中医要按自己的辨证论治处理。

35 四黄汤（消斑Ⅱ号）

【组成】

党参 30g，炒白术 20g，茯苓 15g，灶心黄土 30g，仙鹤草 30g，生地黄炭 15g，阿胶 10g，黄芩炭 10g，炙甘草 10g。大枣 4 枚为引。

【功能】

益气健脾，坚阴止血。

【主治】

紫斑（气不摄血，脾不统血型）。症见皮下出血反复发作，病程较长，且伴见齿衄、鼻衄、易汗、乏力、头晕、纳呆、失眠、面色无华，舌质淡红，舌苔薄白，脉沉细弱等。中医辨证多为脾气亏虚，气不摄血所致。

【用法】

先煎灶心黄土，过滤取汁，再与他药同煎，阿胶烊化冲服，每日 1 剂，早、晚饭后 1.5h 左右各服 1 次，每次 250～300mL。

【方解】

所谓四黄汤，即四君子汤合黄土汤以仙鹤草代附子而成。

1. 四君子汤，益气健脾，以应脾虚不能统血之病机。然偏脾阳虚者，可用红参或高丽参；偏于脾阴虚者，可用太子参或西洋参；而本方用了党参，是取其古之人参即今之党参之义。

2. 黄土汤，出自《金匮要略》为治远血而设，其主要功能是温阳健脾、坚阴止血。本证病机为气不摄血和脾不统血，故以仙鹤草代附子，而与党参、白术相伍，则以益气固表、补虚止血效果明显。据现代药理研究认为，本品能收缩周围血管，促进血小板生成，有明显的促凝作用。另外黄土汤中的干生地黄和黄芩，本方皆以炭用之，这样既能增强止血之功，又能坚阴止血而不伤胃气。诸药合之，共奏益气健脾、坚阴止血之功。

【加减运用】

1. 易汗出者，加黄芪、防风。

2. 纳呆、气色无华者，加炒鸡内金、炒莱菔子、山楂炭。

3. 头晕乏力者，加荆芥穗炭、蒸首乌、鹿角霜。

4. 肾气不足、腰酸、失眠者，加净山萸肉、龙眼肉、川续断、杜仲炭等。

【按语】

1. 本型气不摄血和脾不统血的紫斑，据临床所见，多为现代医学的血小板减少性紫癜，过敏性紫癜也可见之。中医要按自己的辨证论治行事，不必拘泥。

2. 证之临床，无论是血热妄行紫斑，还是气不摄血紫斑，病因病机虽有所异，但皮下出血的症状则一，故其治疗，皆可酌情加入凉血止血、收敛止血、补血止血、益气摄血、散瘀止血的药物。

36 平痤饮

【组成】

紫草 10g，白花蛇舌草 30g，龙胆草 8g，桑白皮 15g，地骨皮 20g，大黄 10g，黄连 8g，黄芩 10g，金银花 15g，连翘 15g，蝉蜕 8g，薄荷 8g。

【功能】

清心火泻肺火，解毒散结。

【主治】

痤疮（心肺热毒郁结型）。

【用法】

水煎服，每日 1 剂，早、晚饭后 1.5h 左右各服 1 次，每次 250～300mL。

【方解】

1. 紫草、白花蛇舌草、龙胆草加金银花、连翘，以清热解毒、活血散结为主。

2. 桑白皮、地骨皮加蝉蜕、薄荷，则清肺泻火、凉血消肿为要。

3. 泻心汤（即三黄汤）出自《金匮要略》，由大黄、黄连、黄芩三黄组成，实能清心解毒，泻三焦实热。

【加减运用】

1. 热毒炽盛者，症见丘疹红肿，脓疮明亮，痒痛显著，可酌加紫花地丁、蒲公英、栀子、水牛角粉（丝）等。

2. 阴虚内热者，症见五心烦热，心烦口干，尿少黄赤，大便秘结等，可酌加生地黄、玄参、知母、麦冬。

3. 血瘀明显者，症见唇甲发绀，舌质紫暗，或有瘀斑瘀点，粉刺干枯，疤痕严重，可酌加赤芍、紫丹参、牡丹皮、炮山甲等。

4. 大便溏泄者，去大黄，可酌加土茯苓。

37　百清汤

【组成】

银柴胡 10g，胡黄连 10g，秦艽 10g，醋鳖甲 15g，地骨皮 20g，青蒿 15g，知母 15g，生百合 30g，生地黄 30g，炙甘草 10g。

【功能】

益阴除热，清退骨蒸。

【主治】

骨蒸劳热（长期低烧）。"骨蒸"者，言其热由骨髓透发而出，盖肾主身之骨髓，肾又为精血之海，精血者，肾之本，阴也，阴虚则生内热，又因热在精血之中，故见骨蒸劳热（长期低烧不止）；阴血不足，肌肤失养，则形体消瘦；肾水亏虚，孤阳无根，虚火上炎，故唇红颊赤、心烦口渴；阴虚内热，迫津外泄，故盗汗不止；舌红少苔，脉细数，均为阴虚内热之象。可见本病总属阴虚内热的范畴。

【用法】

水煎服，每日 1 剂，早、晚饭后 1.5h 左右各服 1 次，每次 250~300mL。

【方解】

1. 银柴胡、胡黄连、地骨皮，皆辛苦甘淡，性偏寒凉，可升可降，可表可里，故三味合之，既能清热凉血退骨蒸，又能辛散透表除阴火，共为君药。

2. 青蒿、秦艽，二物辛寒入肝胆，既能清肝胆之热，又能透伏热于外，助君药除骨蒸劳热，疗效甚妙，以为臣药。

3. 生百合、生地黄、炙甘草，前两味，清养心肺、益气养阴，对阴虚内热的解除大有裨益，又能防苦寒伤阴之弊。后一味，调和诸药，甘温建中以防苦寒伤胃。三物合之，以之为佐。

4. 鳖甲、知母，二物甘苦咸寒，皆能入肾，滋阴潜阳，引药归肾，泻火除蒸，堪当使者。

以上四组药物合力，可获益阴除热，清退骨蒸之效。

【加减运用】

1. 血虚较重者，加当归、白芍、桑葚，加强养血清热之力。

2. 阴虚明显者，重用生地黄、生百合，再加醋龟甲，增强滋阴潜阳、养阴补血之力。

3. 热甚者，加盐黄柏、粉牡丹皮、水牛角粉，以益清热凉血之功。

4. 盗汗严重者，加乌梅、净山萸肉、浮小麦，收敛止汗。

5. 便溏者，生地黄减量。

【按语】

1. 本病以长期低热不退为特点。临床上多为几经大医院完善检查，而无明确诊断者，有的定为"功能性发热"，而无有效疗法。此类病证，中医辨证多为阴虚发热中的"骨蒸劳热"，以百清汤加减，常获立竿见影之效。

2. 知母和地骨皮在本方中的应用体会：二物性味甘寒凉润，皆能入肺肾二经，上能清肺泻火而走表，下能滋肾灭火除骨蒸，表里上下浮游之热无所不除，本方中二物又与生地黄相伍，具有重要作用。《用药法象》曰知母"泻无根之肾火，疗有汗之骨蒸，止虚劳之热，滋化源之阴"；而地骨皮，李东垣说："地为阴，骨为里，皮为表，服此既能治内热不生，而于表里浮游之邪，无有不愈。"

38　四二玄参桔梗汤

【组成】

二参（南沙参 15g，北沙参 30g），二地（干生地黄 15g，鲜生地黄 30g），二冬（天冬 15g，麦冬 30g），金银花 15g，玄参 15g，桔梗 15g，生甘草 10g。黄梨或白梨半个为引。

【功能】

滋阴降火，利咽解毒。

【主治】

咽喉干痛（包括西医的急、慢性咽炎，急、慢性喉炎，急、慢性扁桃体炎等）。中医则称为"风热喉痹""虚火喉痹""急喉喑""慢喉喑""风热乳蛾""虚火乳蛾"等。症见咽喉干痛，声音嘶哑，吞咽唾液或进食时疼痛加剧。常伴有发热恶寒、烦躁头痛、体倦纳呆、尿赤便干等，舌红少苔，脉浮细数。中医辨证多为阴虚火旺，热毒结聚咽喉所致。

【用法】

水煎服，每日 1 剂，早、晚饭后 1.5h 左右各服 1 次，每次 250～300mL。

【方解】

1. 二参，即南沙参、北沙参。二物皆为甘寒凉润之品，主入肺经，前者质松，后者质坚；前者养阴生津力弱，后者养阴生津力强。两药参合，相须为用，互相促进养阴生津，清热润肺之力更强。而喉为肺之门户，养阴生津，清热润肺之物，清利咽喉之功明矣。

2. 二地，即生干地黄、鲜生地黄。所谓二地，实为一物，只是干者水分较少，鲜者水分较多而已；干者滋阴养血补虚力强，鲜者清热泻火生津力强。两者皆能滋阴养血，清热泻火，且均入心肝肾经，心主血、肝藏血、肾藏精，故对心肝血虚、肾之阴精亏损所致的阴虚火旺、咽喉干痛者，疗效卓著。

3. 二冬，即天冬、麦冬。此二物亦为甘寒凉润之品，养阴润燥功力相似，故两药合参，相须为用，相得益彰，养阴、润燥、清热之力大增，对心、肺、胃、肾阴虚火旺，咽喉干痛者，实有奇功。

4. 玄参、桔梗、金银花、生甘草。玄参，甘苦咸寒，质润多液，被誉为泻无名之火的圣药，用途颇多。本方取其养阴润燥、清热泻火、利咽消肿之功。再配伍桔梗、金银花、生甘草，桔梗辛苦平，专入肺经，辛开苦降，通利胸膈，以利咽喉；金银花味甘性寒，既能清气分之热，又能解血分之毒，诚为清热解毒之圣药；生甘草味甘微寒，可谓清热解毒之妙品。

以上四组药品合之，共奏滋阴降火，利咽解毒之功。

【加减运用】

1. 心火盛者，加红栀子、莲子心。
2. 肝火旺者，加条黄芩、龙胆草。
3. 胃火盛者，加生石膏、炒大黄。
4. 肾火炎上者，加知母、黄柏。
5. 湿邪重者，去鲜生地黄，加粉牡丹皮。

【按语】

纵观历代中医论喉证者，究其所因，多以"火"字概之。或为阳热之火，或为阴虚之火，属阴寒证者极为少见，如清代刘仕廉的《医学集成》说："咽喉为出入之门户，一物不容，其证……阴证十中一、二，阳证十居八九。"笔者据临床见，亦认为咽喉诸疾，热者多而寒者少也，且阴虚火旺者尤为多见。故本方十味药中，七味侧重养阴，三味偏重解毒，可见本方是以养阴为主，以解毒为辅。对阴虚生风者，养阴即能息风；对阴虚火旺者，养阴即可灭火；对火热化毒者，养阴即能消灭热毒之源。再辅以清热解毒之品，则本方可谓治疗阴虚火旺，热毒结聚咽喉的至当不易之方。

㊴　酸甘百合地黄汤

【组成】

百合30g，小麦30g，酸枣仁30g，生地黄15g，知母15g，茯苓15g，川芎10g，生甘草10g，大枣10g。

【功能】

清养心肺，泻热安神。

【主治】

脏躁（包括心悸、失眠、精神抑郁等病症）。中医辨证多为心肺阴虚内热，心主血脉，肺朝百脉，故心肺阴虚内热，则百脉俱病而见心悸不安、失眠多梦、精神抑郁等证。脉多弦细微数，舌红少苔，口苦、便秘、尿赤等。

【用法】

水煎服，每日1剂，早、晚饭后1.5h左右各服1次，每次250～300mL。

【方解】

本方是由百合地黄汤、甘麦大枣汤和酸枣仁汤三方组成。

1. 百合地黄汤，以生地黄易生地黄汁，方中百合清养心肺、益气安神，主清肺家气分之热，生地养阴补血清热，以泄心经血分之热，故二物合之清养心肺、补血安神。

2. 甘麦大枣汤，以小麦为君，补肝养心、除烦安神。配甘草、大枣和中益气，建中缓急，以解心肝阴血不足之精神抑郁。

3. 酸枣仁汤，即酸枣仁、甘草、知母、茯苓、川芎五物。方中重用酸枣仁，补肝血、养心血；合甘草，酸甘化阴，以敛浮阳；配茯苓，交通心肾、益气宁心安神；知母滋阴清热、除烦止渴；川芎疏肝、理血中之气。

以上三方合之，共奏清养心肺，泻热安神之功。

【加减运用】

1. 口干苦者，加黄芩、龙胆草、北柴胡。

2. 便秘者，加油当归、黑芝麻、大黄。

3. 尿黄赤者，加盐黄柏、淡竹叶、白茅根。

4. 心火盛惊悸者，加川黄连、莲子心、生龙骨、生牡蛎。

5. 失眠重者，加桑葚、合欢花、夜交藤。

6. 热病之后，余热不尽，体阴未复者，合生脉散加减。

【按语】

病有病性，药有药性，病有寒热虚实，药有温凉补泻。治病即以药性之偏，纠病性之偏也。亦即《内经》所谓"寒者热之，热者寒之""实则泻之，虚则补之"的正治之法，也是临证时的常用之法。本方名为酸甘百合地黄汤，实是《金匮要略》百合地黄汤、甘麦大枣汤、酸枣仁汤三方的组合，各药合之，构成了养阴补血、清热安神的阴柔甘缓之剂，恰投五脏阴血亏虚，特别是心肺阴虚内热的主要病因病机，故其疗效神奇。所以龙子章说："各药各有温凉补泻理，各经各有寒热虚实症。"高世宗亦云："知药之性，则用之无穷，取之有本；后人不知其性，但言其用，是为逐末忘本。"可见中医治病，是以药性之偏纠病性之偏而已。

40　参芪鸡蛋糖汤

【组成】

红参 10g 或党参 30～60g，黄芪 30～60g，鸡蛋 2～4 个，红糖 10g，白糖 10g（食糖后烧心、吐酸，或有糖尿病者，去红白糖，每服加黄酒 10～20mL）。

【功能】

补气生血，养精益髓。

【主治】

眩晕（气虚血少、精髓不足）。症见头目眩晕，动则加重，多伴心悸、纳呆、失眠、腰膝酸软等（包括多数低血压症）。

【用法】

先将红参用温水浸泡 30min，取出切成薄片，单独煎 30～40min，制成 300mL 左右的红参汤备用；黄芪按常规煎法，取黄芪汤 300mL 左右与红参汤混合后，每次用混合液 300mL 左右，荷包鸡蛋 1～2 个，加上红、白糖各 5g，每日 2 次（食糖后烧心、吐酸者，每服加黄酒 10～20mL）。

【方解】

1. 本方重用红参黄芪，意在大补脾胃之气，以益气血生化之源，取其补气生血、补气帅血之功，实寓当归补血汤中用黄芪之意。

2. 鸡蛋、糖（或黄酒）皆物之精华，为化生气血的物质基础，根据笔者临证体会，糖为植物之精髓；黄酒为水谷之精微；鸡蛋为生精血之佳品。当今有人吃鸡蛋只吃白而不吃黄，实则不明鸡蛋之白、黄乃平衡之品，全食之并不会增加胆固醇，但仅仅食白会破坏物质本身的平衡，与身体健康并无益处。对此李时珍指出："卵白象天，其气清，其性微寒；卵黄象地，其气浑，其性温，卵则兼黄白而用之，其性平，精不足者补之以气，故卵白能清气……，形不足者补之以味，故卵黄能补血……，卵则兼理气血。"故两组药合之参芪补气，以增生血之动力，鸡蛋、糖（黄酒）加强化生气血的物质基础，共奏补气生血、养精益髓之功，确属治疗虚性眩晕（包括低血压症）之良方。

【加减运用】

1. 气虚有热者，以西洋参易红参。

2. 血虚严重者，加龙眼肉、桑葚与参同煎。

3. 腰膝酸软明显者，加熟地黄、净山萸肉用黄芪同煎。

【按语】

参芪鸡蛋糖汤，药简力宏，实为治疗虚性眩晕（包括低血压眩晕）之妙方，所谓虚，主要指气血亏虚，肾精不足。气血不足、脑失所养，可致眩晕；肾精不足、髓海空虚、脑失充养亦可致眩晕。此即《灵枢·口问》所谓："上气不足，脑为之不满，耳为之苦鸣，头为之苦倾，目为之眩。"以及《灵枢·海论》所云："髓海不足，则脑转耳鸣，胫酸眩冒，目无所见，懈怠安卧。"是也。

41　乌头桂枝附子汤

【组成】

黄芪 30g，桂枝 10g，麻黄 10g，制草乌（久煎）8g，制川乌（久煎）8g，炮附子（久煎）10g，赤芍 15g，白芍 15g。生姜 4 片，大枣 6 枚，蜂蜜 15g，黄酒 30mL 为引。

【功能】

温阳益气，逐湿止痛。

【主治】

痛痹（即寒痹）。症见肢体肌肉、关节凉痛，屈伸不利，得热减轻，遇寒加重，舌淡苔白，脉来沉紧或沉迟。从脉证观之，一派阴寒之象，寒为阴邪，其性收引凝滞，易伤阳气，而致气虚，故痛痹多兼气虚、寒湿。本病的病因病机当属寒盛气虚湿阻为患。治宜温阳益气，逐湿止痛。

【用法】

水煎服，每日 1 剂，早、晚饭后 1.5h 左右各服 1 次，每次 250～300mL。

【方解】

本方名为"乌头桂枝附子汤"，实由《金匮要略》乌头汤和《伤寒论》之桂枝附子汤化裁而来。

1. 乌头汤（麻黄、芍药、黄芪、炙甘草、川乌、蜂蜜）。《金匮要略》云："病历节不可屈伸、疼痛，乌头汤主之。"方中川乌、麻黄，温经散寒、除湿止痛；黄芪、芍药、甘草，益气和营，缓急止痛；蜂蜜有延长药效、解乌头毒，且缓解疼痛之功。诸药相伍，温经散寒、逐湿止痛，能使寒湿之邪从微汗而解。

2. 桂枝附子汤（桂枝、附子、生姜、大枣、甘草）。《伤寒论》说："伤寒八九日，风湿相搏，身体疼烦，不能自转侧，不呕、不渴、脉浮虚而涩者，桂枝附子汤主之。"本方从药物组成来看，即桂枝汤以附子易芍药而成。桂枝汤本为解肌发表，调和营卫之剂，祛芍药加附子即成温阳散寒，和营止痛之方。两方巧妙组合而成温阳益气，逐寒止痛之剂。

【加减运用】

1. 上肢及颈肩诸关节痛重者，重用桂枝，再加羌活、防风、川芎，加强祛风通络之力。

2. 下肢各关节疼痛严重者，酌加独活、细辛、粉葛、川牛膝，强化发汗散寒之功，并引药下行，直达病所。

3. 腰背诸关节疼痛显著者，可加川续断、桑寄生、鹿角片、蜈蚣，以增强化温补肾气之功。

【按语】

1. 本方为乌头与附子并用的罕见之例。二物虽为同类，但功能各有侧重，乌头善于发散经络沉寒痼冷而止痛；附子善于温发脏腑之阳，除寒湿而止痛。所以《金匮要略》治心痛重症，用乌头赤石脂丸，为乌、附同用开创了先河。医者贵有胆识，只要辨证确属阳虚、阴寒痼冷重症，大辛大热之乌、附之品，只管放胆用之，其效若神。但要注意二物的用量与煎法的关系。二物遵古炮制之品，且总量在8g以下，不必久煎；若二物总量在8g以上，则须另包久煎，用量越大煎时间越长，其标准是将久煎之药片置于舌上以不麻舌为度。

2. 乌、附皆为有毒之品，从临床观察来看，其有效量与中毒量，较难掌握，所以要注意用药后的"瞑眩"现象与中毒反应的区别。服乌、附后，若唇舌、肢体麻木，甚至头晕、吐泻，而脉搏、呼吸、血压、神志等方面无显著变化，则为"瞑眩"现象，为药中病机的有效之证；若服药后，呼吸、心搏加快，血压下降、脉象结代，甚至抽搐、口吐涎沫、神志昏迷等，则为中毒反应，应当及时采取急救措施。

42　二三四汤

【组成】

党参 15g，炒白术 15g，茯苓 15g，陈皮 10g，半夏 8g，炒苏子 15g，炒白芥子 12g，炒莱菔子 10g，炙甘草 10g。生姜 3 片，大枣 4 枚为引。

【功能】

益气健脾，燥湿化痰，止咳平喘。

【主治】

咳喘（脾肺气虚，痰湿阻滞型）。症见咳喘胸满，痰多清稀，面色萎黄，气短乏力，纳呆便溏，动则加剧。舌质淡，苔白腻，脉缓滑无力。据此脉症，中医辨证为脾肺气虚，痰湿阻滞为其主要病因病机。即脾胃健运失职，土不生金，肺失宣肃而致咳喘、痰多清稀。治当益气健脾，燥湿化痰，止咳平喘。

【用法】

水煎服，每日 1 剂，早、晚饭后 1.5h 左右各服 1 次，每次 250～300mL。

【方解】

二陈汤（陈皮、半夏、茯苓、炙甘草），燥湿化痰，理气和中；三子养亲汤（紫苏子、白芥子、莱菔子），温肺化痰、降气消食；四君子汤（党参、白术、茯苓、炙甘草），益气健脾，培土生金，既能开发气血之源，又能截断痰饮之源。以上三方合一，优势互补，各展其长，标本兼顾，扶正祛邪，可谓创立了另一个治疗脾肺气虚、痰湿阻滞而咳喘的至当不易之方。

【加减运用】

咽痒者，可加荆芥、防风、苍耳子；寒痰重者，可加炙麻黄、辽细辛、淡干姜；咳剧者，加川贝母、炒杏仁、炙紫菀；湿痰盛者，酌加炒苍术、姜厚朴。

43　白五汤

【组成】

白头翁 30g，秦皮 30g，酒黄芩 10g，姜黄连 6g，金银花炭 10g，槐花炭 10g，川大黄炭 15g，山楂炭 15g，茅根炭 10g。（成人用量，小儿酌减）

【功能】

清热解毒，凉血止痢。

【主治】

热毒血痢。本病起病急，突然腹痛，里急后重，下痢脓血，身热尿黄赤，或高热头痛，神昏谵语，呕吐噤食，舌质红，苔黄燥，脉滑数。

【用法】

水煎服，每日 1 剂，徐徐服之。

【方解】

本方名白五汤，即白头翁汤以黄芩代黄柏，加五炭而成。

1. 白头翁、秦皮、黄芩、黄连，以黄芩易黄柏而成。白头翁汤，仲景用以治热痢下重，早已蜚声遐迩，本方以酒黄芩代黄柏，意在增强清泻三焦湿热之力。

2. 五炭：即金银花炭、槐花炭、川大黄炭、山楂炭、茅根炭。五炭在本方中的运用，是该方的创新之处，也是笔者经过临床创立的第一首新方。故对五炭在本方中的功效，应展开详加分析：金银花炭味甘苦，性微寒，能入血分、清血热、解疫毒、除秽浊、凉血止痢；槐花炭味苦，性微寒，走大肠，清热凉血解毒，善治肠风脏毒下血，其效甚佳；山楂炭味酸甘，性微温，健脾和胃，消食化积，温建中州，酸敛止痢，扶正祛邪；茅根炭味甘，性微寒，清热解毒，凉血止血，治血痢尿闭，尤有独到之处；川大黄炭味苦涩，性微寒，清热止血有神功，且能涤荡胃肠秽浊之气，然而绝无太过之弊，可谓攻不伤正，止而不塞，实为治疗热毒血痢之妙品。以上五炭与白头翁汤合参，用于治疗热毒血痢，屡建奇功。

【加减运用】

1. 呕吐严重者，加竹茹、代赭石。

2. 腹胀明显者，加木香、陈皮。

3. 腹痛甚者，加炒白芍、炙甘草。

4. 下坠显著者，加炒枳壳、炒大白。

5. 纳呆者，加炒神曲、生麦芽。

6. 小便自利者，去茅根炭。

7. 高热、神昏、谵语、惊厥者，可配合紫雪丹、安宫牛黄丸等。

注：所加各药之用量，视病情轻重，灵活掌握。

第二篇 验案辑录

医案赞

厚德载物垂青史，医案传承贵真实。

四诊八纲仔细辨，遣方用药要合理。

01 齆鼻（过敏性鼻炎）

刘某，男，43岁。

初诊：2008年4月20日。患者鼻塞不通2月余。自述每年春季和秋季犯病，已十几年，某医院建议手术治疗，本人一直未做。此次发病于3月初，鼻塞、鼻痒、连连喷嚏、鼻流清涕，怕冷、头懵，咽中痰涎吐之不尽，身困乏力、性功能减退，常伴腹胀、便溏、腰腿凉痛，遇寒加重等。脉沉细乏力，舌体胖嫩，边有齿痕，苔薄白而润。诊断：齆鼻（过敏性鼻炎），脾肺肾阳气虚型。治则：补气助阳，通窍祛湿。方药："齆鼻散"（四桂麻辛防苍汤）加减。

处方：党参30g，黄芪60g，白术30g，桂枝70g，炒白芍15g，炙麻黄10g，细辛5g，辛夷10g，苍耳子15g，徐长卿12g，鹿角霜20g，炮附子6g，藁本10g，白芷15g，生姜3片、大枣5枚、葱白3寸为引。6剂，水煎服，每日1剂，早晚2次分服。

二诊：2008年4月28日。服药后，恶寒、头懵、鼻痒、喷嚏消失，鼻孔时而左通，时而右通，腹胀便溏有所好转。脉舌无显著变化。

处方：前方去徐长卿、藁本、白芷，加九节菖蒲、炒杏仁、桔梗。7剂，煎服方法同前。

三诊：2008年5月6日。服药后唯觉气短乏力总有要感冒之状。

处方：前方合参苏饮加减，仍取7剂，以防复发。

【按语】

齆鼻散为笔者经验方（本方已在2013年2月4日《中国中医药报》"名

医名方"栏目发表），主治鼽鼻（过敏性鼻炎）和大部分鼻窒（慢性鼻炎）及部分鼻渊（鼻窦炎），针对脾肺气虚，卫阳失固，复感风寒湿邪等病因病机而设。

方中四君子汤以黄芪代茯苓（党参、黄芪、白术、甘草），益气健脾，复振卫阳；桂枝汤（桂枝、炒白芍、生姜、大枣、炙甘草），调和营卫，建立中气以助卫阳；麻黄、细辛、辛夷、苍耳子、葱白，皆为辛温散寒，解表除湿，通达肺窍之品。以上三组药品合之，共奏补益脾肺，以助卫阳，通达肺窍，祛除寒湿之功。

临床凡符合上述病因病机者，可灵活加减亦效。兼头痛者，加川芎、藁本、白芷；鼻痒、喷嚏连连者，重用苍耳子，加徐长卿；肾阳虚明显者，加鹿角霜、炮附子；鼻塞、嗅觉不灵者，重用麻黄、细辛，加炒杏仁、九节菖蒲。

02 鼻渊（一）

孙某，女，43 岁。

初诊：2011 年 10 月 24 日。主诉鼻塞严重，微微头懵，已 10 余天，鼻塞持续加重 3 天。时时头懵、痰涕黄稠、咽喉干痛，嗅觉不灵，舌质较红，苔白微黄，脉浮滑数。化验血常规见白细胞数 12.4×10^9/L，中性粒细胞数 8.2×10^9/L，中性细胞比例为 7.4%，据化验结果应为细菌感染无疑。查体鼻腔充血水肿，鼻塞不通。有鼻炎史，每年秋冬加重，已四五年。一周前到某省级医院耳鼻喉科，让住院手术治疗，患者惧怕手术来我院。诊断：鼻渊，肺胃风热、上壅肺窍。治宜清解肺胃之热，疏散肺窍之邪。

处方：①自拟方"鼻渊煎"加减。桑叶 30g，菊花 15g，蝉蜕 10g，薄荷（后下）8g，苍耳子 12g，麻黄 8g，细辛 5g，金银花 15g，连翘 15g，龙胆草 6g，藁本 10g，生石膏（先煎）30g，白芷 15g，蔓荆子 15g，生甘草 10g。黄梨或白梨半个为引。7 剂，水煎服，每日 1 剂，早、晚饭后 1.5h 左右各服 1 次，每次 250～300mL。②西药：0.9% 生理盐水 500mL，阿奇霉素 0.25g×2，地塞米松 5mg×2，静脉滴注，3 日，每日 1 次。

二诊：2011 年 11 月 2 日。用以上两方中西药结合治疗 3 天后，鼻塞已解除，头懵明显减轻；但黄痰涕仍较多，嗅觉不灵。

处方：桑叶 30g，菊花 15g，蝉蜕 10g，薄荷（后下）8g，苍耳子 12g，浙贝母 10g，葶苈子 15g，金银花 15g，连翘 15g，龙胆草 6g，炒杏仁 15g，生石膏（先煎）30g，节菖蒲 10g，苦桔梗 15g，生甘草 10g。7 剂，药引及煎服方法同前。

三诊：2011 年 11 月 10 日。鼻塞、头懵已愈，余症明显好转。

处方：上方原方原量 4 剂，共为细末，加等量蜂蜜为丸，每丸 9g 重，早、中、晚饭后 1h 各服 1 丸，以巩固疗效，预防复发。

【按语】

临床上有些疾病，在明确诊断的前提下，用药不分中西。中西医药各有所长，两药相加，其疗效自然要比一方更强。本案西医认为必须手术的患者，经过中西医结合治疗，效如桴鼓，很快解除了患者的痛苦，充分显示了中西医结合治疗的优越性。

⓪③ 鼻渊（二）

胡某，女，54 岁。

初诊：2011 年 2 月 22 日。述患感冒后鼻塞，咽喉干痛，头痛，微咳有黄痰涕已三四天。近六七年来，每到冬春季节，感冒后即鼻塞，有黄痰涕，头痛、咽痛、口干苦黏等。现低烧、鼻塞、咽痛、头痛，微咳，有少量黄痰涕，口干苦黏，身困，乏力。脉弦细数，舌质较红，苔白微黄。诊断：鼻渊（急性鼻炎）。病机：肺胃风热，上干肺窍。治宜清解肺胃之热，疏风通宣肺窍。

处方：鼻渊煎加减。桑叶 30g，菊花 12g，蝉蜕 10g，薄荷 5g，牛蒡子 10g，金银花 15g，连翘 15g，生石膏（先煎）30g，柴胡 10g，黄芩 10g，龙胆草 8g，玄参 12g，桔梗 15g，知母 15g，苦杏仁 15g，浙贝母 10g，葶苈子（包煎）15g。5 剂，水煎服，早、晚饭后 1.5h 各服 1 次。

二诊：2011 年 3 月 2 日。服药 2 天后，涕中带血，腹部不适，大便少稀，4 剂药尽，鼻已通气，咽喉干痛、口干苦黏、头痛明显减轻，但两眼睑稍痒，拟为热已从上下分消，但风邪未尽。

处方：前方加射干 15g，防风 10g。4 剂，煎服方法同前。

2011 年 3 月 8 日来述诸症已愈。

⓪④ 鼻渊（三）

张某，男，56 岁。

初诊：2010 年 5 月 10 日。鼻塞不通六七天。既往经常感冒，一感冒即发热，头懵，鼻塞有黄稠涕，已 10 余年。现发热、头懵、耳鸣、咽喉干痛，痰涕黄稠，嗅觉不灵。脉浮弦滑数，舌质较红，苔黄而腻。诊断：鼻渊（急性鼻炎）。治宜清解肺胃之热，疏风通宣肺窍。

处方：鼻渊煎加减。桑叶 30g，菊花 15g，薄荷 8g，蝉蜕 10g，苍耳子 12g，金银花 15g，连翘 15g，黄芩 10g，玄参 12g，生石膏（先煎）30g，桔梗 15g，石菖蒲 10g。7 剂，水煎服，早、晚饭后 1.5h 各服 1 次。

二诊：2010 年 5 月 18 日。述服药后，发热、头懵、耳鸣、咽痛，均已明显减轻。痰涕有所减少，但鼻塞现象仍交替出现。脉较缓和，舌苔稍有向愈之象。

处方：前方去玄参、生石膏，加炙麻黄 10g，细辛 5g，辛夷 8g，防风 10g。7 剂，煎服方法同前。

三诊：2010 年 5 月 26 日。服药后，白天已无明显鼻塞现象，但晚上向哪边卧，则哪边鼻塞，故睡眠时仍需用口帮助呼吸，余症尽除。

处方：蝉蜕 10g，薄荷 8g，苍耳子 15g，细辛 5g，川芎 8g，金银花 15g，连翘 15g，辛夷 10g，藁本 10g，防风 10g，炙麻黄 10g。7 剂，煎服方法同前。

2010 年 9 月 30 日，携其妻来诊病时述，服完药后，鼻塞已彻底解决，至今未犯。

05　肺痿（肺间质纤维化）

张某，男，56 岁。

初诊：2008 年 10 月 16 日。动则呼吸困难，胸闷、咳嗽有痰，已月余。病史：经某市级医院确诊为肺纤维化，病情反复发作，且有逐渐加重之势，故求中医治之。查体见：面黄消瘦，呼吸困难，胸闷咳嗽，时有脓痰，身困乏力，动则加剧，口唇发绀，睡眠尚可，二便正常。脉弦细少数，舌体胖大，边有齿痕，舌质暗红，苔白缺津。听诊两下肺可闻较广泛的细湿啰音（近似捻发音）。本院 X 线示：肺门阴影增大，双下肺有条索状及斑片状影。参考他院肺功能报告：有弥漫性通气障碍。诊断：肺痿（肺纤维化）。病机：脾虚肺热、痰热阻肺。治则：健脾清肺，止咳化痰。方药："四白苇茎汤"加减。

处方：西洋参（另包）10g，炒白术 15g，茯苓 20g，生黄芪 30g，炙桑白皮 15g，地骨皮 20g，苇茎 30g，薏苡仁 30g，前胡 10g，浙贝母 10g，桃仁 15g，杏仁 15g，葶苈子 15g，桔梗 15g，炙甘草 8g。生姜 3 片、大枣 5 枚为引。7 剂，水煎服，早、晚饭后 1.5h 左右各服 1 次。

二诊：2008 年 10 月 25 日。服药后咳吐明显减轻，呼吸较前畅快。但仍觉胸闷、乏力、口唇发绀，听诊湿啰音有所减少，脉舌无著变，治宜上方减少清热化湿之品，加强活血理气之力。

处方：前方去地骨皮、薏苡仁，加丹参 15g，厚朴 15g。15 剂，煎服方法同前。

三诊：2008 年 11 月 20 日。自觉呼吸通畅，很少咳吐，精神大有好转，活动较前有力，胸闷明显减轻。两下肺湿啰音消失，X 线复查：两下肺条索状及斑片状影已不明显。

处方：前方继服 15 剂，巩固治疗。

【按语】

有人形容"肺纤维化"为不是癌症的癌症，说明本病预后不良，且多有逐渐加重之势。据说《西游记》中扮演沙僧的闫怀礼，平日里身体如此强壮，就是因为肺纤维化而病逝的，享年 73 岁。岂不惜哉，痛哉！如能从中医药宝库中寻得治疗本病的一条蹊径，岂不快哉？笔者在临床上治疗脾虚肺热型肺纤维化取得了一些进展，望同道继续研试。

⑥　咳血（支气管扩张症）

周某，男，36 岁。

初诊：2004 年 6 月 10 日。主诉：咳嗽吐脓痰带血，已半月余。病史：4 年前经 X 线造影确诊为"支气管扩张症"。每次感冒后，即引发咳嗽，吐黄黏痰或吐浓痰带血，有时大口吐血。中医诊查见：形体消瘦，面色萎黄，倦怠乏力，胸闷咳嗽，低热，盗汗，纳呆，咽喉干痛，头痛，吐黄痰带血，近几天来有时大口吐血。舌质较红，苔白微黄，脉浮弦少数。据此脉症病史，诊断：咳嗽咯血（支气管扩张症）。病机：阴虚肺热，痰热壅肺，血热妄行。

处方：北沙参 30g，鲜藕片 60g，鲜茅根 60g，鲜芦苇根 60g，金银花 15g，连翘 15g，黄芩 10g，鱼腥草 30g，前胡 10g，桔梗 15g，浙贝母 10g，炒杏仁 15g，生甘草 8g，阿胶珠 10g，三七粉（冲）3g。7 剂，水煎服，早、晚饭后 1.5h 各服 1 次。

二诊：2004 年 6 月 20 日。咳嗽，低热，盗汗，咽痛均减轻，未再大口吐血。仍胸闷，乏力，纳呆，黄痰中仍有少量血迹。

处方：前方去鱼腥草，前胡；加白及 10g，焦三仙各 10g。7 剂，煎服方法同前。

三诊：2004年6月30日。吐痰减少，已不带血，胸闷好转，饮食增加，较前有力，精神较前也好。

处方：前方继服7剂，以巩固疗效。

【按语】

证之临床，本症实热者多，而虚寒者少也。故以"二参三鲜饮"（作者所创新方之一）加减，养阴清肺，止咳化痰，清热止血，为基本方，随症加减，治疗"支气管扩张症"，效果较好。余观"姜春华治疗支气管扩张的经验"一文，报道姜老治疗本病以滋阴降火，凉血止血，润肺止咳为准则的论述，与本文之见，比较吻合。又见"中医治疗支气管扩张咯血的进展"一文中说："通过1291例治疗资料统计，用药以清热泻火，养阴清热，止血药物出现频率最高，……"可见本病确属实热者多，而虚寒者少也。若无条件获得鲜藕片、鲜茅根、鲜苇根者，可以干品减半量用之。

07　哮喘（一）

李某，女，46岁。

初诊：2009年5月12日10时。患者哮喘急性发作4h余，哮喘病史30余年，今年又发病，用药后有所缓解。旅游的途中发作，至今已4h余。现症：患者被搀扶入诊室，面色青紫，口唇发绀，喉中痰鸣，声如拽锯，张口抬肩，呼吸极度困难。心情烦躁，表情痛苦，咳吐少量黄痰，不易咯出。口渴饮冷，头身疼痛，食盐则犯病。舌质暗红，苔白黄腻，脉浮滑数。辅助检查：胸片示慢支合并肺气肿；两肺下部感染；听诊两肺满布哮鸣音和部分湿啰音；化验：白细胞数 $14.25 \times 10^9/L$，中性粒细胞数 $5.8 \times 10^9/L$，中性粒细胞的比例为 85.58%，体温38.4℃，拟为慢支合并感染引发哮喘。诊断：哮喘（发作期），脾虚肺热、热痰壅肺型。治则：清热化痰，理气平喘。方药："麻杏葶贝龙石汤"（作者经验方）加减。

处方：葶苈子15g，浙贝母10g，炙麻黄8g，炒杏仁15g，地龙15g，炙甘草6g，条黄芩10g，生石膏（先煎）30g，芦苇根30g，蝉蜕10g，薄荷8g，鱼腥草30g。3剂，水煎服，早、晚饭后1.5h各服1次。并给予5%葡萄糖注射液500mL，阿奇霉素0.5g，地塞米松10mg，静脉滴注，每日1次，连用3日。

二诊：2009年5月12日15时。静脉注射1次，服中药1次后，哮喘停止，体温37℃，面色变红润，呼吸平稳，精神好转，心情也较好，稍能进食，脉较缓和，舌苔无显著变化。

处方：守上方继续服用，次日静脉注射地塞米松减至5mg。

三诊：2009年5月15日。药后呼吸平稳，心情安静，咳吐明显减少，头身疼痛已止，饮食有所好转，体温正常，听诊哮鸣音明显减轻，部分湿啰音消失。

处方：前方中药去蝉蜕、薄荷，加藕节15g，厚朴10g。继服3剂，停用西药。

四诊：2009年5月18日。服药后呼吸较前好转，喉中时有哮鸣声，生活可自理。脉较无力，舌体胖，舌质暗红，苔薄白。血象、胸透正常。

处方：太子参15g，炒白术15g，茯苓15g，陈皮10g，姜厚朴10g，炙麻黄8g，细辛5g，川贝母10g，葶苈子15g，前胡10g，桔梗15g，地龙15g，炒苏子12g，炒莱菔子20g，炙甘草6g。7剂，水煎服，早、晚饭后1.5h各服1次。泼尼松片10mg，每日早饭后1h服1次，连服7日。

五诊：2009年5月26日。状态良好，饮食增加，活动量日渐增大。随访：1年后，电话告知，自中西医结合治疗后，服中药3个月，隔日早饭后服泼尼松10mg半年，未见发作。现偶见哮喘，用哮喘灵喷剂后缓解，食欲增加。

【按语】

本患者来诊，面色青紫，口唇发绀，喉中痰鸣，声如拽锯，张口抬肩，呼吸极度困难，呈典型的哮喘发作期表现。咳吐少量黄痰，不易咯出，里热之象明显。舌质暗红，苔白黄腻，脉浮滑数，皆为痰热壅肺之象，痰祛则热无所依，其病易愈，以祛痰为主，用麻杏葶贝龙石汤清热化痰，理气平喘。因哮喘病久，多气滞血瘀，重用地龙能活血通络、清热止痉，能畅通呼吸道，故有良好的平喘作用。西医诊断为细菌感染引发哮喘急性发作者，用抗生素加激素配合中药治疗效果良好。

08 哮喘（二）

张某，男，57岁。

初诊：2014年2月10日。患者哮喘反复发作半月余，患哮喘病10余年，近五六年来，病情逐渐加重。每遇寒冷、劳累即反复发作，夏季较轻，冬季较重。现症：咳嗽，吐白稀痰，胸闷气短，呼吸困难，动则加重，经常喉咙痰鸣如水鸡声，恶寒、四肢厥冷，周身酸困疼痛，哮喘呈阵发性发作。脉沉细缓，舌体较大，边有齿痕，舌质淡红，苔白多津。诊断：哮喘（缓解期），脾肺气虚，寒痰阻肺型。治则：温补脾肺，化痰平喘。方药："六姜麻杏辛贝蚧子汤"（作者所创新方之一）加减。

处方：红参 10g，炒白术 15g，茯苓 15g，陈皮 10g，姜半夏 8g，干姜 10g，炙麻黄 8g，细辛 5g，炒杏仁 15g，川贝母 10g，蜈蚣粉（冲）3g，炒白芥子 10g，炙甘草 10g，荆芥 10g，防风 10g，生姜、大枣为引。7 剂，水煎服，早、晚饭后 1.5h 左右各服 1 次。

二诊：2014 年 2 月 18 日。服药后，恶寒怕冷明显减轻，身困疼痛已除，但仍需喷剂治疗控制发作。

处方：红参 10g，炒白术 15g，茯苓 15g，陈皮 10g，姜半夏 8g，炒枳壳 10g，干姜 10g，炙麻黄 8g，细辛 5g，炒杏仁 15g，川贝母 10g，蜈蚣粉（冲）3g，炒白芥子 10g，炙甘草 10g。生姜、大枣为引。7 剂，煎服方法同前。配合西药醋酸泼尼松片，每日早饭后 1h 服 10mg，并嘱其禁食生冷和海鲜类，适当锻炼。

三诊：2014 年 3 月 5 日。服药后哮喘未发作，也未喷药，胸闷气短明显好转，上楼或者活动时，喉中仍有哮鸣音，白泡沫痰较多。

处方：守上方继服 15 剂。

四诊：2014 年 3 月 26 日。病情较前好转，哮鸣音明显减少，唯白稀痰仍较多。

处方：红参 10g，炒白术 15g，茯苓 15g，陈皮 10g，姜半夏 8g，姜厚朴 15g，炒苏子 12g，干姜 10g，炙麻黄 8g，细辛 5g，炒杏仁 15g，川贝母 10g，蜈蚣粉（冲）3g，炒白芥子 10g，炒苍耳子 10g，炙甘草 10g，生姜、大枣为引。30 剂，药引及煎服方法同前。

五诊：2014 年 5 月 2 日。有时口干，白黏痰较多。

处方：红参 10g，炒白术 20g，茯苓 20g，陈皮 10g，姜半夏 8g，姜厚朴 15g，炒苏子 12g，炒莱菔子 10g，炙麻黄 8g，细辛 5g，炒杏仁 15g，川贝母 10g，蜈蚣粉（冲）3g，炒白芥子 10g，炒苍耳子 10g，炙甘草 10g，生姜、大枣为引。30 剂继服。药引及煎服方法同前。

六诊：2014 年 6 月 15 日。自觉如常人，基本治愈。

处方：将上方 6 剂，共为细面，以等量蜂蜜为丸，每丸 9g，早、中、晚饭后 1.5h 各服 1 丸，连服 2 个月。醋酸波尼松片隔日服 10mg。

【按语】

六姜麻杏辛贝蚣子汤，是笔者创立的治疗脾肺气虚、寒痰阻肺型哮喘的代表方。本方组成由六君子汤的成分加干姜、炙麻黄、炒杏仁、细辛、川贝母、蜈蚣粉、炒白芥子，共十三味药物组成，其功效为温补脾肺、化痰平喘，对脾肺气虚、寒痰阻肺型哮喘疗效显著。

炒白芥子和蜈蚣二物在本方中的功效，应予以特别关注。笔者认为白芥子能搜剔内外寒痰留饮，能畅通呼吸道，对解除本型哮喘有痰祛喘自安之功。如朱丹溪所说："痰在胁下及皮里膜外，非白芥子不能达。"《本草经疏》曰："白芥子能搜剔内外痰结及膈膜寒痰，因其功善豁涤停痰伏饮，善去皮里膜外之痰涎。"蜈蚣辛温，性善走窜，凡气血凝聚之处，皆能开之。本型哮喘，久病入络，肺络痹阻之证，本品确有立竿见影之效。

对既往用过大量激素的哮喘患者，无论何型，单用中药无效者，可每日配合应用醋酸泼尼松片 10mg，既无全身毒副作用，又对哮喘缓解期的治疗有明显控制效果，充分体现了中西医结合诊治的优越性。

⑨　哮喘（三）

徐某，女，48 岁。

初诊：2011 年 2 月 23 日。每天早晨哮喘发作，已七八天。从小就有哮喘病，近二三年来逐渐加重，有时每日能犯 4～5 次，喷硫酸沙丁胺醇后，可缓解一时。现每天早晨，遇冷空气则犯病，胸闷气短，呼吸困难，吐少量的黏痰。平素经常感冒，周身酸痛，腰以下怕冷，纳呆、失眠、多梦。胸片示：支气管炎合并轻度肺气肿。舌质较红，苔薄白中后微黄，脉弦细数。诊断：哮喘（发作期），风痰袭肺型。治则：息风化痰，宣肺平喘。

处方：炙麻黄 10g，炒杏仁 15g，浙贝母 10g，僵蚕 10g，炙甘草 6g，防风10g，细辛 5g，辛夷 10g，苍耳子 12g，川羌活 10g，独活 12g，藁本 10g，生姜、大枣为引。7 剂，水煎服，早、晚饭后 1.5h 各服 1 次。泼尼松片 10mg，每日早饭后 1h 服 1 次。

二诊：2011 年 3 月 2 日。服药后，身痛、怕冷明显好转，哮喘未发，但有发作征兆时，喷药可以控制发作。

处方：炙麻黄 10g，炒杏仁 15g，葶苈子 15g，浙贝母 10g，僵蚕 10g，炙甘草 6g，地龙 15g，防风 10g，细辛 5g，辛夷 10g，苍耳子 12g，蜈蚣粉（冲）3g，生姜、大枣为引。7 剂，水煎，早、晚饭后 1.5h 各服 1 次。泼尼松 10mg，每日早饭后 1h 服 1 次。

三诊：2011 年 3 月 10 日。述半个月来无感冒症状，按要求服中西药，未再喷药，也无犯病，纳眠均较正常。

处方：前方继服 7 剂，西药改为隔日服 1 次，以巩固疗效。

10　咳嗽（一）

白某，女，37 岁。

初诊：2006 年 9 月 10 日。患者感冒 1 周，始有喷嚏，鼻塞，流清涕，继则咽痒咳嗽，胸闷，吐清稀痰，身困恶寒，无汗，头重等。舌体胖，舌质淡，苔薄白，脉浮稍紧。诊断：风寒束肺型咳嗽。病机：外感风寒，肺失宣肃。治则：疏风散寒，宣肺止咳。方药：麻黄汤加味治之。

处方：炙麻黄 8g，桂枝 10g，炒杏仁 15g，荆芥 10g，防风 10g，粉葛根 15g，辽细辛 5g，桔梗 15g，炙甘草 10g。生姜 3 片、大枣 5 枚为引。3 剂，水煎服，早、晚饭后 1.5h 左右各服 1 次，每次 250 ~ 300mL。

二诊：2006 年 9 月 14 日。上方 3 剂药尽，微微出汗之后，头身疼痛和胸闷已除，咽痒咳嗽明显减轻，唯吐痰较多，食欲欠佳，脉舌无著变，遂遵则守上方加强健脾开胃之力。

处方：炙麻黄 8g，桂枝 10g，炒杏仁 15g，姜半夏 8g，陈皮 10g，炒苏子 12g，炒莱菔子 10g，焦三仙各 12g，桔梗 15g，炙甘草 10g，生姜 3 片、大枣 4 枚为引。3 剂，煎服方法同前。

【按语】

又服 3 剂后，痰少咳之，胃气来复，食欲增加，停止用药。

11　咳嗽（二）

郑某，男，46 岁。

初诊：2011 年 7 月 4 日。患者诉咽痒咳嗽，痰黄黏稠，咳即微汗，口鼻干燥，鼻塞，有时黄涕带血丝，时有咽干头痛。脉浮数，舌边尖较红，苔白微黄。诊断：风热袭肺型咳嗽。病机：风热袭肺，肃降失职。治则：疏风清热，宣肺止咳。方药：桑菊饮加味治之。

处方：霜桑叶 30g，野菊花（后下）12g，苦桔梗 15g，金银花（后下）12g，连翘 15g，炒杏仁 15g，薄荷（后下）10g，浙贝母 10g，生石膏（先煎）30g，芦苇根 15g，白茅根 30g，生甘草 10g。黄梨半个、大枣 4 枚为引。3 剂，水煎服，每日 2 次。

二诊：2011 年 7 月 8 日。自述服上方后，口鼻干燥明显减轻，涕中已无血迹，咳嗽减轻，头亦不痛，唯见声音沙哑，仍有胶黏稠痰不易咯出。故宜前方加强清热开窍化痰之力。

处方：霜桑叶 30g，野菊花（后下）12g，苦桔梗 15g，金银花（后下）12g，连翘 15g，生石膏（先煎）30g，浙贝母 10g，条芩 10g，蝉蜕 10g，薄荷（后下）10g，桑白皮 15g，葶苈子 15g，生甘草 10g。药引及煎服方法同前。3剂，诸症悉愈。

12　咳嗽（三）

陈某，男，67 岁。

初诊：2002 年 11 月 18 日。患者诉感冒三四天后，随即咳嗽、吐大量清稀白痰，恶寒无汗，动则胸闷气短。胸部 X 片示：支气管炎，肺气肿，肺大泡，左上肺有陈旧性病灶。听诊两肺满布湿啰音，体温不高，化验血常规无异常。舌质淡红，苔薄白而润，脉弦滑。诊断：咳嗽。病机：脾肺气虚，寒痰阻肺。治则：温补脾肺，化痰止咳。方药：射干麻黄汤加减。

处方：党参 30g，炒白术 20g，茯苓 15g，陈皮 10g，姜半夏 8g，炙麻黄 10g，川贝母 10g，炒杏仁 15g，细辛 5g，炙紫菀 10g，炙款冬花 12g，炒苏子 12g，炙甘草 10g。生姜 3 片、大枣 4 枚为引。3 剂，水煎服，每日 1 剂。

二诊：2002 年 11 月 22 日。自述服上方后咳吐减轻，胸闷气短亦有好转，唯觉胸闷痰涩仍盛，腹胀纳呆仍较明显。治宜遵前则加强理气化痰之品。

处方：太子参 15g，炒白术 20g，茯苓 15g，陈皮 10g，姜厚朴 10g，姜半夏 8g，炙麻黄 10g，川贝母 10g，炒杏仁 15g，炒苏子 15g，炒白芥子 12g，炒莱菔子 10g，炙甘草 10g。7 剂，每日 1 剂，药引及煎服方法同前。

三诊：2002 年 11 月 26 日。胸间气短消失，吐痰明显减少，食欲有所好转，效不更方，又取 7 剂，巩固治疗。患者取药后问及如果继续好转是否可以停药，医者同意患者的停药意见，但嘱其下决心戒烟，并尽量避免寒冷刺激，适当多进温补之品，以提高抗病能力。

13　咳嗽（四）

杨某，女，40 岁。

初诊：2013 年 7 月 20 日。患者咳嗽气短，吐痰黄稠，吐之不利，胸膈满闷，口苦咽干，鼻眼干热，溲黄便干，咳即汗出。舌质较红，苔白黄腻，脉弦滑而数。诊断：咳嗽。病机：肺阴不足，痰热壅肺。治则：养阴清肺，止咳化痰。方药：清肺化痰丸加减。

处方：北沙参30g，知母15g，生石膏（先煎）30g，浙贝母10g，炒杏仁15g，条芩10g，全瓜蒌2g，川厚朴15g，葶苈子20g，炒川大黄8g，鱼腥草30g，胆南星10g，生甘草10g。白梨半个、大枣4枚为引。3剂，水煎服，每日1剂，2次分服。

二诊：2013年7月25日。服上方后，口苦咽干、鼻眼干热明显好转，咳嗽亦轻，吐痰较利，胸闷亦轻，大便较顺畅，但尿仍黄而不利。

处方：上方去鱼腥草、胆南星，加红栀子10g，白茅根30g，苦桔梗15g。7剂，药引及煎服方法同前。

三诊：2013年7月30日。述其病情全面好转，遵前方再取7剂，以巩固疗效。

14　胃脘痛

张某，女，46岁。

初诊：2014年3月15日。述胃脘胀满，隐隐作痛，恶心欲吐，神疲乏力，肢冷倦怠，不思饮食。舌淡苔白，脉细乏力。患者年轻时军旅生活十五六年，当时生活环境比较艰苦，生活不太规律，有时冷热不均，久之，朝伤暮损，日积月累，患上胃痛病。近几个月来，有逐渐加重之势，食生冷油腻则泻，食温补之物则胀。诊断：胃脘痛。病机：脾胃气虚，饮食停滞。治则：健脾和胃，消导止痛。方药："三花四消饮"加减。

处方：代代花（后下）10g，厚朴花（后下）10g，玫瑰花（后下）10g，太子参15g，茯苓15g，炒白术15g，炒神曲15g，焦山楂15g，炒槟榔片10g，生麦芽30g，炒鸡内金15g，炒白芍15g，炙甘草8g，生姜3~4片、大枣4~5枚为引。7剂，水煎服，每日1剂，早、晚饭后1.5h左右各服1次，每次250~300mL。

二诊：2014年3月23日。服上方后，腹胀疼痛明显减轻，但食欲依然不佳，脉舌变化不大。

处方：上方去槟榔片，加砂仁（后下）8g、白蔻10g。7剂，煎服方法同上。

三诊：2014年4月2日。服上方7剂，食欲明显好转，自觉精神较好，较前有劲，但仍有肢冷倦怠之感。

处方：代代花（后下）10g，厚朴花（后下）10g，玫瑰花（后下）10g，红参10g，茯苓15g，炒白术15g，黄芪30g，桂枝10g，炒鸡内金15g，焦三仙各10g，炒白芍30g，藿香10g，佩兰10g，砂仁（后下）8g，白蔻10g，炙甘草10g，生姜3~4片、大枣4~5枚为引。7剂，煎服方法同前。

四诊：2014年4月10日。服前方7剂后，肢冷倦怠也已基本解除。

处方：前方继服7剂。

【按语】

张某停药半年后，又介绍一患者陈某来诊。并述20多年的胃痛病，中药治疗不到1个月就好了，称赞"中药真神奇"。"三花四消饮"是笔者创立的新方之一，已在2014年1月13日的《中国中医药报》"名医名方"栏目发表。

15　腹痛

唐某，女，9岁。

初诊：1988年6月19日。患儿被抱入诊室，坐卧不安，捧腹叫喊，汗出如珠，痛苦万状。据家长陈述，孩子腹痛反复发作已二三年，且疼痛多在晚饭后发生。经亲友介绍，慕名来诊。观其面色灰黄中隐隐可见白斑，患儿自述，腹中绞痛呈阵发性，痛时伴有恶心呕吐，或频吐清水，时有向上顶撞感或胀痛，但触诊并无腹肌紧张之感，脉无显著异常。诊断：腹痛，胆道蛔虫证。治则：温脏安蛔，理气止痛。方药：自拟"安蛔止痛汤"加减。

处方：乌梅10个（30g），细辛3g，广木香15g，陈皮10g，炒枳壳12g，川楝子10g，醋香附12g，醋延胡索10g，炒大白10g，炒白芍15g，炙甘草8g。3剂，若痛有定时则应于疼痛发作前0.5~1h服之为宜。

【按语】

数月之后，来人告知，服药3剂，3年之苦，随之而去。本方辛苦酸甘合用，辛开苦降，酸甘安蛔，并具疏肝理气，止痛之功，故此疗效立竿见影。

16　便秘（一）

姜某，女，24岁。

初诊：2006 年 11 月 6 日。患者便秘 5 年余，少则三四天，多则五六天，甚至更长时间才排便 1 次，常须服泻药后才能排便，近半年来有逐渐加重之势。多伴见腹胀、纳呆、口臭、心烦、易怒、急躁、失眠、月经量少，每次提前五六天，面部痤疮反复发作。观其面色萎黄，目内眦微黑，前额及下颌角和口唇四周新出痤疮较多，舌质较红，脉弦细微数。诊断：便秘。病机：阴虚热结，大肠津亏。治则：润肠通便。方药："润肠通便汤"（即麻归五仁厚朴三物汤）加减。

处方：油当归 15g，黑芝麻 30g，火麻仁 30g，郁李仁 30g，桃仁 15g，杏仁 15g，全瓜蒌 30g，枳实 10g，厚朴 15g，大黄 10g，生地黄 15g，玄参 12g，麦冬 30g。7 剂，水煎服，每日 1 剂，早饭前、晚饭后 1 小时左右各服 1 次。并嘱其适当多吃水果、蔬菜。

二诊：2006 年 11 月 15 日。服药后，大便每日 1 次，腹胀、纳呆、心烦、失眠等均有好转。

处方：上方去生地黄、麦冬，加紫草 10g，龙胆草 5g。7 剂，水煎服，每日 1 剂。

三诊：2006 年 11 月 23 日。大便比较正常，未见新生痤疮，口中异味明显减轻，眼周发黑有所好转。

处方：前方去玄参，加黄芩 10g，黄连 10g。7 剂，服法同上。

随访：2006 年 12 月 16 日来电话告知，从初诊至今大便一直较正常，痤疮基本消失，颜面气色较前明显好转。

【按语】

"润肠通便汤"为笔者强调润下法在便秘治疗中的具体表现（本方已在 2014 年 5 月 26 日《中国中医药报》"名医名方"栏目发表）。方中油当归、黑芝麻育阴补血，润肠通便；全瓜蒌、火麻仁、郁李仁、桃仁、杏仁，以上五味的共性是富含油脂，润燥通便，妙在桃仁和杏仁相伍其中，杏仁宣肺理气，桃仁活血化瘀，故能理气化瘀、润肠通便；枳实、厚朴、大黄，取《金匮要略》厚朴三物汤之义，重用厚朴宽肠下气，通里攻下。以上三组药物相合，以润下为大法，以恢复大肠的传导功能为长远目标。

17　便秘（二）

彭某，男，76 岁。

初诊：2009 年 2 月 3 日。近 10 年来便秘日渐加重，开始大便并不甚干，但努挣难出，原先用槐角丸、麻仁丸、当归芦荟片等尚能帮助排出；久之以上诸品已多乏效，近半年来全靠各种灌肠方法度日，每逢登厕，即恐惧紧张，精神压力越来越大。自述年轻时吸烟如命，后因气管炎、肺气肿、肺心病已严重危及生命，现已戒烟近20年，但因便秘持续发展，加之肺心病缠身，患者的健康状况每况愈下。现在的主要症状，除便秘外，并伴见胸闷、气短、腹胀、纳呆、口臭、干哕、心悸、失眠、小便不利等。脉见沉细微数，舌质暗红，苔白腻，中后微黑。诊断：便秘。病机：脾肺气虚。治则：健脾益气，润肠通便。方药："润肠通便汤"（即麻归五仁厚朴三物汤）加减。

处方：西洋参10g，黄芪30g，生白术30g，油当归15g，火麻仁30g，全瓜蒌30g，郁李仁30g，桃仁15g，杏仁15g，炒柏枣仁各30g，炒莱菔子15g，炒槟榔15g，香油15g，生蜂蜜30g为引。7剂，水煎服，每日1剂，早饭前、晚饭后1h左右各服1次。并嘱其多吃水果、蔬菜及薯类，适当多运动，按时作息，起床前自行腹部按摩。

二诊：2009年2月12日。服上方7剂后，已能自行排便，但时间较长，仍不痛快，其他症状未见明显改善。

处方：上方去白术、香油，加枳实10g，厚朴15g。7剂，用法同前。

三诊：2009年2月20日。前方7剂服完，每日排便1~2次，已不甚费力；小便也较前顺畅，腹胀、纳呆、口臭、干哕、胸闷、气短，皆有明显好转，唯心悸、失眠未见明显减轻。

处方：以上方去枳实、厚朴、炒槟榔、生蜂蜜，加桑葚15g，龙眼肉15g，净山萸肉12g，生龙骨、生牡蛎各30g，合欢皮30g，夜交藤30g。7剂，煎服，服法同上。

四诊：2009年2月28日，以上诸症继续好转，心悸、失眠也有明显改善，面部气色大有改观。

处方：效不更方，以20日方再服7剂，以巩固疗效。

【按语】

据临床所见，便秘之病，常与精神状态、生活不规律、偏食及遗传等多种因素有关。因此在用润肠通便汤加减治疗的同时，常须做一些语言疏导工作，嘱其保持精神愉快，心情舒畅，适当运动，按时作息，养成良好的排便习惯，适当多吃水果、蔬菜及薯类等，有助于本病的早日康复。

本例患者，年老体弱，病情复杂，症状繁多，但其主要矛盾在便秘，且脾肺气虚显著，故先以润肠通便汤去厚朴三物三味，加参、术、芪收功。在巩固治疗期间，嘱患者可视病情，隔日1剂或隔2日1剂，以期大肠自身传导功能的完全恢复。

从临床实践来看，便秘之病，老年居多，且病情复杂，多虚实并见，以燥实为主症，以润通为大法。润肠通便汤正是润通大法的具体运用，临症时视其病情，随症治之。

18　干哕

庞某，女，57 岁。

初诊：1998 年 9 月 13 日。胃脘痞满干哕，有时脘腹胀痛，食纳日渐减少，饮食稍有不慎或腹部感受寒凉，则肠鸣腹痛泄泻，已半年余。

曾到两处省级医院治疗，经胃镜及 B 超等检查，诊断为"慢性浅表型胃炎""十二指肠球炎"及"慢性胆囊炎"等，予以中西药治疗 2～3 个月无明显好转。患者以为得了不治之症，情绪非常悲观，经其亲友介绍就诊于余。观其面色萎黄，问其症状及病史大体同上，脉沉弦微数，舌体胖嫩，边有齿痕，苔薄白稍腻，中后微黄。诊断：干哕。病机：脾虚胃热、寒热阻滞中焦。胃热上冲则干哕（呕吐），脾虚寒湿流于肠间则肠鸣腹痛泄泻，寒热互结于中焦，气机升降受阻则痞满胀痛。治则：温中健脾，益气除湿。方药：《金匮要略》半夏泻心汤加味。

处方：制半夏 10g，黄芩 10g，干姜 8g，党参 15g，黄连 6g，大枣 6 枚，炙甘草 6g，代赭石 15g，竹茹 15g，炒莱菔子 12g，焦三仙各 10g。7 剂，水煎服，每日 1 剂。

二诊：1998 年 9 月 21 日。自述干哕、胃脘痞满已基本消失，食欲有所增加，且花费很少病已减去大半，要求继续治疗以除病根。

处方：上方 7 剂，用法同前。

三诊：1998 年 9 月 29 日。患者来述病已痊愈。随后 2～3 年经常联系，未见复发。

【按语】

半年之苦，半个月解除，经方愈疾，可谓神速。方中半夏配黄芩，辛开苦降，干姜伍人参、炙甘草、大枣，温中健脾，益气除湿，以治肠鸣腹痛泄泻。全方合之，清上温下，燮理阴阳，寒热并用，升降复常，则上治呕哕，下治肠鸣泄泻，中消痞满。正如《金匮要略》原文所云"呕而肠鸣，心下痞满者，半夏泻心汤主之"。加竹茹、代赭石以清热、降逆、止呕；炒莱菔子合焦三仙，健脾消食导滞以除满。

19　呃逆

李某，男，42岁。

初诊：2006年4月12日。患者频繁呃逆15天。半个月前因感冒用药后发汗太多，继发频繁呃逆不止。在当地医院用中西药治疗效果不佳，脉浮弦，舌质淡红，苔薄白。诊断：呃逆。病机：大汗伤阳，阴阳失调，中气上逆。治则：调补阴阳，止逆下气。

处方：党参15g，桂枝10g，白芍30g，丁香8g，柿蒂20g，陈皮10g，厚朴12g，代赭石30g，炙甘草6g，生姜、大枣为引。3剂，水煎服，每日1剂，早晚饭后1h左右各服1次。

二诊：2006年4月6日。服上方2剂后频繁呃逆之症已完全停止。3剂过后已恢复正常。

【按语】

本证的主要病机是大汗伤及中阳，中焦阴阳失调，气机逆乱所致。本方实由桂枝汤合丁香柿蒂散加陈皮、厚朴、代赭石而成，治疗顽固性呃逆，妙在用桂枝汤。徐忠可说："桂枝汤，外证得之，解肌和营卫；内证得之，化气调阴阳。"方中用桂枝汤之义，正是取其温化中气，调补阴阳。再加陈皮、厚朴、代赭石，以助丁香柿蒂汤温中降逆下气。中气得补，阴阳协调，气逆平息，呃逆自止。

20　泄泻

赵某，女，55岁。

初诊：2010年4月10日。患者泄泻4年余。大便每日少则2~3次，多则4~5次，甚者6~7次。形体消瘦，面色㿠白，恶寒怕冷。腹胀、纳呆、恶心欲吐、心悸气短。脉沉细乏力，舌体胖，舌质淡，苔薄白、呈片状。诊断：泄泻。病机：脾肾阳虚。治则：温补脾肾，固肠止泻。方药："真人桃花汤"加减。

处方：红参10g，炒白术30g，茯苓30g，炒山药30g，黄芪30g，煨诃子10g，煨肉豆蔻8g，炮附子5g，干姜10g，醋米壳6g，山楂炭15g，赤石脂15g，车前子（包煎）15g，炙甘草6g，生姜、大枣为引。3剂，水煎服，每日

1 剂，早晚饭后 1h 左右各服 1 次。

二诊：2010 年 4 月 15 日。服药后，腹泻已止，但仍腹胀、纳呆、怕冷、胃部不适。

处方：前方去米壳，加炒神曲 12g。7 剂，煎服方法同上。

三诊：2010 年 4 月 23 日。服药后，大便日行 1 次，腹胀已不明显，饮食有所增加，怕冷稍有减轻，面色已有红润之象。

处方：上方去诃子、肉豆蔻，加砂仁（后下）8g，炒鸡内金 10g。7 剂，煎服方法同前。

随访：2010 年 4 月 29 日。诉又服 7 剂药后，大便正常，腹胀已除，饮食增多，怕冷渐轻，精神气色已明显好转，已能下地干活。

【按语】

本方是笔者创立的新方之一，名为真人桃花汤，实由真武汤合人参汤及桃花汤（桃花汤以山药代粳米）化裁而来。加升麻、黄芪以益升提之力；加诃子、米壳、山楂炭，以增强固涩止泻之功；加车前子，取其前后分消，使水行水道，谷行谷道，各行各道，其泻乃止。若辨证准确，实属脾肾阳虚泄泻，该方灵活加减，用之得法，效如桴鼓。

21 心悸（一）

党某，女，65 岁。

初诊：2012 年 9 月 26 日。诉近几个月来，心悸气短、胸腹胀满、肢冷汗出、纳呆便溏。望其面色苍白、口唇发绀，两膝下水肿明显，舌体胖大，舌质紫暗，脉沉细而涩，偶有结代。有冠心病史 4～5 年。诊断：心悸。病机：心阳不振，水饮凌心。湿阻胸腹，则胸腹胀满；水湿下注，则下肢水肿。治则：振奋心阳，化瘀利水。方药："参附苓桂术甘汤"加减。

处方：红参 15g，黄芪 30g，炮附子 8g，茯苓 30g，桂枝 15g，炒白术 30g，桃仁 15g，红花 10g，车前子（包煎）15g，葶苈子 15g，大腹皮 20g，炙甘草 6g，生姜 3～4 片、大枣 4～5 枚为引。3 剂，水煎服，每日 1 剂，早、晚饭后 1.5h 左右各服 1 次，每次 250～300mL。

二诊：2012 年 9 月 29 日。服上药后，心悸气短明显好转，胸腹胀满等症亦有减轻；肢冷、纳呆、便溏、下肢水肿，依然如故。

处方：红参 15g，黄芪 30g，炮附子（先煎）10g，茯苓 30g，桂枝 15g，炒白术 30g，炒山药 30g，丹参 15g，红花 10g，车前子（包煎）15g，砂仁

（后下）8g，炒鸡内金15g，炮干姜10g，炙甘草6g，大枣4～5枚为引。7剂，煎服方法同前。

三诊： 2012年10月16日。服上药后，心悸、胀满等症继续好转，肢冷水肿明显减轻，食欲较前有改善，大便已基本成形。

处方： 上方7剂继服，以巩固疗效。

【按语】

"参附苓桂术甘汤"是作者所创新方之一，为心阳不振，水饮凌心而设。

22　心悸（二）

冯某，女，49岁。

初诊： 2009年4月11日。述心悸、胸闷、热痛，咳嗽时吐黄痰，动则加剧，已月余。观其面色呈二尖瓣面容，口唇发绀，舌边尖红，少苔缺津，脉弦细数，时有结代。诊断：心悸。病机：心肺阴虚内热，痰火攻心。治则：清养心肺、除痰安神。方药："芩连葶贝地冬汤"（作者所创新方之一）加减。

处方： 条黄芩10g，黄连8g，葶苈子15g，浙贝母10g，苦杏仁15g，生地黄15g，麦冬、天冬各15g，百合30g，生石膏30g，生甘草10g，黄梨或白梨半个、大枣4～5枚为引。7剂，水煎服，每日1剂，早、晚饭后1.5h左右各服1次，每次250～300mL。

二诊： 2009年4月18日。服上方后，心悸、热痛、咳嗽黄痰明显减轻，但胸闷依旧，动则加剧，舌脉无显著变化。

处方： 西洋参10g，条黄芩10g，黄连8g，葶苈子15g，浙贝母10g，全瓜蒌20g，麦冬、天冬各15g，百合30g，丹参15g，赤芍15g，枳实10g，厚朴10g，生甘草10g。7剂，药引及煎服方法同前。

三诊： 2009年4月26日。诸症均已明显好转，脉象亦较前缓和，切诊中未有结代发生。舌苔亦较正常，精神好转，行动自觉较前有力。

处方： 二诊之方，续服7剂，以巩固疗效。

23　心悸（三）

韩某，女，63岁。

初诊： 2010年6月11日。主诉：平素心悸如坠，头晕目眩，动则益甚七八年，近半年来，反复发作，并逐渐加重，时有纳呆、腹胀、下肢水肿。患者面色㿠白，口唇发绀，舌质暗红，脉细涩无力，偶有结代。据此脉症病史，诊断：心悸。病机：气血两亏，心失濡煦。治则：补益气血，温养心神。方药："参芪归地桑圆饮"加减。

处方： 红参10g，黄芪30g，酒当归15g，大熟地黄20g，桑葚15g，龙眼肉15g，炒酸枣仁30g，升麻10g，丹参15g，生龙骨、生牡蛎各30g，百合30g，麦冬15g，五味子10g，炙甘草10g。生姜、大枣、红糖、黄酒为引。7剂，水煎服，每日1剂，早、晚饭后1.5h左右各服1次，每次250～300mL。

二诊： 2010年6月9日。其子来述，各主要症状均已明显减轻，唯纳呆、腹胀时有发生，要求再开中药，巩固治疗。

处方： 依据病情变化，前方稍做加减，去升麻，加砂仁（后下）8g，炒鸡内金15g。15剂，药引及煎服方法同前。

三诊： 半个月后，其子来电话告师，母亲七八年的顽疾，在20天内坚冰消融，其效真如神助。

24　胸痹（一）

龚某，女，49岁。

初诊： 2008年4月19日。自述胸闷气短、肢冷恶寒，时而胸背疼痛，动则乏力，气喘，加重半月余。观其面色㿠白，舌质淡，苔薄白，脉沉弦。心电图示：心肌缺血已3～4年。诊断：胸痹。病机：心阳不足，痰瘀痹阻。治则：温阳益气，豁痰散结，活血化瘀，除痹止痛。方药："桃红附子枳实薤白桂枝汤"加减。

处方： 桃仁15g，红花10g，炮附子8g，红参10g，茯苓15g，炒白术20g，赤芍15g，白芍15g，炒枳实10g，姜厚朴15g，全瓜蒌20g，薤白15g，桂枝10g，炙甘草10g，生姜3～4片、葱白3～4寸、红糖半匙、黄酒1匙为引。7剂，水煎服，每日1剂，早、晚饭后1.5h左右各服1次，每次250～300mL。

二诊： 2008年4月28日。述服药后，胸闷气短、肢冷恶寒明显减轻，仍有活动乏力，时有胸背疼痛。前方加强益气活血止痛之力。

处方： 桃仁15g，红花10g，炮附子8g，红参10g，生黄芪30g，赤芍、白芍各15g，全瓜蒌20g，薤白15g，桂枝10g，制乳香、制没药各6g，三七粉（冲服）5g，炙甘草10g。7剂，药引及煎服方法同前。

三诊： 2008年5月6日。自述以上诸症继续好转，唯活动量大时，仍觉胸闷、乏力。

处方：前方去制乳香、制没药，加酒当归 15g，檀香（后下）8g。7 剂，巩固治疗。

25 胸痹（二）

宋某，女，57 岁。

初诊：2011 年 10 月 18 日。主诉：阵发性胸中紧闷热痛，烦躁失眠，四肢酸困，动则气喘、乏力已月余。望其舌质较红、脉细数而涩。有冠心病史 4 ~ 5 年。诊断：胸痹。病机：心肺阴血亏虚、血热瘀结。治则：补益气血，养阴清热，活血化瘀，通痹止痛。方药："生脉瓜蒌丹红四物汤"加减。

处方：西洋参 10g，天冬 15g，麦冬 15g，五味子 10g，全瓜蒌 20g，丹参15g，红花 10g，当归 15g，赤芍 15g，白芍 15g，生地黄 15g，川芎 15g，薤白15g，枳实 10g，厚朴 15g，桑葚 15g，百合 30g，黄梨或白梨半个、大枣 5 ~ 6枚、红糖半匙、黄酒 1 匙为引。7 剂，水煎服，每日 1 剂，早、晚饭后 1.5h 左右各服 1 次，每次 250 ~ 300mL。

二诊：2011 年 10 月 26 日。服药后，自觉胸中紧闷热痛、烦躁失眠明显减轻，四肢依然酸困，动则气喘乏力。

处方：西洋参 10g，天冬 15g，麦冬 15g，五味子 10g，全瓜蒌 20g，丹参15g，红花 10g，当归 15g，赤芍 15g，白芍 15g，生地黄 15g，桑葚 15g，百合30g，粉葛根 15g，川牛膝 15g，制乳香、制没药各 6g。15 剂，药引及煎服方法同前。半个月后信息告知，主症已愈。

26 眩晕（一）

周某，女，56 岁。

初诊：2011 年 4 月 12 日。述头晕目眩，加重已 10 天。有时伴见胸闷气短，动则加剧，失眠纳呆，舌质淡，苔薄白，脉细弱。血压 85/55mmHg。诊断：眩晕。病机：气血双亏，脑失所养。治则：益气养血，建立中气，开发气血之源，补益脑髓。方药："黄龙八珍汤"加减。

处方：黄芪 30g，龙眼肉 20g，红参 10g，炒白术 20g，茯苓 15g，酒当归15g，熟地黄 20g，川芎 15g，炒白芍 30g，炙甘草 10g，生姜 2 片、大枣 4 ~ 5

枚为引。7 剂，水煎服，每日 1 剂，早、晚饭后 1.5h 左右各服 1 次，每次 250～300mL。

二诊：2011 年 4 月 20 日。述服药后，头晕目眩显著减轻，胸闷气短也有好转，唯失眠、纳呆无明显改变。血压 90/60mmHg。

处方：黄芪 30g，龙眼肉 20g，红参 10g，炒白术 20g，朱茯神 15g，酒当归 15g，炒白芍 30g，川芎 15g，熟地黄 20g，炒酸枣仁 20g，桑葚 15g，百合 30g，焦三仙各 10g，炙甘草 10g。7 剂，药引及煎服方法同前。

三诊：2011 年 4 月 28 日。眩晕已愈，失眠纳呆也明显好转。血压 105/65mmHg。

处方：以补中益气合香砂养胃丸，以善其后。

【按语】

本证眩晕是气血双亏，脑失所养的虚证无疑。故以笔者创立"黄龙八珍汤"，补气养血为治，疗效满意。证之临床，本证确属虚者多见，正如张景岳所说："虚者居其八九，而兼火兼痰，不过十之一二耳。"亦即《灵枢·口问》所谓："上气不足，脑为之不满，耳为之苦鸣，头为之苦倾，目为之眩。"临床上"黄龙八珍汤"加减，用于低血压所致的眩晕，其效亦佳。

27　眩晕（二）

沙某，女，42 岁。

初诊：2011 年 11 月 2 日。主诉：头晕目眩，脑胀疼痛，恶心欲吐，加重已 4～5 天。伴有五心烦热、急躁易怒、腰膝酸软，动则加剧等症。舌红少苔，脉弦细数。测其血压 180/110mmHg。既往血脂高，血压时高时低，曾间断性地服用降脂降压药。诊断：眩晕。病机：肝肾阴虚，肝阳上亢，上扰神明。治则：滋补肝肾，平肝潜阳，清头明目，降压降脂，中西药结合，标本兼治。方药："天杞散"加减。

处方：天麻 10g，钩藤（后下）30g，生石决明（先煎）30g，栀子 10g，条黄芩 10g，川牛膝 15g，炒杜仲 10g，益母草 15g，熟地黄、生地黄各 15g，生山药 30g，净山萸肉 15g，枸杞子 10g，菊花 12g，地龙 15g。7 剂，水煎服，每日 1 剂，早、晚饭后 1.5h 左右各服 1 次，每次 250～300mL。复方利血平片，每日 2 次，每次 2 片，口服。

二诊：2012 年 11 月 10 日。述服上药后，头晕目眩、脑涨头痛明显减轻，已无恶心欲吐之症；五心烦热，腰膝酸软也有所好转，唯急躁易怒依然如故，口干口苦亦较明显。测血压 150/95mmHg。

处方：天麻 10g，钩藤（后下）30g，生石决明（先煎）30g，栀子 10g，条黄芩 10g，川牛膝 15g，当归 15g，龙胆草 6g，熟地黄、生地黄各 15g，生山药 30g，净山萸肉 15g，枸杞子 10g，生杭芍 30g，地龙 15g。7 剂，煎服方法同前。复方利血平片，原量继服 1 周。

三诊：2012 年 11 月 18 日来述。服上方后，急躁易怒、口干口苦，均已明显好转。血压 140/90mmHg。

处方：效不更方，中西药按原方原量续服 1 周，巩固治疗。

四诊：2012 年 11 月 26 日来述。测得血压 135/85mmHg。患者自述和健康人一样，问是否可以停药。

处方：嘱其停服中药，西药减半量，但要长期服用。

【按语】

据临床所见，有些血脂高、血压也高的顽固性高血压病，只用中药效果并不理想。要在正确诊断的前提下，中西药结合治疗，效果较好。

对中医辨证确属肝肾阴虚、肝阳上亢之眩晕症，用天杞散为基本方，加减治疗，效果较好。

28 眩晕（三）

郭某，女，67 岁。

初诊：2010 年 11 月 4 日。述头晕心慌、胸闷气短，加重月余。有时身体沉困，手足麻木。口唇发绀，舌体胖大，边有齿痕，舌质紫暗，苔白滑腻，脉象弦细而涩。2 年前检查 MRI 示腔隙性脑梗死。诊断：眩晕。病机：气虚血瘀，痰蒙清窍。治则：益气活血、豁痰开窍。方药："参芪桃红半夏汤"加减。

处方：党参 30g，黄芪 30g，桃红 15g，红花 10g，姜半夏 8g，天麻 10g，陈皮 10g，茯苓 15g，炒白术 15g，全瓜蒌 20g，薤白 15g，胆南星 8g，炙甘草 10g，葱白 3 寸、生姜 4 片、大枣 5 枚为引。7 剂，水煎服，每日 1 剂，早、晚饭后 1.5h 左右各服 1 次，每次 250～300mL。

二诊：2010 年 11 月 12 日。述服药后，头晕、胸闷明显减轻，心慌气短也有所好转，但仍觉头懵、不清亮。

处方：党参 30g，黄芪 30g，桃红 15g，红花 10g，姜半夏 8g，天麻 10g，陈皮 10g，茯苓 15g，炒白术 15g，石菖蒲 10g，薤白 15g，炙远志 10g，桔梗 15g，炙甘草 10g。7 剂，煎服方法及药引同前。

三诊：2010 年 11 月 20 日。述以上诸症基本缓解。

处方：原方原量又取 4 剂，共为细面，加等量蜂蜜，为丸，每丸 9g，早、中、晚饭后 1h 各服 1 丸，约服 2 个月，巩固疗效。

【按语】

参芪桃红半夏汤，实由半夏白术天麻汤，加参、芪、桃、红、菖蒲、远志而成，对中医辨证属于气虚血瘀、痰湿阻滞、清阳不升、浊阴上冒，痰血湿瘀阻清窍者（包括部分脑梗死及中风后遗症），随症加减，效果较好。

㉙　眩晕（四）

乔某，男，38 岁。

初诊：1977 年 7 月 8 日。患者诉今年来经常头晕，但未引起重视。此次发病是半个月前突然晕倒后，才发现有低血压病。晕倒时测血压：85/55mmHg，曾静脉滴注葡萄糖和维生素 C。治疗后 3～4h 血压稍见回升，头晕似减轻，但药力一过，头晕依然如故，血压仍在低血压范围内。以上方法治疗 10 余日，病情无减。今来我处求治。主症见头晕，躺着较轻，起即头晕，动则加剧，并有胸闷，气短，心悸失眠，饮食减少等。观其面色㿠白，舌质淡，苔薄白，脉沉细无力，血压 82/58mmHg。诊断：眩晕（低血压症）。其原因有三：①"文革"期间曾受追究，有些问题亟待落实，为此长期思虑伤心脾；②人到中年，上有老，下有小，生活条件较差，加之做采购工作，终年奔波劳累，过度耗伤气血；③饮食减少，脾胃虚弱，气血乏源。治则：补气生血，养精益髓。方药：参芪鸡蛋糖汤加味治之。

处方：红参10g，黄芪30g，红、白糖各10g，鸡蛋 2～3 个（食糖后烧心吐酸或有糖尿病者，去红白糖，每服加黄酒 10mL）。煎服方法：先将红参用温水浸泡 30min，取出切成薄片，单独煎 30～40min，取 300mL 红参汤；黄芪按常规煎法取 300mL，然后将红参汤与黄芪汤混合约 600mL。每次用混合液 300mL、荷包鸡蛋 1～2 个，加红白糖各 5g，每日 2 次。

二诊：服上方 3 剂后，自觉头晕明显减轻，胸闷气短有所好转，心里比较安定，唯食欲仍欠佳，测血压 88/67mmHg，见效守方，原方继服 6 剂，恢复工作。为巩固疗效又服 3 剂。

1 年后随访，眩晕未再复发。测血压 110/70mmHg。

30　失眠

张某，男，64岁。

初诊：2008年4月20日。患者失眠1年余。晚上彻夜不寐，白天头昏脑涨，神困乏力，烦躁焦虑，记忆力明显下降。观其形体消瘦，舌质较红，苔薄微黄，脉弦细微数。诊断：失眠。病机：心肝血虚，心不藏神，肝不藏魂，神魄浮越。治则：补肝血、养心血，宁心安神。方药："桑圆饮"加减。

处方：桑葚30g，桂圆肉15g，净山萸肉15g，炒酸枣仁30g，朱茯神15g，生龙骨、生牡蛎各30g，合欢皮30g，夜交藤30g，生地黄15g，麦冬15g，生百合30g，浮小麦30g，炙甘草10g，大枣5枚为引。7剂，水煎服，每日1剂，早晚饭后1h左右各服1次。

随访：2008年5月16日来诉，已痊愈。

【按语】

"桑圆饮"为笔者治失眠的经验方，针对此类失眠的主要病机心肝阴血亏虚，阴虚内热，热扰神明而设。

方中桑葚、桂圆肉、炒酸枣仁、净山萸肉，酸甘化阴，直补心、肝、肾之阴血，以解决心、肝血虚，阴虚内热的主要矛盾。其中桑葚，《本草经疏》说"桑葚，甘寒益血而除热，为凉血补血益阴之药"。桂圆肉，《医学衷中参西录》说："液浓而润，为心脾要药，能滋补心血，兼能保合心气，能滋补脾血，兼能强健脾胃，故能治思虑过度，心脾两伤，或心虚怔忡、寝不成寐……"炒酸枣仁能养心阴，补心、肝之血，故为治疗心肝阴血亏虚之失眠病必用之品。本方用净山萸肉者，笔者综合多家方药之书，认为单用本品无人言治失眠，但该药味酸微温，酸能生肝养血，温能通行走散，散中有收，燮理阴阳。更重要的是与前三味相伍，酸甘化阴，阴血充足，五脏得安，故能治血虚失眠。朱茯神，本品能补益心脾，开发气血之源，交通心肾，而独具宁心安神之功。应特别指出的是，本品中还有少量朱砂参与其中，所以更增强了镇静安眠之力。方中生龙骨、生牡蛎，能平肝潜阳，镇静安神。故用于阴虚阳亢之心烦失眠，效果良好。但在处方中应标明皆为生用。若煅用则主要起收敛固涩之效。另据现代药理研究证实，此二味均含有碳酸钙、硫酸钙等，故方中二味同用，具有明显的镇静安神之功。方中合欢皮、夜交藤，皆入心肝二经，两药相须为用，养心安神，解郁除烦，治疗阴血亏虚，肝气郁结之虚烦不眠，其效尤佳。《本草正义》云："夜交藤……治夜少安寐，盖取其能引阳入阴耳。"关于生百合在本方中的妙用，生百合实能养阴清肺，清心安神。心主血脉，肺朝百脉，故心肺阴足热清，则百脉宁静，心神安宁。加生地黄、麦冬以助清热除烦之力。

31　遗尿（一）

黄某，女，64 岁。

初诊：2008 年 2 月 28 日。患者遗尿 10 年余，加重 1 周，因脊髓肿瘤，术后已 10 余年，下地活动全靠轮椅助行。近 1 周遗尿严重，躺着坐起，或从床上到轮椅，或轮椅震动，或咳嗽、用力，都会遗尿不止，痛苦不堪，约余到家诊之。观其面色㿠白，舌体胖大，舌质暗淡，苔薄白多津，脉沉细缓。诊断：遗尿。病机：肾阳不足，膀胱气化失职。治则：温补脾肾，恢复膀胱气化功能。方药："止尿饮"（本方已在 2013 年 7 月 29 日《中国中医药报》"名医名方"栏目发表）。

处方：红参 10g，炮附子 8g，升麻 12g，黄芪 30g，炒白术 30g，炒山药 30g，桑螵蛸 30g，益智仁 12g，金樱子 15g，覆盆子 15g，上肉桂 5g。6 剂，水煎服，每日 1 剂，早、晚饭后 1.5h 左右各服 1 次，每次 250～300mL。

二诊：2009 年 3 月 15 日。服药后，已基本能控制排尿，继服 4 剂遗尿病已痊愈。

【按语】

本案实属久病多虚，久卧伤气，肾阳不足，肾气亏虚，膀胱气化失职而遗尿的严重病例。治以参附汤加升麻、黄芪，益气回阳，恢复肾气，肾气回复，膀胱气化如常，则水循常道运行周身，尿液定时排出；炒山药、炒白术、桑螵蛸、金樱子、益智仁、覆盆子，均有补益脾肾、固精缩尿之力；上肉桂补元阳，助肾气。脾得补则水有所治；肾气复，则膀胱气化恢复。以上数味合之，脾肾之气得补，膀胱气化如常，水循常道运行，尿从尿路排出，遗尿之症当除。

32　遗尿（二）

潘某，男，7 岁。

初诊：2009 年 9 月 10 日。其祖母代述，从小就夜间尿床，白天贪玩，中午也不睡，晚上睡得特别沉，有时一夜尿 2~3 次。今年上小学，自己也觉得不好意思，情绪有些压抑，学习成绩也受些影响，在家长的劝说下，同意服中药治疗。视其面色黄瘦、脉见沉细乏力，舌质淡，苔薄白。诊断：遗尿。病机：命门虚寒，膀胱气化失职。治则：益气回阳。方药："止尿饮"加减。

处方：红参 8g，炮附子 6g，升麻 6g，黄芪 15g，炒白术 15g，炒山药 15g，桑螵蛸 15g，覆盆子 10g，金樱子 10g，益智仁 8g，净山萸肉 6g。6 剂，水煎服，每日 1 剂，早、晚饭后 1.5h 左右各服 1 次，每次 250~300mL。

二诊：2009 年 9 月 18 日。其祖母代述，服药 4 天后，已不再尿床，为防止复发，要求继服 6 剂，以巩固疗效。

处方：同前。

随访：数月后其祖母来看病时告知，孙子从不尿床之后，比以前活泼开朗多了，学习成绩比以前也有明显进步。

【按语】

明代戴思恭说："睡着尿床者，此亦下元冷，小便不禁而然。"临床凡遇命门火衰，膀胱气化失职而尿床的小孩，以此方试治，屡治屡效。

33　寒湿痹

谢某，男，32 岁。

初诊：2008 年 9 月 2 日。自述平时比较怕冷，大便时溏，3 天前与同事开车到某鱼塘帮助捞鱼，始觉水凉未在意，后因捞鱼兴趣高，不觉在水中已 2~3h，自觉腿痛时才上岸休息。在回家的路上已感两膝关节酸痛，屈伸不利，次日自己到药店买些止痛药服之，疼痛少减。但今天两膝关节疼痛，明显加重，两小腿肿胀凉痛，行走困难，急来就诊。刻诊：两膝关节以下肿胀凉痛。面色㿠白，腰以下冷痛，手足逆冷，纳呆腹满，步履艰难。舌质暗红，苔白而润，脉沉细而缓，可见一派阴寒凝滞之象。诊断：寒湿痹。治则：温阳益气，散寒除湿。方药：温阳益气通痹汤（亦名"芪附麻辛桂姜汤"）。

处方：红参 10g，黄芪 30g，炮附子 8g，炙麻黄 10g，细辛 5g，桂枝 10g，干姜 10g，炒白术 30g，炙甘草 6g。生姜 3 片，大枣 6 枚，红糖、黄酒为引。7 剂，水煎服，每日 1 剂，早、晚饭后 1.5h 左右各服 1 次，每次 250~300mL。

二诊：2008 年 9 月 10 日。述服上方 7 剂，凉痛明显缓解，两膝下肿胀减轻，四肢觉温，行走已无大碍，唯觉口鼻少干，饮食仍欠佳。

处方：前方加知母 15g，焦三仙各 10g。7 剂，煎服方法同前。

三诊：2008 年 9 月 18 日。自述服药后，两膝关节以下肿胀凉痛基本消失，肢冷恶寒现象明显好转，饮食有所增加，腹胀已不明显。

处方：患者要求继服 7 剂，以防复发。

4 年后患者来看肠胃病，述腿痛未再发生。

【按语】

温阳益气通痹汤为笔者治疗寒湿痹证之经验方。本方应用阵容庞大的大辛大热之品（桂、附、麻、辛、姜），温阳散寒，通痹止痛，正是针对阳虚寒湿阻滞，经络不通的主要病机而设。如仲景在《金匮要略》中，治疗阳虚阴寒痼结的心痛证，用乌头赤石脂丸，已开创了（乌、附、椒、姜）大辛大热并用的先河。

在用大辛大热诸品的同时，加入黄芪和白术为本方的创新之处。加黄芪益气助阳，加白术健脾除湿，更切寒湿痹之病机，特别是麻黄、细辛与黄芪、白术相伍，益气除湿通络，更为得体。

34　风寒湿痹

田某，女，41 岁。

初诊：2010 年 12 月 10 日。自述周身疼痛已 3～4 年。现症见全身关节肌肉疼痛，面色萎黄，恶风，怕冷，神疲乏力，只想躺着，不想动，更不用说干活了，痛苦不堪，甚至有轻生的念头。此外，咽中常有清稀痰液和遗尿等症。查脉沉细乏力，舌质暗红，多津。近年来，曾到数家医院求治，皆无明显疗效，经人介绍慕名而来。诊断：风寒湿痹。病机：心脾肾气亏虚，风寒湿痹阻经络。治则：温阳益气，除风祛湿。方药："芪附麻辛桂姜汤"加减。

处方：党参 30g，黄芪 30g，茯苓 30g，炒白术 30g，炮附子 6g，炙麻黄 8g，细辛 8g，干姜 10g，川羌活 10g，独活 10g，川续断 15g，桑寄生 15g，炙甘草 6g，生姜、大枣、红糖、黄酒为引。7 剂，水煎服，每日 1 剂，早、晚饭后 1.5h 各服 1 次。

二诊：2010 年 12 月 25 日。病情全面好转。

处方：前方稍有加减，连服 30 余剂。

三诊：2011 年 2 月 10 日。自述精神好多了，每次服药疼痛都有所减轻，越治越有信心。现已经能干些如买菜做饭、洗衣服、扫地等家务活。身痛怕冷已经好多了。但咽中仍觉有稀痰，遗尿情况有时还是控制不住，从有尿意就想赶紧走，未至厕所已尿完，必须用尿不湿来减轻痛苦。查脉仍沉缓，舌质淡，多津。据此脉症病史，拟以目前的主要矛盾肾阳不足，膀胱气化失职治疗。方药："止尿饮"合二陈汤加减。

处方：红参10g，黄芪30g，肉桂5g，炮附子6g，升麻10g，炒山药30g，炒白术30g，茯苓15g，益智仁15g，桑螵蛸30g，金樱子15g，姜半夏10g，陈皮10g，仍以生姜、大枣、红粉、黄酒为引。10剂，水煎服，煎服方法同前。服上方10剂后，咽中痰饮明显减轻，尿已能控制，要求停药观察。

35　颈肩腰腿痛

孙某，女，68岁。

初诊：2010年6月13日。主诉腰腿凉硬疼痛加重已2~3个月。自带CT示：$L_{3~4}$、$L_{4~5}$和$L_5 ~ S_1$退行性椎管狭窄。症见其面色萎黄、走路跛行，腰骶部压痛明显，两膝关节肿大凉痛，两小腿轻度水肿，现仍穿保暖衬裤。查舌体胖大，边有齿痕，舌质淡，苔薄白，脉沉细缓。据此脉证病史，诊断：腰腿痛。病机：阳气亏虚，寒湿阻滞，不通则痛。治则：温阳益气，除风祛湿，活血化瘀，通络止痛。方药："八对饮"加减。

处方：酒当归15g，炙黄芪30g，桃仁15g，红花10g，川续断15g，桑寄生15g，炮附子8g，桂枝10g，干姜10g，槟榔片12g，粉葛根15g，独活10g，川牛膝15g，生杭芍30g，生甘草10g，生姜、大枣、红糖、黄酒为引。7剂，水煎服，每日1剂，早、晚饭后1.5h各服1次。

二诊：2010年6月22日。服上方7剂后，腰痛、膝关节凉硬疼痛有所减轻，关节肿大也有好转，但依然疼痛，小腿水肿无明显好转，走路仍有跛行，舌脉无显著变化。

处方：遵前则上方去生杭芍、生甘草，加炙麻黄8g，细辛5g，制川乌、制草乌各6g。7剂，药引及服用方法同前。

三诊：2010年7月3日。服前方3剂后，周身汗出，腰腿痛和水肿明显减轻；7剂药尽，膝关节肿大消失，小腿水肿亦轻，走路无跛行。

处方：为巩固疗效，上方去川乌、草乌，加茯苓30g，炒白术30g。继服7剂。

36　痿病

马某，女，50岁。

初诊：2009 年 6 月 16 日。患者双手不能握，两足不能步，极度怕风，不能出门，已近半年。得病 2～3 个月后，曾到北京某医院住院治疗，出院时诊断为"变应性肉芽肿性血管炎"。家人搀扶进入诊室，呈极痛苦病容，面色黧黑，消瘦，自述周身畏寒，时值夏日双手紧缩在棉套袖中，两脚还穿棉靴。双手从肘关节至指端麻木，手臂肌肉明显萎缩，手不能握捏；两膝关节至足趾麻木，小腿肌肉显著萎缩，足底似有硬结，不敢着地，故足不能步，四肢轻度水肿，故已卧床月余，不敢到室外活动。脉沉细缓，舌质淡，苔薄白，舌体胖大，边有齿痕。诊断：痿病（变应性肉芽肿性血管炎）。病机：阳气亏虚，寒湿阻滞。方药："芪附麻辛桂姜汤"加减。

处方：红参 10g，黄芪 30g，炒白术 30g，茯苓 30g，桂枝 10g，炮附子 8g，麻黄 8g，细辛 5g，川牛膝 15g，葛根 15g，薏苡仁 30g，羌活 10g，威灵仙 12g，炒白芍 15g，炙甘草 6g，生姜、大枣、红糖、黄酒为引。7 剂，水煎服，每日 1 剂，早、晚饭后 1.5h 左右各服 1 次。

二诊：2009 年 6 月 21 日。服药后四肢水肿明显减轻，两踝关节较前轻松，全身已不太怕冷，余无著变。

处方：上方去芍药、甘草、茯苓、羌活、薏苡仁；加酒当归 15g，炒川芎 15g，桃仁 15g，红花 10g，丹参 15g。45 剂，药引及煎服方法同前。

三诊：2009 年 8 月 10 日，服药后两手麻木已由肘关节退至腕关节以下，两手已能勉强持物；两腿麻木已由膝关节退至踝关节以下，两踝关节紧束感有所减轻，两足底似有硬结，怕冷明显减轻，自己已能在室内走动。

处方：党参 30g，黄芪 30g，炒白术 30g，炮附子 8g，麻黄 6g，细辛 5g，桂枝 10g，酒当归 15g，炒川芎 10g，桃仁 15g，红花 10g，川牛膝 15g，威灵仙 12g，丹参 15g，粉葛 15g，炮山甲 10g，蜈蚣 2 条。30 剂，药引及煎服方法同前。

四诊：2009 年 9 月 20 日，其家人来述，走路比以前硬实，两手持物较前有力，守前方继服 60 剂，药引及煎服方法同前。

五诊：2009 年 12 月 4 日，自述左手麻木已基本解除；右手麻木只剩无名指和小指；两脚着地较前扎实，虽已隆冬季节，还能在自己的院子里走走转转。只是近来食欲较差，且周身瘙痒明显。前方去丹参、红花，加炒鸡内金 15g，焦三仙各 10g。30 剂。

六诊：2010 年 1 月 6 日。服药后饮食好转，瘙痒明显减轻，两手麻木全部解除，生活基本自理，前方稍有增减又进 60 剂。

七诊：2010 年 3 月 8 日。自述近 2～3 个月以来大有进步。四肢萎缩的肌肉逐渐丰满起来，但踝关节的紧束感和足底硬物感仍未缓解。

处方：太子参 15g，黄芪 30g，炒白术 15g，炮附子 3g，麻黄 6g，细辛 3g，桂枝 8g，川牛膝 15g，酒当归 15g，炒川芎 10g，粉葛根 15g，桃仁 15g，炮山甲 10g，全蝎 10g，水蛭粉（冲服）3g，蜈蚣粉（冲服）3g，制马前子粉（冲服）0.3g，焦三仙各 10g。30 剂。

八诊：2010 年 4 月 15 日。服上方后，足底硬物感和踝关节紧束感均已明显减轻，已基本康复。迄今 3 ~ 4 年来，还断断续续地服药少加调治，已如常人。

【按语】

痿病是以四肢软弱无力，筋脉弛缓不用，甚者肌肉萎缩为主要特征的一种少见、疑难重症。该案西医诊为"变应性肉芽肿性血管炎"，认为实属罕见、预后不良，并推荐用中医药试治，经过 1 年多的中医药治疗和精心护理，现在确实已经手能握、足能步，已经萎缩的肌肉也逐渐丰满起来。所以对一些慢性疑难重症，作为一个中医要敢于接诊治疗，但是一定要在中医理论指导下，精心辨证论治，既要胆大，又要心细，实践证明确有良好疗效。

金代张子和《儒门事亲》说："大抵痿之病，皆因客热而成"，并说"痿病无寒"，又说"若痿作寒治，是不刃而杀之"。笔者以为此言有失偏颇，不能绝对化，如是则有悖于中医的辨证论治精神。既要高度重视客热致痿，更要不失中医的辨证论治。痿病热者诚多，然寒者亦有之。故应寒者热之，热者寒之，随症治疗为宜。正如《景岳全书·痿证》所云："非尽为火证，败伤元气者亦有之。……，若概从火论，则恐真阳亏败，及土衰水涸者，有不能堪。故当酌寒热之深浅，审虚实之缓急，以施治疗，庶得治痿之全矣。"

本案的治疗，在以"芪附麻辛桂姜汤"主治阳气亏虚、寒湿阻滞的同时，参、术、姜、枣始终未断，且依病情或用红参，或用党参，或用太子参，又加鸡内金、焦三仙等，此《内经》"治痿者独取阳明"之义也。注意在治痿过程中，始终要把握顾护脾胃之气的重要性，对于痿病的治疗、发展、变化乃至痊愈都具有重要意义。

该案痿病后期，仅余踝关节紧束感和足底硬物感时，逐渐加大活血化瘀之力和攻坚散结之品，如丹参、桃仁、全蝎、蜈蚣、水蛭、炮山甲、制马前子等，则症状逐渐减轻。

从本案的治疗过程中发现，长期大量应用活血化瘀之品，会产生全身瘙痒现象，特别是丹参，今后应注意掌握活血化瘀药的用量和用药时间。

37　湿热痹

宋某，女，38 岁。

初诊：2006 年 8 月 10 日。患者两膝关节肿痛，不能行走 1 周，半个月前下地干活，劳动后烦热、汗出，遂入塘中洗浴。第 2 天即觉两膝关节疼痛，活动不便，但未及时治疗，1 周后即两膝关节红肿热痛，屈伸不利。经当地医院辅助检查，血常规示：白细胞数 12.0×10^9/L，中性粒细胞比例为 74%，红细胞沉降率 46mm/h，诊断为"急性风湿性关节炎"。用某抗生素加氢化可的松静脉滴注 3 天，症状明显好转，但停药 2 天后又复发如故，且两膝关节肿大热痛较前更重，踝关节周围及两脚底部有散在红肿结节，活动时需他人搀扶而行，呈痛苦病容，心烦、口渴、大便稍干，脉象弦滑而数，舌质暗红，苔黄腻。诊断：湿热痹。病机：湿热痹阻，经络不通。治则：清热利湿，化瘀止痛。方药："四白散"（即四妙丸合白虎汤，以山药代粳米）加减。

处方：苍术 15g，黄柏 10g，川牛膝 15g，薏苡仁 30g，生石膏 60g，生山药 30g，知母 15g，炙甘草 8g，赤芍 15g，粉牡丹皮 10g，忍冬藤 30g，生地黄 15g，防己 12g。7 剂，水煎服，每日 1 剂，早晚饭后 1h 左右各服 1 次。

二诊：2006 年 8 月 22 日。服药后，两膝关节红肿消其大半，红肿结节全部消失，大便亦较畅通，关节已能活动，走路已无大碍。但仍觉两膝关节活动不利，心烦，口渴。

处方：上方去苍术、防己，加连翘、生地黄各 15g，7 剂，水煎服，每日 1 剂，早晚饭后 1h 左右各服 1 次。

三诊：2006 年 8 月 30 日。两膝关节红肿消失，活动自如，并能做些轻微劳动，大便正常，已无口渴、心烦等症。

处方：前方减生石膏 30g。7 剂，以防复发。随访 4 年，身体健康。

【按语】

"四白散"为笔者治疗湿热痹的经验方。本方以散为名者，李东垣说："散者散也，去急病用之。"湿热痹关节红肿热痛，肌肤肿胀，肢体运动障碍，可谓急病，故名"四白散"也。

从病因病机来看，《素问·痹论》云"风寒湿三气杂至，合而为痹也"，又说"其热者，阳气多，阴气少，病气胜，阳遭阴，故为热痹"。言患者素体阳盛阴虚，复感外邪，阳盛乘阴，阴不敌阳，邪从热化，发为热痹。本文所论湿热痹，为湿热合邪，加之素体阳盛，湿阻阳遏，郁而化热。可知湿为本病发生发展和变化的关键。其治当以祛湿为要务，概因湿去热无所依，故湿去热即除之。本文所论"四白散"八味药中，六味具健脾清热渗湿之功。

38　热痹

冀某，女，76 岁。

初诊：2015 年 5 月 28 日。患者呈痛苦病容，腰痛不能直立，腿疼不能行走，加重已半月余。问其病史，自述 20 年前因家境贫困，加之上有老、下有小，劳累过度，腰渐弯曲；后来两膝关节疼痛，时轻时重。3 年前右膝关节已不能伸直，需借助拐杖活动。近半个多月来，口干苦，动则胸闷、气短、两腿疼痛加重，借助拐杖行动也有困难。患者表示，对腰椎病的康复已无奢望，只要求缓解两腿疼痛，生活自理即可。查体所见，腰椎似有错位（CT 示：4、5 腰椎脱出）。两膝关节红肿热痛，右膝关节不能伸直，站立时右脚跟不能着地，睡眠时不能躺着翻身，只有坐起来才能翻身。望其舌质紫红，苔薄黄，舌中后红绛、缺津、有较深裂纹，脉涩细数，据此脉症病史诊断：热痹。治则：清热利湿，化湿止痛。方药：自拟四白散合四君子汤加减。

处方：西洋参 10g，生白术 20g，茯苓 15g，砂仁（后下）8g，陈皮 10g，生山药 30g，生石膏 30g，生薏苡仁 30g，玄参 12g，黄柏 8g，怀牛膝 15g，粉葛根 15g，鸡血藤 15g，制乳香、制没药各 6g，三七粉（冲）5g，炙甘草 10g。生姜 3 片，大枣 4 枚为引。

二诊：2015 年 6 月 6 日。患者自述两腿疼痛已好一半，不用拐杖可以走 10 多米，腰部已能勉强伸直，站立时右脚跟基本可以着地，两膝关节红肿明显减轻，患者十分高兴。脉舌变化不大，只是舌中后部的红绛、裂纹稍有好转，纳眠尚可，二便正常。患者急切要求尽快解决两腿的红肿热痛。

处方：前方去砂仁、陈皮、鸡血藤，加川木瓜 15g，汉防己 12g，忍冬藤 30g。6 剂。

另：双氯芬酸钠 25mg×100 片×1，50mg，每日 2 次，口服；醋酸泼尼松 5mg×100 片×1，10mg，每日 1 次，口服。

三诊：2015 年 6 月 13 日。患者不用拐杖，上 2 楼后自己行走 20 多米步入诊室；并述胸闷、气短情况消失。腰可直立，右脚跟能扎实着地，睡眠时不用坐起来，即可自由翻身，两膝红肿继续消退，已无明显疼痛之感。纳眠及二便均正常，唯舌质中后部依然较红、缺津，但裂纹已基本消失。应继续加强育阴清热之力。

处方：西洋参 10g，生白术 30g，茯苓 15g，生山药 30g，生石膏（包煎）30g，生薏苡仁 30g，粉葛根 15g，怀牛膝 15g，玄参 12g，知母 15g，黄柏 8g，忍冬藤 30g，制乳香、制没药各 6g，三七粉（冲）5g，炙甘草 10g。梨、枣为引。12 剂。

四诊：2015 年 6 月 25 日。腰能直立，两腿能并拢伸直，两膝红肿基本消失，不用拐杖能走 20～30 米。脉较缓和，舌质裂纹平复，但仍较红、缺津。效不更方，前方继服 6 剂。

2015 年 8 月 2 日，患者携子孙送来锦旗一面，上书"国医圣手、医术精湛"。患者及其家属为痼疾康复而高兴，医者与患者同乐足矣。

㊵　痛痹

王某，男，34 岁。

初诊：1986 年 10 月 16 日。主诉：两手麻木、疼痛，两下肢凉痛，右脚四、五趾指青紫已半年余。问其病史，述 1984 年冬灌小麦时，曾连续 4 个晚上在田间劳作，凉水经常浸湿裤腿，形成冰冻。此后两膝关节凉痛、麻木，右脚四、五趾指逐渐青紫，疼痛日渐加剧，走路十分困难。后来两手也麻痛，不能持物。前医按痹证治疗多日，其效不佳；后又诊为"脉管炎"，到开封市某医院住院治疗月余。经股动脉造影排除了脉管炎。给予扩血管药和交感神经阻滞剂，亦无明显疗效；后又以指端静脉痉挛症治疗罔效出院。今经亲友介绍就诊于余。望诊见患者表情痛苦，面色苍白无华，舌质淡暗、舌苔薄白，右脚四、五趾指青紫，触之痛剧。足登大棉鞋，行走极度困难，上楼需他人搀扶。触诊四肢冰凉，尤以两足为重，趺阳脉搏动明显，寸口脉沉迟而紧，其痛得热则减，遇寒加重。据此脉症病史，诊断：痛痹（即寒痹）。中医辨证，从病史来看，患者有受过大寒湿的经历，寒湿皆为阴邪，寒为无形之阴邪，其性收引凝滞，易致不通则痛；湿为有形之阴邪，其性重浊黏滞，易伤阳气、易阻气机，更助其拘急疼痛之势，故其痛有定处、疼痛剧烈。阴寒凝滞，血行不畅，则局部皮肤青紫，触之气血闭阻更甚，故其痛益剧。舌质淡暗，舌苔薄白，脉沉迟而紧，均为阴寒凝滞之象。病机：阳虚阴寒凝滞。治则：温阳散寒、除湿止痛。方药："乌头汤"加减。

处方：制川乌、制草乌（久煎）各 8g，麻黄 10g，细辛 5g，黄芪 30g，桂枝 10g，酒当归 15g，炒白芍 30g，川牛膝 15g，独活 10g，炙甘草 10g，生姜 5片、大枣 6 枚、蜂蜜 15g 为引。3 剂，水煎服，早晚饭后 1h 左右各服 1 次。

二诊：1986 年 10 月 20 日。服上方后，四肢微微汗出，手脚疼痛明显减轻。

处方：前方去白芍；制川乌、制草乌各加至 10g。继服 20 剂，药引及煎服方法同前。

三诊：1986 年 11 月 20 日。自述服上方 20 剂后，双手持物灵活，两足转温，右脚四、五趾指的皮肤颜色已基本正常，亦无明显疼痛。有时头稍眩晕，似有咽干，饮食欠佳。

处方：上方去麻黄、细辛；制川乌、制草乌各减至 6g，加知母 15g，焦三仙各 10g。10 剂，药引及煎服方法同前。

四诊：1986 年 12 月 20 日。又服 10 剂后，诸症息平，病已基本治愈。患者唯恐复发，要求再服些药，上方去制川乌、制草乌，加玄参 12g，白芍 15g。继服 10 剂。

【按语】

1. 医者多惧乌头有毒，不敢使用，余在实践中体会到，只要明确诊断，病属痛痹（即寒痹），便可放胆用之。本品对阳气亏虚、沉寒痼冷之疾，确有立竿见影的止痛之效。但川乌、草乌的用量之和大于 10g 者，必须久煎，用量越大煎煮时间越长，但总的原则是煎至药片置于舌上以不麻舌为度。

2. 服用乌头类药，当配伍蜂蜜，此举既能延长药效，又能缓解乌头的毒性，不可不知。此理已在"《金匮要略》用乌头必用蜂蜜之谜"一文中述之。

⑩ 痤疮

连某，女，26 岁。

初诊：2009 年 6 月 9 日。患者面部痤疮时轻时重已 3～4 年，近 1 个月来持续加重。症见丘疹红肿，结节脓疮鲜明，以两颊、前额和下颌部居多，且以前的疤痕颜色较前深重。观其舌质较红，苔薄黄，脉弦细数，大便较干，月经量少，每个月提前 6～7 天。诊断：痤疮。病机：心肺热毒郁结。治则：清泻心肺之热，解毒散结。方药："平痤饮"（即三草二皮泻心汤）加减。

处方：紫草 10g，白花蛇舌草 30g，龙胆草 8g，桑白皮 15g，地骨皮 20g，大黄 10g，黄连 8g，黄芩 10g，金银花 15g，连翘 15g，蝉蜕 8g，薄荷 8g，水牛角丝 20g。7 剂，水煎服，每日 1 剂，早饭前、晚饭后 1h 左右各服 1 次。

二诊：2009 年 9 月 25 日。服药后只留原来的疤痕未能尽除。3 个多月以来，未再出现新的痤疮。

【按语】

"平痤饮"（即三草二皮泻心汤），为笔者治疗心肺热毒郁结型痤疮之经验方（本方已在 2011 年 8 月 8 日《中国中医药报》"名医名方"栏目发表）。方中三草（紫草、白花蛇舌草、龙胆草）加金银花、连翘，主要功效是清热解毒、活血散结；二皮（桑白皮、地骨皮）加蝉蜕、薄荷，主要功效是清肺泻火、凉血消肿；泻心汤（即三黄汤）出自《金匮要略》，由大黄、黄连、黄芩三黄组成，实能清热解毒，泻三焦实火。故以上三者合之，功在清泻心肺之热，解毒散结。

随症加减：热毒炽盛者（症见丘疹红肿、脓疮明亮、痒痛明显），可酌加紫花地丁、蒲公英、栀子等；阴虚内热者（症见五心烦热、心烦口干、尿少黄赤），可酌加生地黄、玄参、知母、麦冬、黄柏；血瘀显著者（症见唇甲发绀、舌质紫暗，或有瘀斑瘀点，粉刺干枯，疤痕严重），可酌加赤芍、丹参、牡丹皮、炮山甲等。

41　绝经期前后诸症（围绝经期综合征）

田某，女，52 岁。

初诊： 2013 年 6 月 17 日。述头面烘热、潮热汗出已 3～4 年，加重 3 个月。常伴见咽干口燥、烦躁易怒、心悸便秘等，舌红少苔，脉象细数。诊断：围绝经期综合征。病机：阴阳失调、气阴两虚。治则：燮理阴阳，益气养阴，调和营卫，固表止汗。方药："更年散"为基本方加减。

处方： 西洋参 10g，麦冬 30g，五味子 10g，黄芪 30g，白术 30g，防风 10g，知母 15g，黄柏 8g，生杭芍 30g，炙甘草 10g。生姜 3～4 片，大枣 4～5 枚为引。7 剂，水煎服，每日 1 剂，早、晚饭后 1.5h 左右各服 1 次，每次 250～300mL。

二诊： 2013 年 6 月 24 日。7 剂药尽，头面烘热明显好转，咽干舌燥、烦躁易怒也有所好转。但依然汗出、心悸、大便不畅。脉舌无显著变化。

处方： 上方去白术，加霜桑叶 30g，地骨皮 20g，浮小麦 30g。7 剂，煎服方法同上。

三诊： 2013 年 7 月 2 日。述服上方 7 剂，汗出明显减少，仍心悸，大便不畅。舌质淡红，脉稍缓和。

处方： 西洋参 10g，麦冬 30g，五味子 10g，知母 15g，黄柏 8g，浮小麦 30g，霜桑叶 30g，地骨皮 20g，生地黄 10g，生杭芍 30g，净山萸肉 12g，全瓜蒌 20g，大黄（后下）8g，炙甘草 10g。黄梨或白梨半个，大枣 5～6 枚为引。

7 剂，煎服方法同前。

四诊：2013 年 7 月 10 日。述经过 3 次治疗，所有主要症状已基本解除，要求上方继服 7 剂，巩固疗效。

处方：上方继服 7 剂，以防复发。

【按语】

围绝经期综合征，中医称为绝经期前后诸症，中医辨证多为断经期前后阴阳失调，气血逆乱，营卫失和，表虚不固所致。笔者据其比较复杂的病因病机，将生脉散、玉屏风散和桂枝汤巧妙地组合在一起，名为生脉玉桂散（即更年散）。生脉散益气养阴敛汗，玉屏风散益气固表止汗，桂枝汤调和营卫而止汗。故以本方随症加减，治疗围绝经期综合征，确有良效。

42　崩漏

邢某，女，43 岁。

初诊：2004 年 5 月 13 日。患者诉近半年来月经异常，每次来 10 天至半个月淋漓不断，少腹隐隐作痛，这次经来已 8～9 天，仍无停止迹象。经妇科检查提示：子宫内有两个小肌瘤，直径 4～5mm。查体见：面色潮红，舌质淡红，苔无异常，脉弦细。诊断：崩漏。病机：阴血不足，冲任虚损。治则：调补冲任，养阴补血，固经止血。方药：胶艾汤加味。

处方：炒川芎 10g，阿胶珠 10g，艾叶炭 10g，酒当归 15g，炒白芍 30g，干生地黄 15g，炙黄芪 30g，荆芥穗炭 10g，砂仁（后下）8g，陈皮 10g，炙甘草 8g。大枣 4 枚为引。7 剂，水煎服，每日 1 剂，早晚饭后 1 小时左右各服 1 次。

服上方 3 剂后血止，7 剂后腹痛亦平。

【按语】

胶艾汤首见于《金匮要略》，原方后有"清酒三升，合煮"的字样，本方用酒当归以助药势。本方以生四物汤养血和血；阿胶、艾叶、荆芥穗固经止血；黄芪、甘草补气生血，调和诸药；砂仁、陈皮和胃理气止痛。胶艾汤原为阴血不足，冲任虚损所致的崩漏而设，但证之临床，应随症加减，以对应病情。血多者，酌减当归用量，加入血余炭、地榆炭、棕榈炭等；气虚明显者，加升麻、黄芪、党参；腹痛者，重用白芍，再加砂仁、陈皮；腰酸痛者，酌加川续断、桑寄生、杜仲等。

43　痛经

江某，女，28岁。

初诊：2006年11月15日。主诉：经前和经期的前1~2天，少腹疼痛严重已年余。经来前3~4天，即觉身困、两乳房胀痛；经来后1~2天腹痛最重，已影响正常工作；月经量少，时有少量血块，自觉经行不畅。望其形体消瘦，面色灰黄，舌质暗淡，脉沉涩。据此脉症，诊断：痛经。病机：血瘀血虚。治则：补血化瘀、理气止痛。方药："桃红四物汤"加味。

处方：酒当归15g，炒川芎12g，赤芍、白芍各15g，熟地黄15g，桃仁15g，红花10g，醋香附15g，醋延胡索12g，制乳香、制没药各6g，炙甘草10g。生姜3片、大枣4枚、红糖1匙、黄酒2匙为引。7剂，每日1剂，水煎服，每日2次分服。嘱其经前7~10日开始服用。

二诊：2006年12月26日。自述本次来月经，量有增加，未见血块，腹痛减轻，但稍有反胃，食欲较差。

处方：上药去制乳香、制没药，加粉牡丹皮10g，焦三仙各10g。7剂，药引及煎服方法同上。

三诊：2007年1月30日。经前乳房胀痛消失，本次来月经已无明显腹痛。效不更方，二诊处方继服7剂，巩固治疗。

【按语】

1. 本案痛经的主要病因病机是气虚血瘀，即中医常说的"不荣则痛"和"不通则痛"。

2. 本案所用之方为桃红四物汤加香附、延胡索、制乳香、制没药、炙甘草组成。四物汤补血止痛；桃仁、红花、香附、延胡索、制乳香、制没药、炙甘草，活血化瘀、理气止痛。两组药物合之，正解不荣则痛和不通则痛之病机。

3. 红糖温经补血，黄酒助气血运行，对气虚血瘀之证，以此二物为引，可谓妙品。

44　缠腰火丹（带状疱疹）

张某，女，52岁。

初诊：2008 年 6 月 12 日。主诉右侧胸背疼痛已 5～6 天。查体见：右侧乳房下有暗红色疱疹，呈带状分布，右后背由两三片疱疹组成的疱疹带，几乎与胸前的疱疹相连。呈阵发性燉热疼痛，时而痛似铁烙，痛苦难忍；又见心烦、口渴、急躁、易怒，小便黄少，大便秘结，舌红缺津，脉弦细数。并述春节前后父母相继去世，有悲痛、着急、上火的病史。据此脉症病史和疱疹的分布及其疼痛的特点，诊断：带状疱疹（缠腰火丹）。治则：清热解毒散结，凉血息风止痛。方药："三黄解毒汤"加减。

处方：黄芩 10g，黄连 6g，大黄（后下）10g，桃仁 15g，丹参 15g，薄荷 8g，金银花 12g，连翘 15g，板蓝根 30g，龙胆草 6g，生甘草 10g，醋柴胡 10g，醋延胡索 12g，生栀子 10g，芒硝（冲）10g。3 剂，水煎服，每日 1 剂，早、晚饭后 1.5h 左右各服 1 次，每次 250～300mL。

二诊：2008 年 6 月 16 日。服上方后，大便通畅，疼痛有所减轻，但仍心烦、急躁易怒，前胸及后背阵发性燉热疼痛。

处方：黄芩 10g，黄连 6g，大黄（后下）10g，桃仁 15g，丹参 15g，薄荷 8g，金银花 12g，连翘 15g，板蓝根 30g，龙胆草 6g，生甘草 10g，醋柴胡 10g，醋延胡索 12g，生栀子 10g，芒硝（冲）10g，当归 15g，白芍 30g。4 剂，水煎服，每日 1 剂，早、晚饭后 1.5h 左右各服 1 次，每次 250～300mL。

诊间得知，患者女儿学过针灸，嘱其在内服中药的同时配合针灸、拔火罐，其法如《新方四十三首》"三黄解毒汤"中按语所述。

三诊：2008 年 6 月 21 日。疼痛明显减轻，未见出现新的疱疹，心情明显好转，以"三黄解毒汤"结合"丹栀逍遥散"加减 6 剂以善其后。

45 骨蒸劳热（长期低烧）

合某，女，59 岁。

初诊：2010 年 6 月 13 日。患者低烧 1 个月余。病发后，已在多家医院诊治，效果不佳。查体：体温 37.4～37.7℃。形体消瘦，精神不振，头晕乏力，尿黄，大便少干，心烦口渴，胸胁闷痛，腰背部发热疼痛，舌质较红，脉弦细数。年近六十之妪，低烧，形体消瘦，精神不振，头晕乏力，形体消瘦，心烦腰痛，舌红，脉弦细数，当属肝肾阴虚，虚火内扰之证；发热、口渴、大便难，舌红，脉数，为阳明经证；发热胁痛，舌红脉弦，属邪热侵犯少阳。诊断：骨蒸劳热。病机：少阳阳明合病兼肝肾阴虚。治则：和解少阳，清理阳明之热兼除骨蒸。方药：小柴胡汤合白虎汤及清骨散加减。

处方：银柴胡 10g，胡黄连 10g，秦艽 10g，醋鳖甲 10g，地骨皮 20g，青蒿 15g，知母 15g，当归 12g，乌梅 15g，黄芩 10g，龙胆草 8g，生石膏（先煎）60g，生山药 30g，清半夏 8g，党参 15g，炙甘草 6g，生姜、大枣为引。5 剂，水煎服，每日 1 剂，早、晚饭后 1.5h 左右各服 1 次，每次 250~300mL。

随访：2010 年 7 月 21 日。诉服药后低烧彻底解决。

【按语】

银柴胡和柴胡均有退热之功，本案小柴汤以银柴胡代柴胡，意在主攻阴虚骨蒸劳热。方药中白虎汤重用生石膏，并采用张锡纯白虎汤以山药代粳米之义，目的在于增强滋补肾阴和清热之力。用清骨散原方，清虚热，退骨蒸，加当归育阴补血；添加龙胆草增强清泻肝胆之力；增乌梅强化生津止渴之功。

46　狐惑病

李某，女，19 岁。

初诊：2009 年 9 月 29 日。主诉：口腔溃疡反复发作已年余。现病史：此次发病，除下唇内及舌边尖多处溃疡外，会阴部也有溃疡发生，脉弦细数，舌质较红，苔薄白中后微黄。据脉症病史，诊断："狐惑病"。病机：湿热虫毒，腐蚀溃疡。治则：清热燥湿，解毒杀虫。方药："甘草泻心汤"加减。

处方：生甘草 10g，姜黄连 6g，酒黄芩 10g，姜半夏 10g，土茯苓 30g，苦参 15g，桔梗 15g，玄参 10g，地骨皮 20g，水牛角丝 20g，生栀子 10g，金银花 15g，蒲公英 30g，盐知母 15g，盐黄柏 8g。10 剂，水煎服，每日 1 剂，早、晚饭后 1.5h 各服 1 次。

二诊：2009 年 10 月 10 日。自述上药服完后，会阴部溃疡消失，唇舌溃疡也已基本平复。要求继服 10 剂，巩固疗效，防止复发。

处方：依据上述病情变化，前方去玄参、知母、黄柏，加生姜 3 片、大枣 10 枚、桑白皮 15g。10 剂，煎服方法同前。2009 年 11 月 13 日来电告知，病已痊愈。

【按语】

1. 本方是在《金匮要略》甘草泻心汤的基础上加减而成，应该特别指出的是，苦参、土茯苓、桑白皮、地骨皮的联合应用，对清热燥湿解毒和溃疡面的愈合具有良好效果。

2. 笔者在处方中，常常姜黄连、酒黄芩联用，如此既能增强清热燥湿杀虫之功，又不至于过寒伤及脾胃，充分体现了中药炮制之奥妙。

47　脉痹（静脉炎）

屠某，男，35 岁。

初诊：2010 年 10 月 10 日。主诉：从右胸至上腹部疼痛 1 周。现病史：10 天前因经商不顺，饮酒过量摔倒一次，几天后发现右侧胸部有条索状物，红肿热痛，按之较硬，后发展至右上腹部，并有咽痛喑哑等。舌质暗红，苔薄微黄，脉弦细而微有紧象。据脉症病史，诊断：脉痹（静脉炎）。病机：血热瘀阻体表经脉。治则：活血化瘀，清热通络。方药："血府逐瘀汤"加减。

处方：酒当归 15g，生地黄 30g，桃仁 15g，红花 10g，制乳香、制没药各 8g，赤芍 15g，粉牡丹皮 10g，玄参 12g，桔梗 15g，柴胡 10g，龙胆草 8g，醋延胡索 12g，地龙 15g，川牛膝 15g，水牛角丝 30g。7 剂，水煎服，每日 1 剂，早、晚饭后 1.5h 左右各服 1 次。

二诊：2010 年 10 月 21 日。自述服上方后，咽痛、喑哑已愈，脉痹之症少有减轻，脉弦少数，舌质较红，苔薄微黄。

处方：前方去生地黄、玄参、桔梗，加炮山甲 10g、忍冬藤 30g、地骨皮 20g。7 剂，煎服方法同前。

三诊：2010 年 11 月 6 日。述 7 剂药尽，红肿硬结之条索状物基本消失，但咽部又觉干痛。

处方：上方去柴胡、延胡索，加玄参 12g，桔梗 15g。7 剂，煎服方法同前。

2011 年 2 月 7 日，来诊咳嗽病时，述前病服最后 7 剂而愈。

【按语】

1. 脉痹之病，较为少见，作为病名，首见于《素问·痹论》。指以血脉证候为突出表现的痹证。本病多为血热瘀阻于体表经脉，故见红肿热痛拒按等，所以《张氏医通》说："脉痹者，热痹也。"治以活血化瘀为主，清热为辅，血行热祛，其病当除。

2. 王清任的"血府逐瘀汤"，活血祛瘀、理气止痛，较合病机。故以本方加减，疗效卓著。

3. 另外本方选用粉牡丹皮、地骨皮、广地龙、水牛角丝，清热活血通络，以皮走皮，功不可没。

48 耳鸣

孔某，女，36 岁。

初诊：2011 年 1 月 26 日。主诉：左耳如蝉鸣已 3 个月。现症见耳鸣、头懵、心烦、失眠，即时血压 95/60mmHg。舌质暗红，苔薄白，脉沉细缓。据此脉症病史，诊断：耳鸣。病机：上气不足，耳窍闭塞。治则：补气养血，化瘀开窍。方药："桑圆饮"加减。

处方：桑葚 15g，桂圆肉 15g，净山萸肉 10g，生龙骨、生牡蛎各 30g，百合 30g，合欢皮 30g，夜交藤 30g，炒酸枣仁 30g，熟地黄 15g，红参 10g，黄芪 30g，川芎 15g，九节菖蒲 15g，炙远志 10g，炙甘草 6g，小麦、大枣为引。7 剂，水煎服，每日 1 剂，早、晚饭后 1.5h 各服 1 次。

二诊：2011 年 2 月 5 日。述耳鸣较前声音小些，失眠明显好转，心烦、头懵有所减轻。血压 100/65mmHg，脉舌无著变。

处方：前方去合欢皮、夜交藤，加蝉蜕 10g，桔梗 15g，生地黄易熟地黄 15g。10 剂，煎服方法同前。

三诊：2011 年 2 月 20 日。述耳鸣已基本消失，头懵、心烦、失眠明显好转。但有时有头响之感。

处方：以 2 月 5 日方去蝉蜕、生地黄、生龙骨、生牡蛎；加珍珠粉 30g，蔓荆子 15g，灵磁石（先煎）30g。10 剂，煎服方法同前。

2011 年 3 月 18 日，她丈夫来治失眠证时说："我爱人的耳鸣病已愈。"

49 漏汗

张某，女，20 岁。

初诊：2010 年 2 月 2 日。主诉：自汗不止已月余。1 个月前因感冒，学校保健科用西药发汗太多，此后经常汗出不止，怕风，并伴见乏力、腹胀、纳呆、便溏、干哕等。脉见沉细无力，舌体胖，舌质淡，苔薄白。诊断：漏汗。病机：卫阳不固，津不内守。治则：健脾和胃，调和营卫，复振卫阳，固表止汗。方药：四桂附子汤合玉屏风散（即四君子汤去茯苓合桂枝加附子汤及玉屏风散）加减。

处方：炮附子 8g，桂枝 10g，炒山药 15g，党参 30g，炒白术 30g，黄芪

30g，防风 10g，姜半夏 8g，净山萸肉 12g，炙甘草 6g，生姜 3 片、大枣 5 枚为引。3 剂，水煎服，每日 1 剂，早、晚饭后 1.5h 左右各服 1 次。

二诊：2010 年 2 月 5 日。自述服药后胃中有温热感，2 剂药后汗出已止，怕风明显减轻，但有时还有腹满现象，要求再予调理，巩固疗效。

处方：前方去防风、净山萸肉，加陈皮 10g，炒莱菔子 10g，焦三仙各 10g。4 剂，煎服方法同前。

2010 年 2 月 28 日。述自汗已愈，现在能吃、能睡，自觉比以前有劲，因 3 月 1 日开学，特来告知，并致谢。

【按语】

《伤寒论》第 20 条说："太阳病，发汗，遂漏不止，其人恶风……，桂枝加附子汤主之。"本案素体脾虚，加之发汗太过，卫阳失固，遂漏汗不止，恶风怕冷，并伴见乏力、腹胀、纳呆、便溏、干哕等脾胃气虚之象。故以四君子汤去茯苓，益气健脾，又以桂枝加附子汤合玉屏风散加姜半夏、净山萸肉，调和营卫，复振卫阳，和胃止哕，固表止汗。月余之疾，三日收功，可谓速矣。

50　水肿

马某，女，72 岁。

初诊：2007 年 12 月 26 日。患者诉胸腹胀满，四肢水肿，下肢肿甚，反复住院治疗。近半年来越治越重。从多次住院的诊断了解：①冠心病（左心室功能衰竭）；②糜烂性胃炎（结肠炎）；③肾囊肿（肾积水）；④高血压 3 级（高危）。现症见胸腹胀满，心悸气短，腰腿沉困，无力行动，便溏，大小便不畅。查体：四肢水肿，下肢肿甚，面目青黑，舌体胖大，舌质黯淡，苔白腻微黑，脉沉弦迟。诊断：水肿（阴水）。病机：心脾肾阳气亏虚，水湿外溢。治则：温阳利水。方药：实脾散加减。

处方：太子参 15g，生黄芪 30g，白茯苓 30g，炒白术 30g，炒大白 10g，桂枝 10g，炮干姜 10g，炮附子 8g，姜厚朴 15g，川木瓜 15g，砂仁（后下）8g，陈皮 10g，炙甘草 8g，生姜 3 片、大枣 4 枚为引。7 剂，水煎服，每日早晚饭后 1h 左右各服 1 次。

二诊：2008 年 1 月 4 日。服上方 7 剂后，胸腹胀满、心悸气短明显好转，但腰腿酸软、行动无力依然，睡眠较差，大小便仍不畅快。前方加强温阳利水之力。

处方：太子参 15g，生黄芪 30g，白茯苓 30g，炒白术 30g，炒大白 10g，炮干姜 10g，炮附子（先煎）10g，车前子（包煎）15g，葶苈子 15g，砂仁（后下）8g，陈皮 10g，炙甘草 8g。7 剂，药引及煎服方法同前。

三诊：2008 年 1 月 15 日。自述服上方后，大小便较前畅快，水肿已减大半，活动较前有力，要求继续服药，巩固治疗。效不更方，前方继服 7 剂，药引及煎服方法同前。

【按语】

1. 本案水肿，病情复杂，病势严重，患者几经住院治疗罔效，已失去了活下去的信心。中医辨证属心、脾、肾阳气亏虚所致。心阳不足，血运推动无力则胸闷心悸；脾阳亏虚，中阳不运，土不制水，水湿淹瘀则腹胀便溏；肾阳衰微、膀胱气化失职，则水不化气，聚于下焦，泛溢肌肤，下肢肿甚。

2. 实脾散加参、芪、桂，上助心阳，中温脾土，下救肾阳，温阳利水，恰投病机，故阳气来复，阴霾自散，效如神灵所助。此后每遇内脏阳气亏虚，水湿泛溢肌肤之阴水，以此方治之多获良效。

51　皮肤瘙痒症

李某，男，84 岁。

初诊：1991 年 4 月 5 日。主诉：全身奇痒已 2～3 年。曾在郑州市某医院多次就诊，服扑尔敏、泼尼松、糖酸钙等，无根本好转；后又转中医治疗，曾用大剂量活血除风止痛药数剂，亦罔效。今就诊于余，望其形体消瘦、四肢明显肌肤甲错；问其所苦，言全身瘙痒，朝轻暮重，四肢及腰背尤甚，搔至出血，奇痒不止，心烦意乱，影响睡眠。舌质淡、脉细涩。据此脉症病史，诊断：皮肤瘙痒症。病机：血虚化燥生风。治则：养血润燥，除风止痒。方药："四物汤"加味。

处方：当归 15g，生地黄、熟地黄各 15g，生杭芍 30g，川芎 15g，生黄芪 30g，防风 10g，地肤子 15g，五味子 10g，炙甘草 10g，大枣 4 枚为引。3 剂，水煎服，早饭前、晚饭后 1h 左右各服 1 次。

二诊：1991 年 4 月 20 日。服上方后，瘙痒明显减轻，精神亦较安定，睡眠较好，治应加强补血止痒之力。

处方：前方加桑葚 15g，白鲜皮 15g。5 剂，药引及煎服方法同前。并嘱其加强营养，适当增加油脂类食物。

三诊：1991 年 4 月 26 日。服上方后，全身瘙痒基本消失，为巩固疗效，继服 7 剂，以防复发。

【按语】

1. 本案的主症是全身奇痒，并见心烦、失眠，舌质淡、脉细涩，此皆心肝血虚、血行不畅之象。其主要病机是血虚生风，治应养血息风为要。

2. 四物汤是从《金匮要略》芎归胶艾汤化裁而来。方中地黄、白芍乃血中之血药，为养阴补血之正品；当归、川芎乃血中之气药，为养血行滞之上品。四物动静结合，实为补血调经之主方。

3. 本方在用四物汤养血息风的同时，又加黄芪与当归相合，实有当归补血汤之义；加桑葚以增强滋阴补血、生津润燥之功，配合地肤子、白鲜皮、防风直接清热除风止痒；又以五味子、炙甘草，散中有收，调和诸药，以燮理阴阳。

52　少阴坏病

刘某，女，30岁。

初诊：1990年11月16日。主诉：胃脘痛而有堵塞感、烧心、纳呆多时。素体尚健，小产后虚弱、乏力、欲寐，继而畏寒、咽痛。医以牛黄解毒片类泻火，后出现纳呆、吞酸、胃脘满痛；医者又用青皮、陈皮、枳实等理气，更见精神恍惚、动则心悸等。刻下观其面色㿠白，动则气喘，身畏寒而足心发热，咽干口苦，喜热汤而不多饮，舌淡红、苔薄白，脉弦乏力。据此脉症病史，诊断：少阴坏病。病机：气血虚弱，寒伤中阳，脾失健运，升降失常，少阴未平又及太阴。治则：温中健脾，补气助阳。方药：桂附理中汤。

处方：党参20g，炒白术15g，炮附子（久煎）12g，炮姜20g，肉桂6g，炙甘草6g。2剂，水煎服，早饭前、晚饭后1h左右各服1次。

二诊：1990年11月20日。胃痛减半，烧心、足心热消失。

处方：上方加麦门冬15g，炒神曲15g。4剂，煎服方法同前。

三诊：1990年12月6日。述服上方4剂后，胃痛及堵塞感悉除，饮食恢复，体力渐增，生活调养旬日而康复。

【按语】

1. 本案产后体虚，而见畏寒、咽痛、欲寐等少阴证。而医者未详查病因病机，妄投苦寒攻伐，一误再误，变成少阴坏病。后以理中汤健脾益气，温建中州；又加桂、附以复心肾之阳，回阳祛寒之力更宏，药中肯綮，坏病得愈。

2. “坏病”一词，《伤寒论》16条、267条先后两见。所谓“坏病”，即因误治而引起的变证，指因误治而使病情复杂化，已无六经病证候可循的病症，也可变成内科杂病。故其治则，仲景云“观其脉证，知犯何逆，随证治之”“知犯何逆，以法治之”。

第三篇 医话荟萃

赞医话

文章天成有玄机，勤学苦练是根基。

言之成理持有故，文通三理有新义。

注：三理，医理、文理、哲理

01 从《金匮要略》论"心病多寒"

刘茂林　叶险峰　刘明

《金匮要略》在"胸痹心痛短气病脉证治"篇中论述了胸痹心痛的病因病机和证治，概括其总的病机为"阳微阴弦"，即上焦阳虚、阴乘阳位所致。余从医数十载，据本篇之理法方药总结出"心病多寒"看法，并以此指导临床实践，收效颇多。今不揣浅陋，就"心病多寒"浅谈一二，供同道参考。

1. 从病因病机论心病多寒

《金匮要略·胸痹心痛短气病脉证治》云："师曰：夫脉当取太过不及，阳微阴弦，即胸痹而痛，所以然者，责其极虚也。今阳虚知在上焦，所以胸痹心痛者，以其阴弦故也。"(1)

文中所言"阳微阴弦"即胸痹心痛的主要病因病机。"阳微"指寸脉微，寸脉为阳，尺脉为阴，故寸脉微，为阳位见阴脉，以示上焦胸阳不足，主指心阳虚（即前文所言"不及"），实指正气（本）虚，亦即《医宗金鉴》所谓"阳得阴脉为阳不及"之义；"阴弦"是尺脉弦，为阴位见阴脉，主下焦阴寒内盛（即前文所言"太过"），以示邪气（标）实，亦即《医宗金鉴》所谓"阴得阴脉为阴太过"之义。太过之阴邪，上乘不足之阳位，即构成了"阳微阴弦"，阴乘阳位，痹阻胸阳，本虚标实，不通则闷，不通则胀，不通则痛的主要病因病机。原文紧接着强调指出："所以然者，责其极虚也。"又说"今阳虚知在上焦",就上焦心肺而言,心为阳中之阳,肺为阳中之阴,所以"阳虚",包括"极虚",主指心阳虚,这是疾病发生和发展的主要矛盾方面。正如《内经·素问热病论》所云:"邪之所凑,其气必虚。"言正虚之处,邪必凑之。反复强调上焦心阳不足,气血推动无力,是胸痹心痛发生和发展的主要病理基础。

2. 从证治论心病多寒

2.1 先从胸痹的主症、重症、轻症和急症的有关条文分析。

2.1.1 主症:"胸痹之病,喘息咳唾,胸背痛,短气,寸口脉沉而迟,关上小紧(数),瓜蒌薤白白酒汤主之。"(3)

瓜蒌薤白白酒汤方:瓜蒌实(捣)一枚,薤白半升,白酒七升。

2.1.2 重症:"胸痹不得卧,心痛彻背者,瓜蒌薤白半夏汤主之。"(4)

瓜蒌薤白半夏汤方:瓜蒌实(捣)一枚,薤白三两,半夏半斤,白酒一斗。

重症:"胸痹心中痞,留气结在胸,胸满,胁下逆抢心,枳实薤白桂枝汤主之;人参汤亦主之。"(5)

枳实薤白桂枝汤方:枳实四枚,厚朴四两,薤白半斤,桂枝一两,瓜蒌(捣)一枚。

人参汤方:人参、甘草、干姜、白术各三两。

2.1.3 轻症:"胸痹,胸中气塞,短气,茯苓杏仁甘草汤主之;桔枳姜汤亦主之。"(6)

茯苓杏仁甘草汤方:茯苓三两,杏仁五十个,甘草一两。

橘枳姜汤方:橘皮一斤,枳实三两,生姜半斤。

2.1.4 急症:"胸痹缓急者,薏苡附子散主之。"(7)

薏苡附子散方:薏苡仁十五两,大附子(炮)十枚。

以上五条七方,说明胸痹病的主症是喘息咳唾,胸背痛,短气。前已述及胸痹心痛总的病因病机是"阳微阴弦",阴乘阳位,痹阻胸阳,本虚标实,心肺气机不畅,故见以上主症,治以瓜蒌薤白白酒汤,通阳散结,豁痰下气。若胸痹痰饮较盛,水气凌心迫肺,则不能平卧,心痛彻背,用瓜蒌薤白半夏汤,加强通阳散结和蠲饮降逆之力。若胸痹心中痞,胸满,胁下逆抢心,而偏于邪实者,用枳实薤白桂枝汤,通阳散结,降逆除满,以祛邪为先;而偏于正虚者,用人参汤,温阳健脾,益气除湿,大气来复,阴寒自散,以扶正为要,即所谓痛有补法,亦即《内经》塞因塞用之法。若胸痹轻症,饮阻气滞,胸中气塞,短气,而病偏于肺,饮邪较重者,用苓杏甘草汤,宣肺利水,化饮理气;若病偏于胃,气滞较重者,用桔枳姜汤,温中降逆,化饮理气。若胸痹急性发作，救急用薏苡附子散，方中薏苡仁除湿缓急止痛，炮附子温阳散寒除湿止痛，用于胸痹急症。

2.2　再从论心痛轻症、重症及原文附方的有关证治分析。

2.2.1　轻症："心中痞，诸逆，心悬痛，桂枝生姜枳实汤主之。"（8）

桂枝生姜枳实汤方：桂枝、生姜各三两，枳实五枚。

2.2.2　重症："心痛彻背，背痛彻心，乌头赤石脂丸主之。"（9）

乌头赤石脂丸方：蜀椒一两（一二分），乌头（炮）一分，附子（炮）半两（一二分），干姜一两（一二分），赤石脂一两（一二分）（蜂蜜为丸）。

2.2.3　附方："九痛丸，治九种心痛。"附子（炮）三两，生狼牙（炙香）一两，巴豆（去皮心，熬，研如脂）一两，人参、干姜、吴茱萸各一两（炼蜜丸，酒下）。

以上所论两条三方，依然是针对胸痹心痛总的病因病机"阳微阴弦"而设。若寒饮上逆，心中痞，心悬痛之心痛轻症，可用桂枝生姜枳实汤，通阳化饮，降逆平冲；若阴寒痼结，心痛彻背，背痛彻心，痛无休止之心痛重症，当用乌头赤石脂丸，乌、附、椒、姜，大辛大热并用，温阳散寒，逐饮止痛。附方说："九痛丸，治九种心痛。"意为能治多种心痛。

纵观本篇所论七条十方，主论上焦心阳不足，治以恢复心之阳气为主，兼以蠲饮降逆理气止痛。所用十首方药分析如下：其中三方用了附子、干姜、白酒，两方用了人参、生姜、薤白、桂枝，他如乌头、蜀椒、巴豆、吴茱萸、赤石脂等辛温之品不乏其用，可谓"寒者热之"之专篇，无一偏寒凉之方。充分说明其方药紧扣心阳不足，心病多寒之病机。

总之，《金匮要略》所论胸痹心痛，总的病因病机是"阳微阴弦"，寒饮上逆心胸，心肺气机不畅，不通则闷，不通则胀，不通则痛。正如黄坤载所言："阳不敌阴，则阴邪上犯，浊阴填塞，是以胸痹，宫城逼窄，是以心痛。"笔者以为黄氏所论"浊阴"，除主指阴寒、痰饮、瘀血之外，还应包括现代人们认识到的血脂高、动脉硬化、血管狭窄、血栓形成等。因此，在治疗胸痹心痛时，吾辈应在前人温阳化饮、逐寒止痛的基础上，不但要通晓"不通则痛""不荣则痛"，更要加强活血化瘀及降脂和软化血管等方面的研究，力争有所突破，有所创新，以开辟治疗胸痹心痛、肺梗死、脑梗死等严重影响人类健康的新途径。

3. 当代名家对心病多寒的论述

3.1　冉雪峰

一代名医冉雪峰在《冉雪峰医案》中说："胸膺为阳位，胸痛多属心阳不宣，阴邪上犯。"可以理解为心阳不宣，阳不敌阴，阴邪上犯，心阳不足，是导致胸痹的主要矛盾方面。

3.2　李振华

当代国医大师李振华教授指出："临床上，心病患者多因心阳衰竭而致死亡，尤以冬季严寒、黎明阴盛之时属多……如治疗冠心病，既重视活血以通脉，更重视心阳的强弱，如心阳强盛，虽心脏血管狭窄，亦可促使心脏供血，不足致衰竭；如心阳衰弱，虽心脏血管狭窄不甚，亦可因心阳虚弱而致气虚血瘀且促使衰竭。因此在治疗冠心病时，主张在助心阳的基础上加理气活血之品，以使心脏血行通畅。"可见其治心病重视心阳，与本论心病多寒如出一辙。

3.3　高体三

已故全国名老中医高体三教授直言："少阴以心火为主……故少阴一病，病于寒者多，而病于热者少。"与心病多寒之论，可谓不谋而合。

据临床观察，按五行而论，心病则火不足，心阳亏虚，推动无力，则水湿泛滥，痰血阻滞。轻则胸腹胀满；重则胸腹闷胀疼痛、肝脾大；甚者胸背痛，水湿外溢，四肢郁胀，下肢水肿。

综上所述，中医所论胸痹心痛类似于现代医学之冠心病、心绞痛等，《金匮要略》将其病因病机概括为"阳微阴弦"，上焦心阳不足是其发病关键，立辛温宣痹通阳之大法，创瓜蒌薤白白酒汤、瓜蒌薤白半夏汤等经方，迄今依然有效地指导着临床实践。余据其理法方药，总结出"心病多寒"的看法，治以温经通阳、恢复心之阳气治其本，佐以活血化瘀、理气止痛等法以治其标，用于临床，多获良效。

注：

（1）本篇引用《金匮要略·胸痹心痛短气病脉证治》，原文后小括号内的数字为原文序号。

（2）九种心痛，首见于《金匮要略·附方》，然缺详释。《千金要方》有虫心痛、注心痛、风心痛、悸心痛、食心痛、饮心痛、冷心痛、热心痛、去来心痛，九种心痛的记载，有较大参考价值。

ⓜ　从《薛氏医案》论"喉病多热"

喉病是咽喉病的简称，如中医的喉痹、白喉、乳蛾、烂喉丹痧等。包括西医的急、慢性咽炎，急、慢性喉炎，急、慢性扁桃体炎等。咽喉为肺胃之门户，五脏六腑之热皆可上冲咽喉而发病。笔者通过对《薛氏医案》中有关咽喉医案的研究，并结合个人的临床经验认为"喉病多热"，尤以肺胃之火多也，大抵咽喉之病热者十之八九，寒者不足一二耳。下面就从薛己所选医案16例加以分析，以证"喉病多热"之论。

一、薛己所选咽喉医案原文如下

一男子咽喉痛而脉数，以荆防败毒散加芩、连二剂稍愈，乃去芩、连，又二剂而愈。

一男子咽喉肿闭，牙关紧急，针不能入，先刺少商二穴，出黑血，口叩开；更针患处，饮清咽利膈汤，一剂而愈。

一妇人咽喉肿痛，大小便秘，以防风通圣散一剂，诸症悉退；又荆防败毒散，三剂而安。常治此证，轻则荆防败毒散、吹喉散；重则用金钥匙，及刺患处，出血最效，否则不救。针少商二穴亦可，不若刺患处之为神速耳。

一男子咽喉肿痛，脉数而实，以凉膈散，一剂而痛止；以荆防败毒散加牛蒡子，二剂而肿退；以荆防败毒散二剂，又以甘、桔、荆、防、玄参、牛蒡子，四剂而平。

一男子咽喉肿闭，痰涎壅甚，以胆矾吹咽中，吐痰碗许；更以清咽利膈汤，四剂而安。

一男子咽喉肿痛，药不能下，针患处，出紫血稍愈，以破棺丹噙之；更以清咽消毒散，服之而愈。

一男子咽喉干燥而痛，以四物汤加黄柏、知母、玄参，四剂稍愈，更以人参固本丸，一剂不再发。

一男子咽痛，午后益甚，脉数无力，以四物汤加黄柏、知母、荆、防，四剂而愈；乃以前药，去荆、防，加玄参、甘、桔数剂，后不再发。

一弱人咽痛，服凉药，或遇劳愈甚，以补中益气汤加芩、连，四剂而愈；乃去芩、连，又数剂，不再发。常治午后痛，去芩、连，加知母、黄柏、玄参，亦效。

一老人咽痛，日晡尤甚，以补中益气汤加酒炒黄柏、知母，数剂而愈。

一男子乳蛾肿痛，脉浮数，尚未成脓，针去恶血，饮荆防败毒散，二剂而消。

一男子乳蛾肿痛，饮食不入，疮色白，其脓已成，针之，脓出即安。

一男子嗌痛肿痛，脉浮数，更沉实，饮防风通圣散一剂，泻一次，势顿退，又荆防败毒散，二剂而消。

一男子咽喉肿痛，余欲针之，以泄其毒，彼畏针止，服药，然药既熟，已不能下矣；始急针患处，出毒血，更饮清咽消毒药而愈。

一男子咽喉作痛，痰涎上壅，余欲治以荆防败毒散，加连翘、山栀、牛蒡子，彼自服甘寒降火之药，反加发热，咽愈肿痛，急刺少商二穴，仍以前药加麻黄汗之，诸症并退，唯咽间一紫处仍痛，此欲作脓，以前药去麻黄一剂，脓溃而愈。……

一妇人咽间作痛，两月后始溃，突而不敛，遍身筋骨亦痛，诸药不应，先以萆薢汤，数剂而敛；更以四物汤倍用萆薢、黄芪二十余剂，诸症悉退。……

二、脉症与针药分析

1. 脉症分析：薛己所选咽喉医案 16 则，明言脉者 5 例，如"脉数""脉数而实""脉数无力"各 1 例，"脉浮数"2 例。从脉象描述来看，明确反映了咽喉之病，非实热即虚热也；而 16 例中无 1 例虚寒脉象的提示。所以从脉象观之，不难看出，咽喉之病，确属热者多，而寒者少也。再从症状来看，言"咽痛"者 4 例，"肿痛"者 7 例，"肿闭"者 2 例，"作痛"者 2 例，"干燥而痛"者 1 例。而咽痛、肿痛、肿闭、作痛、干燥而痛等症状描写，都突出了一个"痛"字和一个"肿"字。《素问·至真要大论》说："诸痛痒疮，皆属于心（火）。"可见此处之"痛"字是心火之兆；这里的"肿"，多指火热壅滞红肿之象。《素问·阴阳应象大论》说"热盛则肿"可见肿痛皆火热之象也。且在 16 则咽喉病例中，肿痛并举者，达 7 例之多，足见就症状而论，也是"喉病多热"。

2. 所用针药分析：①在薛氏所选咽喉医案 16 例，刺少商二穴者 3 例，针患处者 6 例，合之超过半数病例。少商乃手太阴肺经之井穴，针刺出血，可清泻肺经之热，喉为肺经之门户，清泻肺热可直泻咽喉之火，乃釜底抽薪之法也；而点刺患处放血，可直泻患处之热毒，因热毒随血而出，故疗效最为神速。当知针少商和患处放血，皆为清热泄毒之法，以针刺之效推喉病之因，亦当属"喉病多热"。②从薛氏治疗咽喉病案的所用方药观之，在 16 例中，7 例用荆防败毒散（荆芥、防风、羌活、独活、柴胡、前胡、川芎、茯苓、枳壳、桔梗、生甘草）。但应注意，有的加芩、连；有的加大力子；有的加玄参、大力子；有的加栀子、连翘、大力子。1 方用在针去恶血之后，2 方用在防风通圣散之后，可见以上 7 例虽均用了荆防败毒散，但都与清热解毒法做了恰当配合，共同发挥发散解表、清热解毒之功。2 例用清咽利膈汤（金银花、连翘、荆芥、防风、黄芩、黄连、薄荷、玄参、桔梗、栀子、川大黄、芒硝、大力子、生甘草），由本方的药物组成不难看出，该方是为热积咽喉，红肿热痛，痰涎壅盛，大便秘结而设。2 例用防风通圣散（荆芥、防风、川大黄、芒硝、当归、川芎、芍药、薄荷、连翘、麻黄、桔梗、栀子、黄芩、白术、滑石、生石膏、甘草），本方能里清外表，主风热炽盛，咽喉肿痛，大便不通。对气虚发热而咽痛者，薛己两用补中益气汤，加知母、黄柏、黄芩、黄连、玄参，以加强清热解毒之力；对血虚发热而咽痛者，薛氏 3 例用四物汤，但应注意，一方中加萆薢、黄芪；一方中加知母、黄柏、玄参、桔梗、甘草；一方中加知母、黄柏、玄参，并结合人参固本丸（生地黄、熟地黄、天冬、麦冬、人参）而愈。

纵观以上诸方，皆解表透邪、清热解毒之剂，以方测证，仍属喉病多热之证。所以薛己在论述咽喉病的证治中说："大抵咽喉之症，皆因火为患……。"笔者诗曰："治喉如救火，寒少热证多。针药皆泻火，火火无处躲。（注）"

三、古今名医对"喉病多热"的论述

1. 汉代张仲景在《金匮要略》中说："火逆上气，咽喉不利，止逆下气，麦门冬汤主之。"又说："狐惑之为病……，蚀于喉为惑，蚀于阴为狐……蚀于上部则声喝，甘草泻心汤主之。"

2. 隋代巢元方在《诸病源候论》中说："喉痹，是风毒之气，客于咽喉之间，与气血相搏，而结肿塞。"又说："喉痛者，风热毒客于其间故也。"

3. 清代包三述《包氏喉证家宝》咽喉总论中指出："咽喉，气之呼吸，食之出入，乃人身之门户也。其证虽繁，多归于火，盖少阴君火，少阳相火，二脉并络于咽喉。"

4. 清代张锡纯在《医学衷中参西录》治咽喉方亦有"咽喉之证，热者居多"之说。

5. 时逸人在《中国急性传染病学》中说："大抵喉证无不由内热火炎所致，故清热之药，决不可少。"

纵观古今名医之言，与笔者对"喉病多热"的认识可谓一脉相承，不谋而合。笔者根据"喉病多热"之说，创立了"四二玄参桔梗汤"，用于临床治疗咽喉干痛（喉痹）诸症，确有立竿见影之效。

注："火火无处躲"，前一个"火"为喉病多火热之证；后一个"火"指误用火热之治法，必致加重病情，甚至死亡。

⑬ 《金匮要略·黄疸病篇》主论阳黄的证治

自古论黄疸者，皆以身黄、目黄、尿黄为特征，《金匮要略》也不例外。但据临床所见，以上三黄应以目黄为诊断要点，若只有身黄、尿黄而无目黄者，不应按典型黄疸治疗。

论及黄疸的病因病机，《金匮要略》认为有两种情况：①"脾色必黄，瘀热以引"，是说脾胃属土，其色本黄，脾胃湿热，熏蒸肝胆，胆汁外溢，侵入血分，行于体表，发为阳黄；②"阳明病，脉迟者"，言其脾胃寒湿，湿从寒化，阻滞气机，郁阻肝胆，胆汁外溢，侵入血分，行于体表，发为阴黄。这是按照元代罗天益的阳黄和阴黄论对《金匮要略》病因病机的概括。

对黄疸的治疗，除兼挟证、误治变证、燥结发黄和虚黄外，主要论治湿热发黄，即后世所说的阳黄为重点。以谷疸、酒疸为主线，分别论述了：①阳黄湿重于热，黄疸初期多见的茵陈五苓散证；②阳黄热重于湿，热偏于上的栀子大黄汤证；③阳黄热重于湿，热偏于下的大黄硝石汤证；④阳黄湿热俱盛，病偏于中焦的茵陈蒿汤证。当然篇中对脾胃寒湿发黄也有论及，但有论无方，可见非为讨论重点。现将上述四种阳黄的论治，分述于下，以供学习《金匮要略》时参考。

一、茵陈五苓散证

1. 药物：茵陈蒿末十分，五苓散〔泽泻一两二分，猪苓三分，茯苓三分，白术三分，桂（枝）二分，上五味为末，白饮服方寸匕，日三服，多饮暖水，汗出愈〕五分。

2. 用法：上二物和，先食饮方寸匕，日三服。

3. 方义：茵陈清热祛湿，利胆退黄；五苓散通阳化气，健脾利水，共奏清热祛湿，利胆退黄之功，湿祛热无所依，故湿祛热散。所以本方是以除湿为要务，即《金匮要略》所云"然黄家所得，从湿得之"和"诸病黄家，但当利其小便"之义。

4. 主治：阳黄，湿重于热，黄疸初期。

（1）原文："黄疸病，茵陈五苓散主之。"（18）

（2）释义：本条详于方而略于证，故分析此类原文，当以方测证。从该方以茵陈蒿清热祛湿，利胆退黄为君；又用五苓散通阳化气，健脾利水来看，除黄疸初期湿邪较盛外，当伴见发热恶寒、纳呆、小便不利等症状。所以《医宗金鉴》说："黄疸病之下，当有'小便不利者'五字，茵陈五苓散方有着落。"

二、栀子大黄汤证

1. 药物：栀子十四枚，大黄一两，枳实五枚，豆豉一升。

2. 用法：上四味以水六升，煮取二升，分温三服。

3. 方义：栀子、豆豉清透上焦心胸中郁热；大黄、枳实清泻中下二焦胃肠积热，本方上下分消、清泻实热。证之临床，本方再加茵陈，以清心除烦为主，兼以清热祛湿退黄，其效更佳。

4. 主治：阳黄，热重于湿，热偏于上者。

（1）原文："酒黄疸，心中懊恼，或热痛，栀子大黄汤主之。"

（2）释义：酒性湿热，酒家湿热蕴积于中焦，熏蒸上焦心肺，故心胸中郁闷烦乱，或热痛。本条酒黄疸，为湿热发黄，湿从热化，火性上炎，热偏于上，故当伴见心烦失眠、身热、尿少黄赤、大便不爽，身黄如橘柚之色等阳黄之象。

三、大黄硝石汤证

1. 药物：大黄、黄柏、硝石各四两，栀子十五枚。

2. 用法：上四味以水六升，煮取二升，去滓，内硝，更煮取一升，顿服。

3. 方义：栀子、黄柏清三焦郁热，利湿除黄；大黄、硝石泻阳明实热，软坚通便。全方共奏清热通便，利湿除黄之功。临床上本方亦可加茵陈，退黄之效更速。

4. 主治：阳黄，热重于湿，热偏于下者。

（1）原文："黄疸腹满，小便不利而赤，自汗出，此为表和里实，当下之，宜大黄硝石汤。"（19）

（2）释义："黄疸腹满"，为里热成实；"小便不利而赤"，示里热极盛，膀胱气化不利；"自汗出"，乃里热迫津外泄所致。"此为表和里实"，既是本条病机的概括，也是对大黄硝石汤病位和病性的诊断，更为治则"当下之"的前提。可见本条是论述阳黄，热重于湿，热偏于下的证治。

四、茵陈蒿汤证

1. 药物：茵陈六两，栀子十四枚，大黄二两。

2. 用法：上三味，以水一斗，先煮茵陈，减六升，内二味，煮取三升，去滓，分温三服。小便当利，尿如皂角汁状，色正赤，一宿腹减，黄从小便去也。

3. 方义：茵陈，清热祛湿，利胆退黄，为君；栀子，清心透热，除湿利尿，助茵陈使湿热从小便而去，为臣；大黄，清泻湿热，兼行血分，从茵陈用量三倍于大黄观之，大黄能协茵陈清利三焦和血分之湿热为佐使。再从方后所云"小便当利，尿如皂角汁状，色正赤，一宿腹减，黄从小便去也"来看，本方能使湿热瘀浊从小便去之为主攻方向。

4. 主治：阳黄，湿热俱胜，病偏于中焦者。

（1）原文："谷疸之为病，寒热不食，食即头眩，心胸不安，久久发黄，为谷疸，茵陈蒿汤主之。"（13）

（2）释义：本文"寒热"是指脾湿胃热，湿热郁蒸，营卫运行不利所致；"不食"为湿热阻滞中焦，脾胃运化失职；"食即头眩，心胸不安"者，是说勉强进食，食助湿热，上冲心胸，影响元神之府故也。既是湿热黄疸，当属阳黄，为湿热俱胜，病位居中焦。本方可谓治疗湿热黄疸之第一要方，目前临床上所用的茵陈二黄汤、茵陈三黄汤，乃至茵陈四黄汤，均由此方发展而来，临床应用范围日渐广大。

④4　阴血亏虚，筋脉失养是痉病的主要病因病机

一、《金匮要略》所论痉病的证治

研读《金匮要略·痉湿暍病》篇，不难看出《金匮要略》所言刚痉，是太阳病发热，无汗恶寒而痉者，柔痉是太阳病发热，汗出不恶寒而痉者。但应注意此处之太阳病与《伤寒论》之太阳病，在病因上，有同有异，相同点是均有感受风寒外邪的因素，不同点在于《金匮要略》之太阳病，有素体津亏的内因存在。如在论述柔痉时说："太阳病，其证备，身体强，几几然，脉反沉迟，此为痉，瓜蒌桂枝汤主之。"在欲作刚痉条中又说："太阳病，无汗而小便反少，气上冲胸，口噤不得语，欲作刚痉，葛根汤主之。"前条指出："太阳病，……脉反沉迟"和本条中的"太阳病无汗而小便反少"，皆强调指出，《金匮要略》所言太阳病，除外感风寒表证外，还有明显的体质阴血亏虚的内因存在。故治疗刚痉用葛根汤，重用葛根解肌生津疏筋，伍以芍药、甘草、大枣，酸甘化阴，以助葛根生津疏筋。而柔痉的治疗用瓜蒌桂枝汤。以瓜蒌根为主药，清热生津，辅以芍药、甘草、大枣，酸甘化阴，以助其养阴生津之力。然结合笔者临床体会，认为治柔痉以瓜蒌桂枝汤再加葛根，其效更佳。

《金匮要略》所论痉病，除刚痉、柔痉外，还有阳明里热成痉一条，原文云："痉为病，胸满口噤，卧不着席，脚挛急，必齘齿，可与大承气汤。"从用大承气汤，通腑泄热，急下存阴来看，以方测证，本条应是阳明里热成痉。但应注意痉病的主要病因病机是：阴血亏虚，筋脉失养。故汗、下之法，可暂不可久。治本之法，当以养阴补血，生津疏筋方为长久之计。

二、《金匮要略》所论误治成痉的机理

在《金匮要略·痉湿暍病》篇中列出：①太阳病，发汗太多，因致痉。②夫风病，下之则痉，复发汗，必拘急。③疮家虽身疼痛，不可发汗，汗出则痉。

以上三条论述误治成痉的病因病机。概言之，误治的形式有二，一是过汗，一是误下。①太阳病，其病在表，本当汗解，如《内经》中说："其在皮肤，汗而发之。"但应微汗，不可太过，汗为心之液，血汗同源，故汗出太过，阴血耗伤，筋脉失养，血虚风动，必致痉病。②太阳中风，理应调和营卫，微汗治之。今反下之，阴伤于下，风动于上，阴虚内热，热伤阴血，筋脉失濡，火热生风，发为痉病。③久患疮疡之人，多已营血不足，虽有表证，不

可再以汗解之，如是则重亡津血，筋脉失养，阴虚风动，亦可致痉。

三、新产血虚多汗是痉病产生的又一种类型

《金匮要略·妇人产后病》篇说："新产血虚，多汗出，喜中风，故令病痉。"本文直言产后血虚，复多汗出，从而提示了血虚津亏的内因；由于多汗出，腠理不固，易感风邪，风又为无形之阳邪，其性开泄，易化燥化热，伤阴动风，故内外合邪，阴血亏虚，加之风邪化热伤阴，筋脉失养，阴虚风动，发为痉病。

综上所述，除《痉湿暍病》篇中的刚痉、柔痉、阳明里热成痉和误治致痉之外，本文又补充了一种产后血虚，多汗出，复感风邪而痉的特殊类型。但无论何种痉病，其总的病因病机，可用"阴血亏虚，筋脉失养"八字概之。

05　浅谈《金匮要略》小建中汤的证治

《金匮要略·血痹虚劳篇》第 13 条说："虚劳里急，悸，衄，腹中痛，梦失精，四肢酸痛，手足烦热，咽干口燥，小建中汤主之。"

症状和病机分析：第一组症状，"里急""腹中痛"，诸家认识比较一致，是阳虚生寒，寒性收引，气机不展，腹部脏器失于温煦，故拘急疼痛（应喜温喜按）。正如《素问·痹论》云："痛者寒气多也。"第二组症状，"衄，梦失精，手足烦热，咽干口燥"，皆为阴虚内热所致。阴虚内热，热伤阳络则"衄"，热扰精室则"梦失精"；"手足烦热"为阴虚内热的主要特征；阴虚内热津不上承则"咽干口燥"。至于"四肢酸痛"，多数注家认为是阴阳气血俱不足，四末失于濡养和温煦所致。关于"悸"（心悸），教材多认为是营血不足，心失血养而悸。忽略了中阳不足，心气亏虚而悸的主要矛盾方面，所以笔者以为本条之心悸，是中阳不足，气血双亏，而偏于心气虚的心悸。

《伤寒论》102 条在小建中汤"原文析义"中也指出："必是里气先虚，心脾不足，气血双亏之人复被邪扰所致。"在方义分析中又说："桂枝，生姜温通心脾阳气，与甘草相合，辛甘化阳以温阳养心。"

治疗：小建中汤。桂枝三两（9g），酒炒芍药六两（18g），生姜三两（9g），炙甘草二两（6g），大枣十二枚，饴糖一升（30g）。可见本方是桂枝汤倍芍药，重用饴糖而成。

方解：本方以饴糖为君，合甘草、大枣甘温建中缓急止痛。配芍药酸甘化阴；伍桂枝、生姜辛甘生阳；故其治则当先温建中州，缓急止痛，继补阴阳。中气建立，化源充足，营卫调和，从阳引阴，从阴引阳，阴阳两虚之候故当愈。尤怡在《金匮要略心典》中说："是故求阴阳之和者，必于中气，求中气之立者，必以建中也。"故凡阴阳俱不足，补阳则碍阴，补阴则伤阳者，投以小建中汤，温建中州，开发气血生化之源，则阳生阴长，气能生血，血能含气，阴阳两虚之证自当徐徐平复，此亦为仲景的一大发明。

参考：

（1）《简明中医大辞典》说，梦遗，又名梦失精。多因相火妄动，或心火亢盛所致。故《金匮要略》七版教材将"梦失精"释为"阳虚阴不内守"似有欠妥！

（2）心悸：证名。指患者不因惊吓，自觉心跳、心慌、悸动不安。多由气虚、血虚、停饮或气滞血瘀所致。

（3）气虚心悸，心悸之一种，由于阳气虚所致。……治宜温阳益气。可用小建中汤、真武汤、四逆汤加肉桂等方治之。

⓪⑥　活用经方治杂病

一、学经典效经方验之临床

中医学根基于四大经典。历代名医无不以《黄帝内经》《神农本草经》《伤寒论》和《金匮要略》的理论为指导而弘扬天下。所谓经典，即指被公认是权威性的著作，从理论到临床当以此为准绳。所谓经方主要指《伤寒论》和《金匮要略》之方。临证之起沉疴、消痼疾，多以经方加减而收益。例如，1991年8月曾治疗一哮喘患者，女性，47岁。自诉患支气管哮喘病16年，每年7月到8月间病情加重。1993年7月下旬患者因咳嗽、胸闷、吐白黏痰，喘息不能平卧而收入某医院观察室。其间检查肺功能加通气反应，结果提示：中度+混合性通气功能障碍，以阻塞性通气功能障碍为主。胸部X线片报告，心肺未见明显病变。血液化验报告：白细胞$8.4×10^9$/L，中性粒细胞82%，淋巴细胞18%。给予止咳化痰、定喘、消炎、吸氧等治疗，7天后病情稍缓解出院。笔者认为此属寒痰结聚肺系，遵《金匮要略》"病痰饮者，当以温药和之"之训，拟小青龙汤加苏子，杏仁以温化寒饮，止咳平喘。复诊自述，服药3剂，深夜醒来，咳吐胶黏干痰五六枚，大者如樱桃，小者似黑豆，有的硬似干血块，呈黑红色。从此喘闷明显减轻，唯口舌稍觉干燥。上方去干姜，减桂枝，加入沙参、桔梗，连服6剂，16年之痼疾，豁然而愈。

二、既辨病又辨证因证施药

虽然《伤寒论》重在辨证，《金匮要略》重在辨病，但两书都强调病证参合论治，只要视其具体病证有所侧重而已。故在临证时，不能只讲辨证而忽视辨病，因为有病始有证，证附于病，辨证方能识病，识病后方可施治，若舍其病而谈证，犹皮之不存，毛将焉附？但又不能以辨病来代替辨证，因"病不变而证常变，病有定而证无定"，故诊治疾病，要随证之变化加减用药，尤其作为现代中医工作者，要把这种病证参合诊治方法赋予新的内容，每诊一病，既要借助现代科学诊查手段协助辨病，明确诊断，以使辨证全局在胸，又不能用某些实验室的检查指标来干扰中医四诊八纲的辨证，如是辨证，则能使辨病更精确、更深化、更具体。例如：1991 年春治疗一糖尿病患者，女性，50 岁。自诉患糖尿病年余，曾在多家医院治疗，终未能愈。初诊时查尿糖（++++），血糖 190mg/dL，形体消瘦，面色无华，舌体胖嫩、舌质淡，口中多涎唾，大便溏薄，小便频数，四肢厥冷，腰腿冷痛，能食，脉沉弱。中医辨病为消渴。但由于本病有上消、中消、下消之分，累及脏腑有肺、胃、肾之别；上消和中消以肺胃热盛者居多，下消者或肾阴虚，或肾阳虚，或阴阳两虚，如若辨证不精，差之毫厘，谬之千里。笔者认为本例属肾中真阳衰惫，必燃起龙雷之火，方可愈疾。方用真武汤去茯苓，加鹿角胶、桂枝、硫黄。连服 20 剂，病告康复。

三、补不足损有余重视正气

《金匮要略》云："补不足，损有余。"不足者，补之，有余者，损之，这是对虚证和实证而言。另外，《金匮要略》重视脏腑辨证，在很大程度上就是强调辨患者的体质情况。对内伤杂病的辨证，必须既要看到病，又要看到人，既要注意邪气致病的一面，又要注意正气抗邪的一方，既要分析病邪的微甚，又要权衡体质的强弱。对内伤杂病的治疗，顾护正气尤为重要。概因正气乃人身之本，人体抗病能力悉赖于正气旺盛，若正气亏虚，无力抗邪，则病邪久留不去，酿成大患，或无力斡旋药力，药物实难奏效。

尤其强调保护先天肾气和顾护后天脾胃之气，以为单纯攻邪之法，可暂而不可久。例如：1991 年年底，治愈一例胆结石患者，男性，32 岁。自诉消化不良，经常嗳气，右胁下闷胀。于 1991 年 10 月先后 B 超检查，报告：于胆囊颈部探及直径 7mm 的强回声团，后方伴声影。提示为胆囊结石。患者形体消瘦，面色萎黄，舌质红、苔薄黄而腻，脉弦细微数。自述平日常有大便稍干，肛门微热之症。辨证为湿热郁滞之胁痛。以《金匮要略》之硝石矾石散加大黄和猪胆汁为基本方，治疗 30 日，B 超检查提示：肝，胆，脾，胰均未见异常变化。病告痊愈。本方必须以大麦粥汁和服，以顾护脾胃，扶正祛邪。《金匮要略》的前 22 篇 205 方，有半数以上是攻补兼施之方。如白虎汤中之粳米，桂枝汤之啜热粥，十枣汤中的大枣，瓜蒂散中的赤小豆，大、小建中汤中的饴糖，附子粳米汤中的粳米、大枣，皂荚丸中的枣膏，皆为顾护正气而设。

四、讲经方研经方发展经方

讲授经方首先要阐明经文原意，只要有利于说明中医之理，绝不囿于中西之界。所讲经方不但从传统的君臣佐使进行分析，而且能结合现代药理研究的新进展予以阐发，使论据更加充分，论说更加清晰。例如：在分析下瘀血汤和大黄䗪虫丸中的大黄均有活血作用，而泻心汤中之大黄却有止血功能时，引证了现代药理分析结论：大黄含有大黄酸和大黄酚，前者具活血之功，后者有止血之效，因此，大黄有活血和止血的双相作用。

近年来，笔者对某些经方进行了科学化、规范化的研究。如笔者所主持的河南省中医管理局科研项目："妇痛宁治疗痛经的临床及实验研究""狼牙汤治疗滴虫性阴道炎的临床及实验研究"，目前又负责主持一项河南省科委的科研项目"针药结合治疗胆色素混合结石的临床研究"。以上3个科研项目均选题于《金匮要略》，前2项选自红蓝花酒条和狼牙汤条，后一项选自硝石矾石散。"狼牙汤治疗滴虫性阴道炎临床及实验研究"的课题已通过专家鉴定，并评为厅级科技成果三等奖。对该项研究专家们一致认为：选题得当，设计周密，方法先进，数据可信，结论确切，所取得的成果为国内首创，接近国际同类研究水平。通过对狼牙汤的急性毒性试验和急性刺激性试验，证明了本方既无毒性，也无刺激性，是一个很有前途的药方。并且经过多方考证，确认为中药狼牙的入药部分，即仙鹤草的冬芽。通过药理和临床观察，发展了对中药狼牙药理作用的认识，也给这首古老的经方赋予了新的内容。

⑦　浅谈张锡纯对硫黄的妙用

刘茂林　李玉香

张锡纯善用生药，早已蜚声遐迩，而在《医学衷中参西录》中对生硫黄的妙用，更是立论新奇，妙趣横生。张氏用生硫黄治病范围之广，用量之大，为古今医林少有；且方药之后多附验案数则，使人捧读之后，无不诚服。今择其要者，录之于下，以广其说。

一、倡导硫黄生用

张氏根据临床实验指出："制好之熟硫黄，犹不若径服生者其效更捷。盖硫黄制熟则力减，少服无效，多服又有燥渴之弊，服生硫黄少许既有效而又无他弊也。十余年间，用生硫黄治愈沉寒锢冷之病不胜计。盖硫黄原无毒，其毒也即其热也，使少服不令觉热，即于人分毫无损，故不用制熟即可服，更可常服也，且自古论硫黄者，莫不谓其功胜桂附，惟径用生者系愚之创见，而实由自家徐徐尝验，确知其功效甚奇，又甚稳妥，然后敢以之治病，今邑中日服生硫黄者数百人，莫不饮食加多，身体强壮，皆愚为之引导也。"（一，355）张氏指出："其毒也即其热也。"此与现代研究对硫黄的认识颇相吻合，如《中国矿物药》说："硫黄中的砷，可能是硫具有温热作用的物质基础之一。"可见服硫黄后，有无温热感与硫黄中的含砷量和患者体质的耐受性密切相关，故张氏所论"使少服不令觉热，即于人分毫无损"，是有其科学根据的。

1. 用量：前面提到"使少服不令觉热"，可谓最小有效量；关于常用量张氏多次强调：以服后移时觉微温为度（一，79）；至于极量书中说："一日之极量，可至半两，然须四五次服下。"（二，247）这样就给服用生硫黄的剂量划出了安全范围，使人心中有数，便于掌握。若服后腹中不觉温暖，则要渐渐加多，直至服后自觉腹中微温为度。这里突出了中医因人制宜的特色，当然也与硫黄的含砷量有关。

如张氏治一数月孺子，乳汁不化，吐泻交作，常常啼号，日就羸瘦。其啼时蹙眉，似有腹痛之意。俾用生硫黄末三厘许，乳汁送服，数次而愈。（一，356）一个羸瘦孺子，腹痛吐泻交作，仅用三厘许（约0.1g），即可数次而愈。而张氏另治一案："一人年十八九，常常呕吐涎沫，甚则吐食。诊其脉象甚迟濡，投以大热之剂，毫不觉热，久服亦无效验。俾嚼服生硫黄豆粒大，徐徐加多，以服后移时觉微温为度。后一日两次服，每服至二钱，始觉温暖。共服生硫黄四斤，病始根除。"（一，356）张氏对年轻力壮的患者，可"一日两次服，每服至二钱"，即每服6g，每日12g（约为上例用量的120倍）。足见用量幅度之大。在内服硫黄之前，最好先测试含砷量及可溶性砷盐，以便控制用量；同时掌握因人治宜的原则，方能对应病情，随手奏效。

2. 选药：张氏指出："古方中硫黄皆用石硫黄，而今之硫黄皆出于石，其色黄而亮，砂粒甚大，且无臭气者即堪服食。"（一，356）又说："拣其纯黄无杂色者，即无杂质，亦即分毫无毒。"（二，287）很明显，张氏所用即人工硫黄中之无臭气者及自然硫中比较纯净者。现代对硫黄的研究也认为"纯净自然硫也可入药用"。

3. 服法：张氏着重指出，"无论病在上在下，皆宜食前嚼服，服后即以饭压之，若不能嚼服者，为沫开水送服亦可，且其力最长，即一日服一次，其热亦可昼夜不歇。"（一，356）张氏所言食前服确有实义，因本品不溶于水，若饭后用，必浮于水谷之上，不便消化吸收，甚至引起恶心、呕吐等不良反应。唯一个"嚼"字笔者以为此法欠妥，虽说"嚼之实无他味"，然总不甚美，甚至影响患者对此种疗法的接受。故张氏又说："若不能嚼服者，为沫开水送服亦可。"据现代药理研究证实"硫黄不溶于水"，即是为沫开水送服亦非尽善之法，笔者在临床上采用硫黄粉装入胶囊饭前服用方法，比较妥善地解决了服法问题。

二、临床验案举例

1. 水肿验案："一叟年近六旬，得水肿证。小便不利，周身皆肿，其脉甚沉细，自言素有疝气，下焦常觉寒凉。愚曰：欲去下焦之寒，非服硫黄不可。且其性善利水，施之火不胜水而成水肿者尤为对证。为开苓桂术甘汤加野台参三钱，威灵仙一钱，一日煎渣再服，皆送服生硫黄二分；十日后，小便大利，肿消三分之二。下焦仍觉寒凉，遂停汤药，单服硫黄，试验渐渐加多，一月共服生硫黄四两，周身肿尽消，下焦亦觉温暖。"（一，355）

（1）病情分析：对本证的病因和治法张氏认为"欲去下焦之寒，非服硫黄不可"，当知小便不利，周身浮肿，脉沉而细，素有疝气，下焦寒凉等，皆为阳气衰微，肾中真阳不足所致，人之水饮，非阳气不能宣通。一般而论，上焦阳虚者，水停膈上，即《金匮要略》所谓"阳微阴弦"之心水、肺水、胸痹心痛、支饮等；中焦阳虚者，水停胃肠，即成《金匮要略》之肝水、脾水、狭义痰饮等；下焦阳虚者，水停下焦影响肾与膀胱，即《金匮要略》所谓肾水、正水、石水是也，水饮无论停蓄何处，久之则逐渐浸渍周身，而头面四肢皆肿。

（2）方解：既言"非服硫黄不可"，又何开苓桂术甘汤加党参、灵仙？说明本证是以肾阳虚为主，而心脾阳气亦受损伤。所以日用生硫黄4g，以补肾中真阳……补火之中大有行水之力，故用于因下焦寒凉而成水肿者尤为佳品。该证用苓桂术甘汤，意在温补中上二焦心脾之阳。堪称《金匮要略》治"短气有微饮，当从小便去之"之神方。方中茯苓、白术为健脾渗湿之妙品，桂枝上救心阳，中温脾土，下通肾阳，用于外能开腠发汗；用于内能振奋阳气，通阳利水，可见金匮肾气丸仲景用桂枝而不用肉桂之良苦用心。唯甘草性近壅滞，肿满之证，实非所宜，故笔者之见，去之为宜。若能再伍附子、干姜，则更切病机，俾相得益彰，如虎添翼。

2. 痰饮验案："一叟年六十有一，频频呕吐痰涎，兼发喘逆……诊其脉甚迟，不足三至，知其寒饮为恙也。投以拙拟理饮汤（即苓桂术甘汤加陈皮、厚朴、干姜、杭芍）加人参、附子各四钱，喘与咳皆见轻而脉之迟仍旧。因思脉象如此，非草木之品所能挽回。俾用生硫黄少许，不觉温暖则徐徐加多，两月之间，服生硫黄斤余，喘与咳皆愈，脉亦复常。"（一，356）

（1）病情分析：频频咳吐痰涎，其脉甚迟，不足三至。《金匮要略》云：

"上焦有寒，其口多涎。"张氏认为："因心肺阳虚，致脾湿不升，胃郁不降，饮食不能运化精微，变为饮邪。停于胃口为满闷，溢于隔上为短气，渍满肺窍为喘促，滞腻咽喉为咳吐黏涎。"（一，128）张氏诊断为寒饮，投以理饮汤加参附，痰喘见轻，然脉仍迟说明元阳之气尚未恢复。

（2）方解：方中苓桂术甘汤协干姜、附子，能温补中上二焦心脾之阳，土旺自能生金，使上焦心肺阳气充足，如离照当空，阴霾自散；甘草伍干姜两合；《金匮要略》治虚寒肺痿之甘草干姜汤；人参配附子名参附汤，助胸中大气，气旺自能运化水饮，亦即《金匮要略》所谓："大气一转，其气（水饮痰湿之气）乃散。"方中陈皮、厚朴，和胃宽中下气；茯苓、白术健脾利湿，截痰之源。正气来复，气顺痰降，饮邪自消。故服上方痰喘见轻。唯脉仍迟，故又用生硫黄以温补元阳，阳气来复，脉道鼓动有力，至数自能恢复。

3. 痛痹验案：一人年四十许，因受寒腿疼不能步履。投以温补宣通之剂，愈后，因食猪头（猪头咸寒与猪肉不同）反复甚剧，疼如刀刺，再服前药不效。俾每于饭前嚼服生硫黄如玉秫粒大，服后即以饭压之，试验加多，后每服至钱许，共服生硫黄二斤，其证始愈。"（一，359）

（1）病情分析：本案初起，直言受寒，证见腿痛，故投以温补宣通剂而愈。后因吃猪头肉复发，且疼如刀刺，《内经》曰："寒气胜者为痛痹。"本病复发后，疼如刀刺，在诊断上依然属痛痹无疑。原发病因受寒，复因吃猪头肉，咸寒凝滞之物，经络痹阻更甚，病情较原发更加复杂，病重药轻，故再服前方罔效。

（2）方解：每于饭前嚼服生硫黄，试验加多。每服至3g左右，共服生硫黄二斤，每日约服10g；当三个月而愈。《本经》云："硫黄味酸，温。……坚筋骨。"《药性论》说："除风冷，顽痹。"张氏曰："自古论硫黄者，莫不谓其功胜桂附。"硫黄原是火中精，本证单服硫黄而愈；实本"寒者热之"之法。长期服用生硫黄，实能温补下焦肾中真阳，阳气充足，缓缓充满于关节肌肉之间，则风寒湿邪自无地可容矣。

结语

张锡纯倡导硫黄生用，可谓发前人所未发，补中西之未备。如现代炮制规范《中草药炮制规范》《中药饮片炮制规范》《河南省中药材炮制规范》等无不称是。张氏认为硫黄之常用量，以服后移时腹中微觉温暖为度；对硫黄的选择应拣其纯黄无杂色，且无臭气者即可；至于用法，笔者以为硫黄面装入胶囊饭前服用为宜。

以上所举水肿、痰饮、痛痹诸案，皆为张氏临床应用生硫黄的典型代表。此外，对呕吐、寒痢、便血、便秘、癫痫、狂犬病、石淋、五更泻、女子宫寒不孕及多种慢性衰弱性疾病的后期调理，凡病及属于真阳不足者张氏有妙用。

⑧　《金匮要略》风湿在表治法浅谈

　　《金匮要略》治风湿在表强调微汗，切忌大汗。这是仲景对《素问·阴阳应象大论》"其在皮者，汗而发之"的继承和发展。为什么只宜微汗，而不能大汗呢？概要言之，原因有二：①风为阳邪，其性轻扬开泄，易于表散，湿为阴邪，其性重着黏滞，不易速除，若大汗出则风去而湿在，病必不愈，且徒伤阳气。②微汗能调和营卫，使阳气缓缓充满运行于肌皮关节之间，而不骤泄，则风湿徐徐俱去，而不伤正气。正如尤在泾所云："……故欲湿之去者。但使阳气内蒸而不骤泄，肌肉关节之间充满流行而湿邪自无地可容矣。"说明微汗能使在表之风湿相随而去，病当痊愈。故仲景就此指出："风湿相搏……盖发其汗大出者，但风气去湿气在，是故不愈也。若治风湿者，发其汗，但微微似欲出汗者，风湿俱去也。"

　　笔者认为，汗法本为去邪而设，仲景根据风湿的特性，强调微汗，实属高见。无疑，这也是对《内经》汗法理论的丰富和发展。证之临床，往往是风寒湿三气杂至，病邪各有偏重，体质各有差异，其治当自有别。所以仲景在《痉湿暍病篇》中，同时提出了六首方剂：①表实偏于寒湿者，用麻黄加术汤，方后注云："覆取微似汗。"②表实偏于风湿者，用麻杏苡甘汤，方后说："有微汗，避风。"③表虚风湿者，用防己黄芪汤，方后亦云："温令微汗，差。"④表阳虚风邪偏胜者，治以桂枝附子汤。⑤表阳虚湿邪突出者，治以白术附子汤，方后曰："一服觉身痹，半日许再服，三服都尽，其人如冒状，勿怪，即是术附并走皮中，逐水气，未得除故耳。"从方后注和药物组成来看，二方仍为微汗之剂。⑥表里阳气皆虚，风湿俱盛者，甘草附子汤主之，由方后"初服得微汗则解"一句，可知本方亦为微汗之剂。

　　仲景治风湿六方，四方明言"微汗"，其余两方，从药物组成和注释来看，亦属微汗方剂，可见微汗是风湿在表的治疗大法。

⑨　"转胞"刍议

　　"转"有"转动，运转，转移"之意。"胞"通"脬"，即膀胱也。"转胞"从字义上来讲，就是膀胱的位置发生了转动。究其病因颇多，今举以下五种，以概其余：

（1）肾气不足膀胱气化不行。

（2）肺气亏虚，气化不及州都。

（3）中气虚弱，内脏下垂，迫及膀胱。

（4）妇人妊娠，胎位不正，压迫膀胱。

（5）尿路结石，闭阻不通，牵引膀胱。以上诸因，均能导致膀胱之系缭绕不顺，证见突然少腹急痛，小便不通，即为"转胞"之病。

就以上五种病情而论，其治疗可概括为：

（1）肾气不足者，用肾气丸加粉葛、牛膝。此方能滋肾阴，助肾阳，化生肾气，加粉葛根以解肌，用牛膝以通利，则肾气充足，膀胱气利，是证可解。

（2）肺气虚者，可用张锡纯的升陷汤（黄芪、知母、柴胡、升麻、桔梗），加党参、山药。本方培土生金，升举胸中大气，肺气充沛，水道自调，下输膀胱，膀胱气理，其病当愈。

（3）中气虚者，宜补中益气汤加减。该方能调补脾胃，补益中气，大气来复，内脏上举，膀胱受压之证自能解除。

（4）胎气压迫者，当以扶正胎位力先，然后配合内服《医宗金鉴》之举胎四物汤（当归、白芍、熟地黄、川芎、党参、白术、升麻、陈皮），加砂仁、枳壳，以巩固疗效；胎位恢复正常，其证自能缓解。正如朱丹溪所云："转脬小便闭，多因妊娠虚弱，……若脬为胎所压而不通，但升举其胎，胞系疏而小便自利。"

（5）若系尿路结石，闭阻不通影响所及者，多伴有郁热，可以八正散，或《证治汇补》之石苇、冬葵子、瞿麦、滑石、车前子，酌加石菖蒲、海金沙、金钱草、鸡内金等，以增强其通淋化石之功，尿路通畅，其症可愈。

总之，本病男女皆有，唯妇人妊娠对此影响较大，故罹患机会较男子为多。治宜疏导为主，当遵同病异治之理，具体情况具体分析，要从整体出发，辨证论治，不可拘泥。

10　《金匮要略》瓜蒂散中赤小豆辨析

《金匮要略·腹满寒疝宿食病篇》说："宿食在上脘，当吐之，宜瓜蒂散。"该方由瓜蒂、赤小豆和香豉汁三味药组成，已为医者所熟知。但目前对方中赤小豆的解释，尚不一致。如中医高校四版、五版教材《金匮要略选读》

和《金匮要略讲义》该条之下，均在按语中指出："赤小豆有两种，瓜蒂散所用，俗称'蟹眼豆'，性酸温，有涌吐作用，所谓'酸苦涌泄为阴'，……"然笔者从《中药学简编》中发现蟹眼豆即相思子，即是相思子，则其性不温，其味非酸，其形态和功能亦大相径庭。现分辨于下，以供研讨。

1. 从性味和形态考，《中药学简编》云："俗称蟹眼豆者为相思子。……相思子虽类似赤小豆，但作用不同，为杀虫药及眼药。"可知蟹眼豆即相思子。相思子的性味，并非酸温，如《本草纲目》："苦平，有小毒。"《中草药学》（南京药学院编）："苦平，有毒。"《中药大辞典》（江苏新医学院编）："辛、苦，平，有毒。"由此观之，相思子既无酸味，亦非性温。如是者，中医学校教材所引"性酸温""酸苦涌泄为阴"等论，似属不当。

言"性酸温"者，当指赤小豆。如《本草纲目》论及赤小豆的性状："此豆以紧小而赤黯色者入药。……气味甘酸平，无毒"；《唐本草》载："味甘酸平温，无毒"；《汤液本草》述："气温，味辛甘酸，无毒。"显然教材是把相思子（蟹眼豆）误认为赤小豆，故论述其性味时张冠李戴。

2. 从功能上看，仲景在《伤寒论》和《金匮要略》中数用赤小豆，如麻黄连翘赤小豆汤，治内有湿热而表不解的发黄证，方中赤小豆主清泄湿热；赤小豆当归散，治狐惑酿脓证，以赤小豆渗湿清热，解毒排脓；瓜蒂散，治胸膈痰实证，方中赤小豆主利水消肿。《方剂学》（全国高等医药院校试用教材）解瓜蒂散方义云："方中瓜蒂味苦性涌吐，以催吐痰涎宿食为主药；但瓜蒂苦寒有毒，催吐力峻，易伤胃气，配以赤小豆、淡豆豉谷类之品，取谷气以保胃气，使快吐而不伤正……"此明确指出，赤小豆在瓜蒂散中，意在护胃扶正。赤小豆味酸，瓜蒂味苦，两药相伍，即所谓"酸苦涌泄为阴"也。若为相思子，既无酸味，何来酸苦涌泄之功？

综上所述，相思子和赤小豆不但在形态上有明显区别，而且在性味上和功能上也大相径庭，两者不能混淆。

11　再探《金匮要略》瓜蒂散中赤小豆辨析
——答殷品之同志

殷品之同志对"《金匮要略》瓜蒂散中赤小豆辨析"提出质疑，题为"《金匮要略》瓜蒂散中赤小豆辨析之辨析"（以下简称殷文）；阅后获益匪浅。但文中的主要论点和论据仍有含糊不清或自相矛盾之处，故再笔以切磋琢磨。

1. 殷文认为"三方中的赤小豆，性味不同，用量不同，服法不同，即可知其为两种同名异物"。这种论点是否言之成理，持之有故呢？简析于下。

（1）殷文所谓之性味不同的依据是成无己的《注解伤寒论》。但该书中将同一种药物注为不同性味者，并非仅赤小豆一味。如柴胡，在大柴胡汤中注为"味甘平"，在柴胡桂枝干姜汤中注为"苦平"，在四逆散中注为"苦寒"，在小柴胡汤中注为"味苦微寒"。又如白术，在五苓散中注为"味甘平"，在真武汤中注为"甘温"，在茯苓桂枝白术甘草汤中注为"味苦甘温"。再如牡蛎，在当归四逆汤中注为"咸平"，在柴胡桂枝干姜汤中注为"味咸寒"，在桂枝去芍药加蜀漆龙骨牡蛎救逆汤中注为"味酸咸"。另如牡蛎、杏仁、芍药、泽泻、半夏均有三种不同性味的注法。至于将一药注为两种不同性味者，更是多之又多，如桃仁、桔梗等。按照殷文的逻辑，根据成氏之注，仲景书中的柴胡岂不成了同名四物，而白术等岂不该是同名三物了吗？此说显然不妥，因而也就不能只凭成氏之注的性味有别，即将仲景书中的赤小豆说成是"两种同名异物"。

（2）一种药物在不同的方剂中的用量不等，更不能成为断定是两种同名异物的依据。众所周知，某药在某方中的用量多寡，主要是由它在该方中所处的地位（即君、臣、佐、使）所决定的；当然还受剂型及其所配伍药物的毒性大小等因素的影响。如杏仁在《金匮要略》麻黄加术汤中用七十个，而在麻杏苡甘汤中仅用十个。又如大枣，在薯蓣丸中用至百枚，而在防己黄芪汤中仅用一枚（《千金要方》作十二枚）。这样的例子不胜枚举。

（3）一种药物在不同的方剂中，其服法不同，这亦不能成为"是两种同名异物"之证据。如蜀漆散和桂枝救逆汤，前者的服法是"未发前以浆水服半钱"；而后者的服法是"温服一升"。两方中均有龙骨和蜀漆，能因服法不同，就说其中的龙骨或蜀漆，各是两种同名异物吗？这显然是站不住脚的。

笔者认为仲景三方所用的赤小豆当系一物，即《本经》中品所载之赤小豆。据《千金要方·卷二十六·食治》（谷米第四）载："赤小豆味甘咸平冷，无毒，下水肿，排脓血，一名赤豆，不可久服，令人枯燥。"可见《千金要方》与《本经》所载相吻合，从而也说明自汉至隋唐都认为赤小豆入药只有一种，而且是谷米类。迄今多数注家持这种意见，如陆渊雷《伤寒论今释》及王占玺《张仲景药物研究》，无不称是。再如《中国药学大辞典》（第650页），在赤小豆条下所列"著名方剂"中有：①瓜蒂散；②赤小豆当归散；③麻黄连翘赤小豆汤。以上足以说明三方所用之赤小豆当系一物。

2. 殷文认为瓜蒂散中的赤小豆是"蟹眼豆"而不是"相思子"，那么不是"相思子"的"蟹眼豆"究是何物？此种"蟹眼豆"与赤小豆的主要区别又是什么呢？殷文对此含糊其辞。据笔者查证，"蟹眼豆"应是"相思子"，如《医方发挥》（第 745 页）说："……木本植物，'相思子'俗称'蟹眼豆'。"又如中医研究院编《中药学简编》说："半红半黑，俗称蟹眼豆者为相思子。"再如殷文所谓：近人邓可则亦认为瓜蒂散中的赤小豆当是"蟹眼豆"，……不认为是"相思子"。其实不然，如果能全面地看一下《中国药学大辞典》的引文，就会发现，邓可则也认为"蟹眼豆"即"相思子"。《中国药学大辞典》在引文中说："邓可则曰：赤小豆为两种同名之药，主治迥别，有辨之者，惜弗明也。其一种为菽类，即本经中品所载，气味甘酸平无毒，主下水肿、排痈肿脓血者，今称之为杜赤豆，以示别也，然医者仍多用赤小豆之名。其一种为非菽类，半红半黑，俗称蟹眼豆，时珍谓苦平，有小毒，吐人，研服即当吐，名之曰相思子。列于木类，而药肆中则以赤小豆名之。"上段邓氏妙论，并不费解，无疑他也认为蟹眼豆就是半红半黑的相思子。上述诸说，足以证明"蟹眼豆"就是"相思子"，这怎么能说是"强把'蟹眼豆'与'相思子'等同起来"呢？

3.《金匮要略》瓜蒂散中的赤小豆有否护胃扶正之功，且看以下两家之论。柯韵伯在《伤寒来苏集》中说："瓜蒂为吐剂中第一品药；故必用谷气以和之，赤小豆甘酸下行而止吐，取其反佐，制其太过也。"再如陶葆荪在《金匮要略易解》中指出："此方瓜蒂气寒味苦，富有上升泄越性能，用来涌吐胃上脘的宿食；但'胃为多气多血之海'，恐吐得太过，损伤胃的气血，因此佐以赤小豆来营养胃的血分，更助香豉汁来调和胃的气分，是监制吐药法，也是先筹预后法。"由此观之，瓜蒂散中的赤小豆不仅有护胃扶正之功，而且与瓜蒂、香豉配伍，可共奏"酸苦涌泄"之力。对此，《中医大辞典》、高等医药院校试用教材《伤寒论选读》均有所论，在此不加赘述。

12　"白五汤"临床治验

刘茂林　李玉香

仲景的白头翁汤治热利下重。近十几年来，我们用本方以酒黄芩代黄柏，加五炭而衍化为"白五汤"加减治疗实热痢，得心应手，疗效可靠。

1. 药物组成：白头翁 30g，秦皮 30g，姜黄连 6g，酒黄芩 10g，银花炭 10g，槐花炭 10g，川军炭 15g，山楂炭 15g，茅根炭 10g。（成人用量，小儿酌减）

2. 加减方法：呕吐者加竹茹、赭石（或半夏）；腹胀者加陈皮、木香；腹痛甚者加白芍、甘草；下坠严重者加枳壳、槟榔；不能食者加神曲、麦芽；小便自利者去茅根炭；高热、神昏、谵语、惊厥者，可配合紫雪丹、安宫牛黄丸或至宝丹等。所加各药之用量，视病情轻重灵活掌握。

3. 适应证：凡起病较急，突然腹痛，里急后重，下痢脓血，身热口渴，尿少黄赤，或头痛烦躁，呕吐噤食，甚至高热，神昏，谵语，惊厥，舌质红赤或绛，苔白厚或黄燥，脉浮大滑数者，均可以上方加减治之。

4. 病案举例

案一：崔某，男，39 岁。1974 年 8 月 29 日入院。患者腹痛、下痢已两三天。急性病容，神志尚清，频繁下痢，里急后重，体温 40℃。大便化验：红色，液状，红细胞（+++），白细胞（+++），脓球（++）。诊断为急性菌痢。经用西药治疗，病情未能控制，反而逐渐加重。9 月 2 日约中医医师会诊。诊查所见：患者意识模糊，面赤气粗，口唇干裂，全身皮肤呈黄红色，剧烈腹痛，胀满拒按，烦躁不安；体温达到 42℃，一夜大便 10 余次，纯痢脓血状如烂脯，小便短赤；近两日来，头痛加剧，恶心呕吐；滴粒不入；舌质红绛，苔黄燥，中间及后部黑干，脉弦滑数。诊为实热痢。治宜清热利湿，凉血解毒止痢。处方：白头翁 30g，秦皮 30g，姜黄连 5g，酒黄芩 10g，陈皮 12g，半夏 6g，广木香 6g，代赭石 12g，槟榔 10g，炒白芍 12g，银花炭 10g，槐花炭 10g，川军炭 12g，茅根炭 10g，甘草 4g。水煎一剂，徐徐服下。

1974 年 9 月 3 日再诊：意识清楚，精神好转，皮肤颜色已较正常，体温降至 37.2℃。头痛、腹胀、腹痛亦减轻；呕吐停止，并能进少量米粥；大便次数明显减少，脉舌无显著变化。上方去代赭石、半夏；减白头翁、秦皮为各 15g。

上方加减共服六剂，病已基本治愈，但食欲仍然不佳，腹部不适，大便时干时稀，脉转沉缓，舌苔薄白。给予五味异功散合四消饮（焦三仙加槟榔）加味，又服四剂。1974 年 9 月 14 日痊愈出院，随访六年，无复发。

案二：刘某，女，84 岁。1976 年 7 月 29 日初诊。腹痛、下痢赤白已四天。所泻之物，以白痢为主，稍带粪便，每日 3～5 次，量不多。曾用氢化可的松及庆大霉素静脉滴注，内服氯霉素等，未能控制。舌质淡红、缺津，苔白成片，脉沉细数。初据患者年迈，起病较缓，又以白痢为主，加之舌质淡，脉沉细，诊为虚寒痢，投以温补之剂。两剂药尽，病情加重，患者烦躁、口渴，精神恍惚，体温 38.5℃。所下之物如屋漏之水，每日 6～7 次。我们根据脉症病史，仔细辨其病理。因服温补药后，病情加剧，又见患者烦躁、口渴、恶心呕吐，体温较高，大便呈血水样，舌质由淡转红，苔虽薄白但缺津，脉虽沉细但数，大便化验：半液状，红细胞（+++），白细胞（+++），经反复考虑，认为初诊有误，复诊为实热痢。治宜清热利湿，凉血解毒止痢。处方：白头翁30g，秦皮30g，姜黄连6g，酒黄芩10g，银花炭10g，槐花炭19g，山楂炭15g，川军炭15g，茅根炭10g，木香6g。

1976年8月3日再诊：服上方两剂后，症状明显减轻。便血基本停止，能吃一些稀面汤。唯腹部仍觉不适，微有腹胀，食欲欠佳。上方减白头翁、秦皮各为15g，去茅根炭，加陈皮10g，神曲12g。再服两剂。

1976年8月5日三诊：诸症基本治愈，但胃脘部仍有不适，食欲较差，大便时干时稀，睡眠欠佳。给予五味异功散合四消饮加生白芍、炒枣仁各15g，又服三剂，遂告痊愈。追访两年，该人健在。

5."白五汤"简析

白头翁汤治疗热痢下重，早已蜚声遐迩，以酒黄芩代黄柏，清泻三焦之湿热，五炭中的银花炭味甘苦，性微寒，入血分，清血热，解疫毒，除秽浊，凉血止痢；槐花炭味苦，性微寒，走大肠，清热凉血解毒，善治肠风脏毒下血，用于热毒血痢，功效甚佳；山楂炭味酸甘，性微温，健脾和胃消食化积，温建中州，收敛止血，扶正祛邪；茅根炭味甘，性微寒，清热解毒，凉血止痢，治血痢尿闭，尤为擅长；川军炭味苦涩，性微寒，荡积止血如神。本品能荡涤胃肠秽浊之气，但绝无太过之弊，可谓攻不伤正、止而不塞，实为治疗热毒血痢之妙药。

13　百合病治验

丘某，女，27岁。因其父与我是同乡，故于1980年6月2日特约余诊视。途中谈到，女婿在"渤海二号事件"中遇难身亡，女儿随即奔赴现场，突然见到丈夫面目全非，惊恐万状，悲痛欲绝，数次晕倒在地。事后，昼则食少，夜不成寐，终日默默无言，时常欲卧又起，欲行又止。近来时而思水，复不能饮；似冷，又不欲衣；欲食，又食不下，经打针吃药后稍安，药力已过，病情有增无减，已半月余。

观其形态，表情淡漠，精神恍惚，沉默寡言，面色㿠白，两颧潮红，唇舌有几处生疮，舌红缺津。诊其脉弦细微数。问其所苦，自述头晕，目眩，心悸，耳鸣，口苦，咽干，尿少黄赤，时时自汗。其母见我诊后沉思良久，问道："吾女何病？"余曰："纵观脉证病史与《金匮》之百合病颇相吻合。在《金匮要略·百合病》篇中说：'百合病者，百脉一宗，悉致其病也，意欲食复不能食，常默默，欲卧不能卧，欲行不能行，饮食或有美时，或有不用闻食臭时，如寒无寒，如热无热，口苦，小便赤……，其脉微数。'"其父追问道："此证从何所得？"答曰："《医宗金鉴》指出，本病是由'伤寒大病之后，余热未尽，百脉未和，或平素多思不断，情志不遂，或偶触惊疑，卒临景迁，因而形神俱病，故有如是之现证也'，本证实由意外精神创伤，忧思过度，郁结化火，阴血暗耗所致。"因心主血脉，肺朝百脉，阴虚内热，热伏血中，故百脉俱病，从而形成以心肺阴虚内热为主要病因病机的百合病。心失血养，神明失守，故见心悸，神志恍惚，以及衣食住行皆若不能自主之势，血虚头面失荣，则头晕面色㿠白，两颧潮红，口苦，咽干，时时自汗，舌缺津，唇舌生疮，脉眩细微数，尿少黄赤等，均为阴虚内热所致。病久不愈，由心肺阴虚而致肝肾阴虚，故有目眩、耳鸣等症。

处方：北沙参 30g，生百合 30g，生地黄 15g，杞子 12g，寸冬 15g，知母 12g，川楝子 10g，白茅根 30g，水煎服。此乃百合知母汤合一贯煎而成，其目的在于清养心肺、滋补肝肾。随诊学员李某私下问道："百合病百合地黄汤即可，老师何用此方？"释曰："因其时时自汗，《金匮要略》有云：'百合病汗之后者，百合知母汤主之。'合一贯煎之理在于：'子盗母气''母令子虚'，因心为肝之子，肺为肾之母，故心肺阴虚日久，必然导致肝肾阴亏。"

服上方 9 剂后，精神、语言、行动和饮食情况均已好转，脉亦较前缓和，舌上生津，唇舌疮疡已愈。唯余头晕，少眠。自汗，又见善太息，喜悲伤欲哭。遵《金匮要略·妇人杂病篇》所云"妇人脏躁，喜悲伤欲哭……甘麦大枣汤主之"之意，以前方去白茅根，加浮小麦 20g，大枣 10 枚，杭芍 15g，炙甘草 9g，续服。方用淮小麦除养心阴外，止汗之功亦佳，加杭芍合川楝子，以增强其柔肝疏肝之力，善太息自愈。上方连进 12 剂后，除易惊悸、少眠外，诸症悉愈。嘱其以天王补心丹以善其后，而恢复工作。其父去年来见，言愈后未再复发。

14　"移"仲景之法，"植"清任之方
——辨治"瘀秘"20 例报告

刘茂林　魏留套

　　"瘀秘"一证，古今医书未见记载。笔者近年接诊"瘀秘"20 例，治以活血祛瘀，取得满意效果，报道如下。

　　1. 临床资料　20 例患者，全为女性。年龄最大者 56 岁，最小者 24 岁；病程最长者 35 年，最短者 4 年；服药最多者 12 剂，最少者 6 剂。

2. 辨证论治　大便干燥如算盘子或羊屎，便次相隔多天，常靠各种泻药度日。脉多沉实有力，或弦，或细涩。舌质常见青紫条、块，或前段散见针鼻样紫色圆点等。

3. 基本方药及加减　血府逐瘀汤或膈下逐瘀汤加天冬、麻仁等，每日1剂，水煎，日二次服。血瘀肝气不疏，升降失常者，用血府逐瘀汤为主；血瘀气滞者，用膈下逐瘀汤为主，加减施治。体弱者酌加党参、黄芪；阳不化津口渴咽干者，加制附子6~10g；血热者加生地黄适量，或再加玄参30~50g；肠胃实热者，暂加大黄10~30g，用1~2剂。

4. 疗效评定　痊愈：便质及排便时间恢复正常，一年以上无复发者；显效：愈后两个月以上无复发者；无效：服药暂愈，一个月之内复发者。

5. 治疗结果　20例患者中，痊愈18例；显效1例；因故停药（按无效）1例；治愈率90%，有效率95%。

6. 典型病案

6.1　曹某，女，54岁，本支队干部家属。1991年4月6日初诊：大便干结已35年，少则4~5天排便1次，多则7~8天排便1次。常口渴多饮，头昏，健忘等。几十年来，屡治疗效不能巩固。健康状况一般，脉弦，舌尖有豇豆大蓝色斑块。辨证为"瘀秘"兼阳虚失化，影响"水精四布"。治宜活血祛瘀，兴阳润肠。方用：当归20g，赤芍12g，生地黄30g，枳壳12g，川芎12g，桃仁12g，肉苁蓉12g，川牛膝15g，麻仁20g，柴胡10g，附子5g，桔梗5g，甘草6g，红花10g。三剂。服后症状消失，又服四剂善后，随访一年半无复发。

6.2　王某，女，24岁，巩义市税务局干部。1991年8月15日初诊：便秘已8年，曾服许多中西药但未能根治。7~8天排便一次，干而难下，长年腹部胀闷不适，上班精神不易集中，记忆力减退。舌质略呈紫暗，辨证为瘀血凝滞，传导失常。治宜活血祛瘀，润化通肠。方药：当归20g，川芎12g，赤芍12g，生地黄15g，桃仁12g，红花10g，玄胡10g，灵脂10g，天冬15g，丹参12g，枳壳12g，乌药10g，肉苁蓉15g，麻仁30g。四剂，服后诸症顿除，又服八剂以巩固疗效。随访一年半无复发。

7. 体会

7.1　"瘀秘"证辨治经过

笔者在认定"瘀秘"证治疗的过程中，曾经历了一番曲折。《内经》虽有关于便秘的记载，可惜有论无方。《伤寒论》对便秘立"阴结""阳结""脾约"等名，为辨证纲领。后医家又有许多名目，独缺"瘀秘"，中医院校内科教材也未论及。徘徊于传统多法无效之际，反复推求古训，觅采良方。后在

《伤寒论》第257条"……至六七日，不大便者，有瘀血，宜抵当汤"等字句受到启迪。抵当汤显然是为急症而设，但却由此领悟了瘀血导致便秘的机制，于是，移花接木，命名为"瘀秘"。

7.2 "瘀秘"证有三个特点

a. "瘀秘"证和其他瘀血证一样，病程较长，病情固定。非恰当治疗，经久不愈。

b. 在便秘证各类型中，"瘀秘"比例较大。拙文所述的20例患者，是从接治的43例便秘患者中筛选出的，虽然是局部所见，但"瘀秘"之多，也可见一斑。

c. 患"瘀秘"者女性多。20例患者全是女性，似非偶然。其原因有二：①妇女以血为本，有经、孕、产、乳等生理特点，冲脉为血海，与妇女生理、病理关系至密，凡先天不足，后天失养，七情失度，六淫侵袭等因素，均能使冲脉损伤而引起经、带、胎、产诸症，就一般临床所见，妇女患血虚证者多于男子，血分瘀滞之机也比男子多。②冲脉起自胞中，上行与足阳明之脉会于气街，故云"冲脉隶于阳明"。冲脉既易损伤，常见株连脾胃，影响胃的"游溢"，脾的"转输"，如李东垣云："脾胃虚则九窍不通。"所以"瘀秘"证患者女子比男子多。

由于笔者水平所限，以上肤浅论述，恐难说明大面积患者的发病辨治规律，错讹之处，望同道不吝赐教。

15 中西医结合治疗胆道蛔虫

刘茂林 李玉香

胆道蛔虫病是蛔虫钻入胆道所形成的急腹症。其主要症状是剑突下阵发性剧烈绞痛，或有顶、撞、钻、撕裂样疼痛（但按之并无明显腹肌紧张），可放射至右肩和背部（肝胆俞穴处常有明显压痛）。甚者坐卧不安，捧腹叫喊，汗出如珠；并有恶心呕吐，频吐清水（有时可吐出胆汁或蛔虫）等。一旦蛔虫退出胆道，则疼痛突然缓解，所以发作时痛苦万状，缓解时一如常人，为本病的最大特点。化验大便可见蛔虫卵。其治疗为三部分：①电针止痛；②中药安蛔；③西药驱虫。电针止痛时患者取左侧卧位，一般选四个穴即可：①针右侧肝俞和胆俞（即第九和第十胸椎棘突下旁开1.5寸处），直刺或微斜向脊柱0.5~1寸；②针腹部中脘和下脘（即前正中线脐上4寸和2寸处），直刺1~

1.5 寸；③将脉冲电针器的负极与胆俞相接，正极与中脘相连，用高频率，强刺激，其痛立止。因蛔动则痛发，蛔静则痛止，今蛔虫在电针的强大刺激下，一时丧失了活动能力，被迫处于静止状态，故痛立止。此法的优点是止痛效果确切、迅速；缺点是疗效不够巩固，每多复发。

中药安蛔为了进一步巩固止痛效果，针后急服安蛔止痛汤（自拟方），药物组成：乌梅 10 个，细辛 3g，广木香 15g，陈皮 12g，枳壳 12g，川楝子 10g，延胡索 10g，槟榔 10g，白芍 15g，水煎服（以上为成人用量，小儿酌减）。《医宗金鉴》曰："蛔得酸则止，得苦则安，得甘则动于上，得辛则伏于下也。"本方辛苦酸合用，辛开苦降，酸以安蛔，并有疏肝理气止痛之功。临床实践证明，本方确有安蛔止痛之效。若病者痛势较缓，亦可不用电针，首用此方，其效亦佳。

西药驱虫待疼痛缓解后，即可驱除蛔虫，以绝病根。西药可首选驱虫灵，一次口服 10mg/kg 体重，睡前一次服下。本品较其他驱虫药作用强，但对急性肝炎或肾炎、严重心脏病、动脉硬化、冠心病及有严重溃疡病史者亦当慎用，特别是孕妇和 1 岁以内的小儿更不宜用。若无上药，亦可用驱蛔灵，成人每日 3~4g，儿童按 0.1g/kg 体重计算（总量不得超过 3g），早晨空腹或睡前一次服下，可连续服用两天，有良好的驱虫效果。驱虫西药的使用，要在正确诊断的前提下，严格掌握用法和用量；并嘱其驱虫后注意饮食卫生，加强脾胃保健，以绝生虫之源。

16　《金匮要略》用乌头必用蜂蜜之谜
——蜂蜜解乌头毒的实验研究

刘茂林　苗明三　李玉香　郭乃丽

统观《金匮要略》用乌头者共有五方，即乌头汤、乌头赤石脂丸、赤丸、大乌头煎和乌头桂枝汤。仲景或以蜂蜜直接煎乌头，或以蜂蜜和乌头共同水煎浓缩后应用，或以蜂蜜为丸作辅形剂。凡用乌头之方，均配伍应用了蜂蜜。对此历代医家多认为是蜂蜜能解乌头毒，但迄今尚缺乏现代实验依据和定量分析。为了揭开这个千古之谜，我们以正品川乌为代表，进行了实验研究，证明了蜂蜜确实能以多种形式显著降低乌头的毒性。现将实验结果报道如下，以供参考。

【实验材料】

1. 川乌：购自河南中医学院附属医院药房，经本院鉴定教研室鉴定为 Ac-

onitum carmichaeli *Debx* 的主根，即正品生川乌。

2. 蜂蜜：购自河南中医学院附属医院药房，经本院鉴定教研室鉴定为正品枣花蜜。

3. 小白鼠：昆明种，购自河南医科大学动物中心。

【实验方法与结果】

1. 蜂蜜对川乌粉的解毒作用：将川乌粉碎成细粉。A 药液为蜂蜜与川乌细粉调成的浓混悬液，浓度为 0.45g/mL；B 药液为生理盐水与川乌细粉调成的混悬液，浓度为 0.45g/mL。取 24 只小白鼠，每只体重 20±2g，雌雄各半，随机分为两组。甲组灌 A 药液，乙组灌 B 药液，灌胃量均为 0.2mL/10g。结果见表 1。

表 1　蜂蜜对川乌粉的解毒作用

组别	动物数（只）	死亡时间（分）
生理盐水组	12	10.5±1.0
蜂蜜组	12	61.5±39.2 *

＊表示 $P<0.05$；＊＊表示 $P<0.01$（下表同）

从表 1 可以看出，蜂蜜可显著性地延长川乌粉的中毒死亡时间。

2. 蜂蜜直接对川乌水煎剂的解毒作用：川乌水煎 20min，将其水煎液在 80℃以下水浴浓缩成 2g/mL。A 药液为 10mL 川乌浓缩液加 10mL 蜂蜜混合制得；B 药液为 10mL 川乌浓缩液加 10mL 生理盐水混合制得。取小白鼠 30 只，每只体重为 20±2g，雌雄各半，随机分为两组。甲组灌 A 药液，乙组灌 B 药液，灌胃量均为 0.4mL/10g，观察时间为 48h。结果见表 2。

表 2　蜂蜜直接对川乌水煎液的解毒作用

组别	动物数（只）	死亡数（只）
生理盐水组	15	13
蜂蜜组	15	3 ＊＊

从表 2 可以看出，蜂蜜可极显著性地直接降低川乌水煎液的毒性。

3. 蜂蜜和川乌水煎液共同浓缩一定程度时对川乌的解毒作用：川乌水煎 20min，将其水煎液在 80℃以下水浴浓缩成 2g/mL。A 药液为川乌浓缩液 10mL 加 10mL 蜂蜜，在 80℃以下水浴浓缩成 10mL 即成；B 药液为川乌浓缩液 10mL 加 10mL 生理盐水，在 80℃以下水浴浓缩成 10mL 即成。取小白鼠 30 只，每只体重 20±2g，雌雄各半，随机分为两组。甲组灌 A 药液，乙组灌 B 药液，灌胃量均为 0.25mL/10g，观察时间为 48h。结果见表 3。

表3 蜂蜜和川乌水煎液共同浓缩一定程度对川乌的解毒作用

组别	动物数（只）	死亡数（只）
生理盐水组	15	13
蜂蜜组	15	1＊＊

从表3可以看出，蜂蜜和川乌水煎液共同浓缩一定程度时，也可极显著性地降低川乌水煎液的毒性。

4. 蜂蜜对川乌中毒小白鼠的解毒作用：取小白鼠20只，每只体重20±2g。雌雄各半，随机分为两组，均给2g/mL的川乌水煎浓缩液0.15mL/10g。10min左右开始出现中毒反应，症见：呕吐，腹泻抽搐等。以呕吐出现最早，当呕吐出现后，甲组灌蜂蜜0.25mL/10g；乙组灌生理盐水0.25mL/10g，结果发现给蜂蜜的10只小鼠的中毒症状比给生理盐水的症状明显减轻。

【结语】

从以上实验可以看出，蜂蜜确实能以多种形式解乌头的毒性，并且以对水煎液的解毒效果最佳，这与中医传统的解释是完全吻合的。从而揭开了《金匮要略》用乌头必用蜂蜜的千古之谜，无疑对今后的《金匮要略》教学和临床应用本品及乌头中毒后的急救等是大有裨益的，其解毒的机制，尚待今后进一步研究。

17 狼牙汤治疗滴虫性阴道炎的临床观察及基础实验研究

刘茂林 孙怀宝 冀春茹 赵云芳 王自平 李玉香 邵素霞

滴虫性阴道炎是妇科常见病、多发病。目前西医治疗滴虫性阴道炎的首选药物为灭滴灵。中药多以清热燥湿、杀虫止痒药物熏洗为主，虽曾有用狼牙草的嫩茎叶治疗40例滴虫性阴道炎的报道和用鹤草芽栓剂治疗滴虫性阴道炎102例分析。然而前者是用狼牙草的嫩茎叶，非狼牙也，后者以鹤草芽浸膏为原料制成栓剂，鹤草芽浸膏为醇提取物，主要成分是鹤草酚，不溶于水。我们用的狼牙汤以水提取液作为治疗组，并与灭滴灵对照，通过对53例滴虫性阴道炎的临床对照观察和实验室对照试验，结果显示治疗组明显优于对照组。

本项目自1987年10月5日经河南省卫生厅批准开始，我们就从临床和实验两个方面进行研究，现将研究结果报告如下。

狼牙汤的制备工艺及质量标准

1. 制备工艺：把狼牙草去掉老根，保留新根和幼芽，洗净、晒干、切碎，用狼牙 6 倍、8 倍量的水煎煮两次，每次 2h，合并煎液减压浓缩至 1：1 的浓度，加 95% 的乙醇至含醇量达 70%，冷藏 24h，滤过，滤液减压回收乙醇至无醇味，加蒸馏水调成 1mL 相当于 1g 生药的棕色透明液，再加 1% 的苯甲酸钠，调 pH 为 6 装入 5mL 的小瓶中即成。

2. 质量标准：

（1）定性检识：取本品 2mL，加 1% $FeCl_3$，乙醇液一滴，溶液立即显掉褐色。

（2）定量分析：①狼牙汤最大吸收波长的确定：取本品 1mL，稀释至 50mL，取稀释液 1mL，再稀释至 10mL，在日立 260 紫气光谱仪上作 uv 光谱，结果在 268±1nm、225±1nm 处有最大吸收。因此确定 268±1nm，225±1nm 为本品的最大吸收波长。②吸收度测定，取本品 1mL，稀释至 50mL，取稀释液 1mL，再稀解至 10mL，作吸收度测定，本品在 268±1mL 处吸收度不得低于 0.40，在 225±1nm 处的吸收度不得低于 1.38。

狼牙汤杀阴道毛滴虫的实验

1. 狼牙草的根、根芽、芽、茎叶四种不同煎剂的原液及其 50% 的稀释液，和仅加等量蒸馏水的对照组，进行杀灭阴道滴虫的观察。结果表明，在用狼牙汤原液后，52min 虫体全部死亡，在用狼牙草根、芽、茎叶原液后，虫体的死亡时间分别为 69min、135min 及 68min；50% 的狼牙草根、根芽、芽、茎叶稀释液，对虫体的致死时间分别为 137min、81min、193min、102min。狼牙草根芽煎剂原液的灭滴时间，与根、芽、茎叶三种不同煎剂原液的灭滴时间，经统计学处理，其 P 值均<0.01，皆有极明显差异。说明狼牙草根芽煎剂原液杀灭阴道毛滴虫的效果最好。

2. 狼牙汤与灭滴灵杀灭阴道滴虫的比较：用狼牙汤后 37 分零 2 秒虫体全部死亡；而用灭滴灵后，虫体全部死亡的时间为 66 分零 6 秒。狼牙汤与灭滴灵的杀虫效果比较，经统计学处理，其 P 值<0.01，差异非常显著，说明狼牙汤的灭滴效果优于灭滴灵（表 1）。

狼牙汤的毒性及刺激性试验

1. 急性毒性试验：

（1）完整皮肤急性毒性试验：取白色家兔（河医大动物中心），体重 2.2±0.3kg，背部脱毛 10% 以上，体表面积脱毛后，观察一定时间，挑选完整无擦伤皮肤家兔 18 只，雌雄均匀分组，每组 6 只，甲组为高剂量组（相当正常药液浓度的 20 倍，下同），乙组为低剂量组（为正常药液组，下同），丙组为生理盐水组。下同。每只家兔背部皮肤敷以准备好的供试物（狼牙汤，河南中医学院中药系植物化学教研室提供）在 24hr 敷药期间，覆盖一层塑料薄膜并固定，使受试药物与皮肤良好接触，给药结束后，用生理盐水清除残留受试物。观察局部及全身反应，再连续观察 14 天，记录家兔恢复情况，结果各组敷药后均未出现全身毒性反应，高低剂量组给药区的局部皮肤反应与对照组无差异。观察过程中均未见红肿，发疱，起疹等现象。

（2）破损皮肤急性毒性试验：家兔体重与背部去毛面积同前，脱毛 24hr 后，挑选皮肤完整无损伤家兔 18 只，雌雄均匀分甲、乙、丙三组，每组 6 只，每兔背部皮肤以 8 号针头划 7 道伤痕（约 13cm），以不出血为度。各组敷药过程和观察动物反应同完整皮肤急性毒性试验。结果各组给药后，均未出现全身毒性反应，但给药后皮肤破损处有血迹，48hr 后结痂，在 8 ~ 11 天内皮肤均恢复正常，高低剂量组和对照组局部皮肤反应和恢复情况无差异。在观察过程中均未见红肿、发疱、起疹等。

（3）皮下注射急性试验，取大白鼠（中国人民解放军陆军总院动物中心）18 只，体重为 175±25g，雌雄各半，均匀分为 3 组，每组 6 只，给药组药液经蒸气灭菌处理，甲组为高剂量组，乙组为低剂量组，丙组为生理盐水组。每只背部皮下注射 0.25mL 药液，24hr 后各组均随机处死 3 只动物，48hr 后再处死各组另 3 只大鼠，剥皮观察注射部位反应均为阴性，且均未见有红肿、渗出等现象。

2. 急性刺激试验：

（1）急性眼刺激试验：取健康眼无伤的家兔 6 只，体重 2.2±0.3kg，雌雄均匀，分为 2 组，每兔均左眼给药，右眼对照给生理盐水，甲组为高剂量组，乙组为低剂量组，给药后 1h 观察各兔眼睛反应，24hr、72hr、96hr 后用裂隙灯观察记录，结果各剂量组对家兔眼睛及角膜、虹膜、结膜均无刺激作用。未见红肿、渗出、出血等现象，仅见高剂量组用药后家兔眼分泌物比对照组少增多，可能与高剂量组渗透压较高有关。

（2）阴道刺激试验：取雌性大白鼠 30 只，体重 175±25g，随机分为 3 组，甲组为高剂量组，乙组为低剂量组，丙组为生理盐水组。用量均为 5mL/kg，用消毒棉球浸蘸药液，放入大白鼠阴道内，停存 8h 后取出，每天一次，连续给药 7 天。于最后一次用药（取出）后 2hr，每组随机解剖 5 只，观察阴道的局部反应，以及心、肝、脾、肺、肾等脏器，并取大白鼠阴道组织做病理切片，每组剩下的 5 只再连续观察 7 天后，解剖，观察阴道局部反应及心、肝、脾、肺、肾等重要脏器的情况，并取大鼠阴道组织做病理切片。结果在给药期间，大鼠的活动有所减少，取出后活动渐多，在后 7 天的观察中，大鼠活动正常，在全程 14 天内，饮食未见异常。在给药 7 天及 14 天后解剖大鼠各组心、肝、脾、肾，肉眼未见异常，与对照组无差异，各组大鼠阴道局部肉眼均未见红肿、出血、瘢痕等异样情况，与生理盐水组无差异，大鼠阴道切片，各组及不同时间解剖的组织均属正常组织情况。

狼牙汤治疗滴虫性阴道炎的临床观察

1. 一般资料：

以中医望、闻、问、切为主结合现代医学的化验和妇科检查为辅。

选择郑州市中医院妇科门诊病例 53 例，诊断标准为：①白带量多秽臭或兼阴部瘙痒，热痛；②妇科检查：宫颈糜烂或阴道壁红肿；③白带化验：有滴虫。第③项再具备①②项之一者即可成立。随机分为两组：狼牙汤治疗组 38 例，灭滴灵对照组 15 例，观察对象均为已婚妇女，23～29 岁 18 例，30～39 岁 24 例，40～49 岁 9 例，50 岁以上 2 例。白带量多臭秽者 53 例，占 100%，宫颈糜烂及阴道壁红肿者 43 例，约占 81%；外阴瘙痒者 40 例，约占 75%；化验有滴虫者 53 例，占 100%；有脓球者 32 例，约占 61%。

2. 治疗及观察方法：

采用单盲法。治疗组用狼牙汤，先用消毒干棉球将白带擦干净，然后把狼牙汤灌入阴道，再用特制带线消毒大干棉球塞入阴道，保留 8h，每日一次，每次 1 支。对照组用灭滴灵，每次 1 片（0.2g），每日一次。每晚睡前塞入阴道，两组均连续用药 7 天。

观察方法：按照中医辨证方法，填写专门病例，并记录症状变化，治疗前后化验白带（主要是滴虫、霉菌、脓球），并做妇科检查。根据治疗结果作两组对照统计学处理。

3. 疗效标准：

（1）近期临床治愈：临床症状消失，妇科检查及白带化验均正常。

（2）显效：临床症状消失，妇科检查及白带化验一项为阳性。

（3）好转：临床症状有改善，妇科检查及白带化验无明显改善。

（4）无效：临床症状及妇科检查和白带化验无明显改善。

4. 疗效评定：

（1）狼牙汤与灭滴灵组近期临床治愈率比较，狼牙汤组 38 例，用药后近期临床治愈 26 例，近期临床治愈率为 76.32%，显效率为 97.32%；灭滴灵组 15 例，用药后近期临床治愈 7 例。近期治愈率为 46.67%，显效率为 73.34%（见表 2）。经 χ^2 检验，结果显示，两者有显著差异（$P<0.05$）。

（2）狼牙汤组与灭滴灵组的灭滴作用比较，狼牙汤组 38 例，用药后转阴率100%，灭滴灵组 15 例，用药后转阴率为 73%。作统计学处理，进行 U 检验，结果表明，狼牙汤的灭滴虫效果明显优于灭滴灵。$U=3.38$，$F<0.01$（见表3）。

5. 讨论与结语：

中药狼牙外用治疗滴虫性阴道炎可谓肇始于《金匮要略》。《金匮要略》《千金要方》皆谓之治"阴疮"，《崔氏方》曰疗"阴痒痛不可忍"，《外台》主治"寸白诸虫"。由此可见，狼牙的主要功用是杀虫。《金匮要略》《千金要方》《崔氏方》等用治"阴疮""阴痒"，显然与现代医学所言阴道滴虫病有关。究其"狼牙"之性味功能，《本经》云："味苦，寒，主邪气热气，疥瘙恶疡，疮痔，去白虫。"后世高学山对此指出："狼牙味苦性寒，以寒能胜热，苦能燥湿，而尤能杀虫，故主此以洗之耳。"明确指出"去虫""杀虫"是狼牙汤的主要功用之一。

我们对经方狼牙汤治疗滴虫性阴道炎进行了临床及实验研究，并从以上两个方面与目前临床上治疗本证的首选药灭滴灵对照，结果显示，本方明显优于对照组。

另外经急性毒性试验和急性刺激性试验，显示狼牙汤的毒性和刺激均甚小，是一个很有前途的药物。加之本方药仅一味，药物资源广泛，制备工艺简单，用药方法简便，利于患者自治，便于推广应用。

表1　狼牙汤与灭滴灵杀灭阴道毛滴虫的效果比较

药名	杀虫效果	试管号					平均时间
		1	2	3	4	5	
狼牙汤	运动减弱时间	13′	15′	17′	18′	12′	15′
	死亡时间	35′	37′	40′	34′	39′	37′2″
灭滴灵	运动减弱时间	22′	14′	15′	19′	20′	18′
	死亡时间	54′	47′	69′	75′	84′	66′6′
蒸馏水	运动减弱时间						
	死亡时间	6h23min 观察虫体仍运动活泼					

表2　狼牙汤与灭滴灵治疗效果比较

组别	例数	近期临床治愈	显效	好转	无效	显效率
狼牙汤组	38	29（76.32%）	8（21%）	1（2.63%）	0	97.32%
灭滴灵组	15	7（46.76%）	4（26.67%）	1（6.67%）	3（20%）	73.34%

表3　狼牙汤与灭滴灵组灭滴作用比较

组别	例数	转阴	转阴率
狼牙汤组	38	38	100%
灭滴灵组	15	11	73%

$U=3.83$　$P<0.01$

18　狼牙汤治疗妇人带下病54例

刘茂林　赵云芳　冀春茹　王自平

狼牙汤外用治疗妇人带下病，肇始于《金匮要略》，《金匮要略·妇人杂病篇》云："少阴脉滑而数者，阴中即生疮，阴中蚀疮烂者，狼牙汤洗之。方用狼牙三两，以水四升，煮取半升，以绵缠筋如茧，浸汤沥阴中，日四遍。"根据书中所载狼牙汤之适应证及用法，我们自1987年11月至1989年5月，应用狼牙汤治疗湿热型带下病54例，以洗必太栓作为对照治疗湿热型带下病32例，并作系统观察及统计学处理，现总结如下。

选择郑州市中医院、襄县中医院妇科门诊病例，将其随机分组：治疗组共54例；对照组，共32例。23~29岁者24例，30~39岁者35例，40~49岁者21例，50岁以上者6例。其中白带量多秽臭者86例，占100%；宫颈糜烂及阴道壁红肿者56例，约占65%；外阴瘙痒者51例，约占69%；白带化验有滴虫者38例，约占44%；有霉菌者9例，约占10%；有脓球者64例，约占74%。

一、治疗及观察方法

1. 药物　狼牙为蔷薇科植物龙牙草 Agrimonia pilosa Ledeb. var. japonica (Miq.) Nakai 的带幼苗的根芽，洗净，晒干，剪碎，加水煎煮，浓缩为12mg/mL浓度的狼牙汤，装入500mL的高温瓶中消毒备用。

2. 治疗方法　治疗组54例用狼牙汤，先用消毒干棉球将白带擦干净，然后再用狼牙汤浸泡过的带线消毒棉球塞入阴道，保留12h，每日1次。对照组选用洗必太栓，每次1枚塞入阴道，保留12h，每日1次。两组均用药7天。

3. 观察方法　治疗前填写登记表，记录症状，化验白带（主要是滴虫、霉菌、脓球），妇科检查。治疗7天后再一次检查症状，填写登记表，以及化验白带，妇科检查。根据疗效标准分为临床治愈、显效、好转、无效，并作两组对照统计学处理。

4. 诊断标准　①白带量多秽臭或兼阴部瘙痒、热痛。②妇科检查：宫颈糜烂或阴道壁红肿。③白带化验：有滴虫或霉菌及其他细菌。以上具备两项者即可成立。

5. 疗效标准　临床治愈：临床症状消失，妇科检查及白带化验均正常，显效；临床症状消失，妇科检查及白带化验一项是阳性，好转；临床症状有改善，妇检及白带化验无明显改善，无效；临床症状及妇检、白带化验均无明显改善。

二、疗效评定

1. 临床治疗结果 在两组病例疗效评定中，狼牙汤组临床治愈率为62.96%，有效率为92.22%，洗必太栓组临床治愈率为9.36%，有效率为65.62%。各组例数见附表。

附表 狼牙汤组与洗必太组治疗结果比较

组别	例数	临床治愈	显效	好转	无效	有效率
狼牙汤组	54	34(62.96%)	14(25.95%)	2(3.77%)	4(7.78%)	92.22%
洗必太组	32	3(9.36%)	5(15.62%)	13(40.52%)	11(34.37%)	65.62

两组患者临床治愈率比较，$P<0.01$。

2. 抗菌作用比较 经化验白带，治疗组有脓球者 54 例，对照组有脓球者 32 例。用药后治疗组转阴者 30 例，占 73.17%；对照组转阴者 4 例，占 17.39%；结果显示狼牙汤抗菌作用优于洗必太栓，$P<0.01$。

3. 杀灭滴虫作用比较 治疗组有滴虫者 26 例，对照组有滴虫者 12 例，用药后治疗组转阴率为 100%，对照组转阴率为 50%，作统计学处理，进行率的 U 检验，结果表明，狼牙汤杀灭滴虫作用与洗必太栓有非常显著性差异，$P<0.01$。

三、讨论

带下病是妇科常见病之一，西医根据致病因素分为滴虫性阴道炎、霉菌性阴道炎及老年性阴道炎。治疗多着重外治，多采用洗必太栓等药物局部治疗。中药一般以大队清热利湿杀虫止痒药物熏洗，但选用《金匮要略》狼牙汤外用治疗妇人带下病者罕见报道。曾有用狼牙草的嫩茎叶治疗 40 例滴虫性阴道炎的报道，但根据《金匮要略》记载，狼牙汤治疗下焦湿热所致的带下病，并非滴虫性阴道炎一种，我们通过实验室观察结果证明，狼牙汤应取根芽效果最佳。通过临床观察，狼牙汤不但对滴虫性阴道炎疗效显著，且对细菌性阴道炎也有一定疗效。说明狼牙汤不但能杀灭滴虫，而且有较强的抗菌作用，特别对于滴虫、细菌双重感染所致者，疗效尤佳。至于抗霉菌作用，由于病例较少，有待进一步观察。

《金匮要略》狼牙汤之狼牙，始见于《神农本草经》，一名牙子，主治邪气、热气、疥瘙、恶疮、疮痔，去白虫。陶弘景谓其芽如兽之齿牙，故有诸名。吴普谓（狼牙）叶青，根黄赤，六、七月华，八月实黑，正月、八月采根。其原植物为蔷薇科龙牙草，即后世称鹤草，狼牙是仙鹤草根芽。此药物根据体外试验有杀灭滴虫的作用，在试管内对枯草杆菌及金黄色葡萄球菌有抑制作用。通过实验室及临床观察，药物疗效与原生药采集时间及入药部分有密切关系。一般来说以正二月、八九月采者为佳，且选用根芽为优。因此，在选用药物时，必须注意采集时间及入药部分，以免影响疗效。狼牙汤中药物，药味少，药源丰富，价格低廉，其剂型使用方便，易于推广。古方新用，失而复得，为中药外用治疗湿热型带下病开辟一个新的途径。

⑲　狼牙汤治疗滴虫性阴道炎100例疗效观察

刘茂林　赵云芳　李玉香

狼牙汤方首见于《金匮要略》，由狼牙一味药物组成。我们结合本方的药理、毒理试验结果，设计了以中医望、闻、问、切为主，以现代医学化验和妇科检查为辅的临床观察方法，采用本院中药系植化教研室提供的狼牙汤作为治疗组，并与灭滴灵组对照，从1988年10月至1991年10月，共治疗滴虫性阴道炎200例，结果治疗组的疗效明显高于对照组。现将200例的系统观察和统计学处理结果报告如下。

1. 一般资料

选择郑州市中医院与河南省襄县中医院妇科门诊病例，采用抽签法，随机分为两组：狼牙汤治疗组和灭滴灵对照组各100例，均为已婚妇女。其中20~30岁79例，31~40岁69例，41~50岁37例，50岁以上15例；白带量多秽臭者188例，占94%；宫颈糜烂及阴道壁红肿者148例，占74%；外阴瘙痒者149例，占75%；化验有滴虫者200例，占100%。

2. 治疗及观察方法

治疗方法：采用单盲法。治疗组用狼牙汤，先用消毒干棉球将白带擦干净，然后把狼牙汤1支（5mL）灌入阴道，再用特制带线消毒大干棉球塞入阴道，保留8h，每日1次。对照组用灭滴灵，每次2片（0.4g），每晚睡前塞入阴道，每日1次。

观察方法：两组均连续用药7天开始观察。按照中医辨证，填写专门病例，并记录症状变化，治疗前后化验白带（主要是查滴虫），并做妇科检查，然后根据治疗结果作两组对照统计学处理。

3. 诊断标准

（1）白带量多秽臭或兼阴部瘙痒，热痛。

（2）妇科检查见宫颈糜烂或阴道壁红肿。

（3）白带化验有滴虫。

凡具备上述第（3）项及（1）（2）项之一者即可确诊。

4. 疗效标准

（1）临床治愈：临床症状消失，妇科检查及白带化验均正常者。

（2）显效：临床症状消失，妇科检查及白带化验有一项转阴者。

（3）好转：临床症状有改善，妇科检查及白带化验无明显改善者。

（4）无效：临床症状，妇科检查及白带化验均无明显改善者。

5. 疗效评定

治疗结果：狼牙汤治疗组临床治愈74例，显效10例，好转9例，无效7例，总有效率为93%；灭滴灵对照组治愈43例，显效18例，好转13例，无效26例，总有效率为74%。

狼牙汤组与灭滴灵组临床治愈率比较：狼牙汤组100例中临床治愈74例，灭滴灵组100例中临床治愈43例，经χ^2检验，结果显示治疗组明显优于对照组，二者存在着显著性差异（$\chi^2=19.794$，$P<0.01$）。

狼牙汤组与灭滴灵组的灭滴虫作用比较：狼牙汤组100例中用药后转阴87例，灭滴灵组100例中用药后转阴66例，经χ^2检验，结果显示狼牙汤杀灭滴虫作用明显优于灭滴灵组（$\chi^2=12.26$，$P<0.01$）。

⑳ 红蓝花酒治疗心动过缓心律不齐36例

刘茂林 李玉香 刘明

红蓝花酒方出自东汉张仲景的《金匮要略》，原文云："妇人六十二种风，及腹中血气刺痛，红蓝花酒主之。"多数医家认为本方是治疗产后或经后气血不足，血室空虚，复感风寒湿邪，与血气搏结，气血瘀滞所致的腹中刺痛。近几年来，我们用于治疗虚、寒、湿、瘀所致的心悸，心电图提示为心动过缓、心律不齐者，疗效满意，现报告如下。

1. 一般资料

本组36例，男20例，女16例；年龄最小19岁，最大者84岁，中老年居多；病程最短10天，最长者28年；职业以干部、知识分子较多，其次是市民、工人、农民等。

2. 药品来源及服用方法

红蓝花酒由河南中医学院科研处提供配方，郑州化学制药厂药研所生产。

成人每次口服 50mL，每日服 2 次，连服 7 天为一个疗程。

3. 病例选择及诊断标准

该组 36 例皆为门诊患者，中医辨证属于虚、寒、湿、瘀所致的心悸，且均经心电图证实为心动过缓心律不齐。

诊断标准：①心电图心率在 60 次/min 以下，为心动过缓；②心电图心动周期差（间距）≥0.12s，为心律不齐；③中医查体多为面色无华，舌质淡或紫暗，或有瘀斑、瘀点，苔薄白而润，形寒肢冷，神疲乏力，脉沉细缓或涩结，症见心悸、眩晕、胸闷等症状，而无其他严重器质性病变。具备第①②项及第③项的部分脉证者即可确诊。

4. 疗效标准及治疗结果

4.1 疗效标准：①痊愈：服药 1~3 个疗程，症状消失，心电图在正常范围之内，停药后 3 个月无复发者。②好转：服药 1~3 个疗程，心电图在正常范围之内。症状消失，但在停药后 3 个月内某些症状偶有发生者。③有效：服药 1~3 个疗程，心电图在正常范围之内，但症状偶有发生，停药后 3 个月内复发者。④无效：服药 1~3 个疗程，症状和心电图均无改善者。

4.2 治疗结果：本组 36 例，痊愈 25 例，占 69%；好转 8 例，占 22%；有效 3 例，占 9%。

5. 典型病例

刘某，男，26 岁，教师，近 2 个月来经常心慌、胸闷、头晕。查体：面色无华，舌质淡，苔薄白，四肢厥冷，神疲乏力，脉细缓。心电图心率为 56 次/min，心动周期差（PP 间距）>0.12s，提示：心动过缓，心律不齐。经服红蓝花酒 10 天，自觉症状消失，心电图恢复正常。停药后 3 个月，心电图依然正常，未见复发。

6. 体会

对于因虚、寒、湿、瘀所致的心悸证，心电图提示心动过缓、心律不齐者，用红蓝花酒治疗何以能取得如此满意的效果？因方中红花辛甘而温，为血中之气药，有活血理气，逐寒散湿之功，为通经活血之要药，如《本草汇言》说："气血不和之证，非红花不能调。"方中之酒为黄酒，黄酒可"通血脉，厚肠胃，润皮肤，驱散湿气"，扶正祛邪。二者配合，相得益彰，故用于气血亏虚、寒湿凝滞、气滞血瘀所致的心动过缓心律不齐者，确有良效。

21　红蓝花酒对痛经患者血浆中前列腺素影响的实验

刘茂林

痛经是妇科的常见病、多发病，无论何种原因引起的痛经，均与激素间的平衡失调有关，即痛经患者血浆中前列腺素（$PGF_{2\alpha}$）。$PGF_{2\alpha}$ 含量升高，则痛经加重；$PGF_{2\alpha}$ 降低，则痛经减轻；$PGF_{2\alpha}$ 正常，则痛经消失。

红蓝花酒方，出自东汉张仲景的《金匮要略》。原文云："妇人六十二种风及腹中血气刺痛，红蓝花酒主之。"证之临床，本方对痛经效果显著，因此，我们根据中华人民共和国卫生部药政局《中药治疗痛经的临床研究指导原则》中的客观指标，对 15 例痛经患者作了服药前和服药后，血浆中 $PGF_{2\alpha}$ 的含量测定，现报告如下。

1. 实验材料及病例选择

1.1　实验材料

1.1.1　^{3}H—$PGF_{2\alpha}$ 药盒　购自中国科学院动物研究所。

1.1.2　药品　乙酸乙酯、消炎痛-肝素-生理盐水、甲苯闪烁液、磷酸缓冲液（PBS）、标记同位素、抗血清、活性炭分离剂。以上药品均按药盒要求自制。

1.1.3　红蓝花酒　由河南中医学院科研处提供制备工艺，郑州化学制药厂药品研究所制备。

1.2　病例选择　病例选自河南中医学院女学生中的痛经患者，年龄在 18～24 岁。

2. 实验方法、步骤及结果

2.1　实验方法及步骤　按照 ^{3}H—$PGF_{2\alpha}$ 药盒说明书的方法和步骤进行。

2.2　计算方法　15 例患者均做双份取平均值，根据公式计算。

血浆样品浓度（pg/mL）=

$$样品管值 \times \frac{1}{样品相应血浆量（0.1 mL）} \times \frac{2}{标记同位素回收率（95\%）}$$

2.3　计算结果及统计学处理　血浆样品浓度（单位：pg），计算结果如下表所示。

附表　治疗前后 $PGF_{2\alpha}$ 含量统计（单位：pg）

治疗前后 $PGF_{2\alpha}$ 含量差之和 Σx	差数均数 x	差数平方和 Σx^2	标准差 Sx
-1159.2	77.28	118165.95	11.67

采用同体比较的 T 检验判断，$T = 6.622$，查 T 值表，$T\,0.001$（14）= 4.140，因 $T > T0.001$"，所以 $P < 0.001$。由此可以判断，服药后与服药前血浆中前列腺素的含量有极显著性差异。

3. 结语

经统计学处理，服药后与服药前血浆中前列腺素的含量有极显著性差异，$P < 0.001$。可见红蓝花酒对降低前列腺素的含量效果显著，从而使痛经减轻。所以本品对治疗痛经有肯定疗效。

22　《金匮要略》教学要与时俱进
——改革《金匮要略》教学方法，适应高层次教学需要

刘茂林　高希言

《金匮要略》是祖国医学的四大经典著作之一，它是中医理论和实践相结合的最先尝试，为中医辨证论治理论体系的形成和发展奠定了基础，堪称中医内科学和中医妇科学的最早篇章。所以，新中国成立以来，本书一直作为中医院校本科以上学历层次的必修课。但多年来，本科生、研究生同用一本教材，逐步暴露了教材层次不清，与本科阶段教学内容重复等弊端；同时也反映了经典著作年代久远，与目前的临床实际相结合不够紧密等缺陷。为了适应《金匮要略》教学改革的需要，特别是较高层次（硕士研究生）的教学要求，我们从 1988 年全国助教进修班试用，到 1993 年正式出版《金匮阐要》，至今已经过八届硕士研究生的试用，对提高教学质量起到了一定的作用。教学方法的改革主要体现在以下几个方面。

1. 改按篇、条讲解为按章节论述

《金匮阐要》一改前人按篇、条讲解的体例为按章节论述，即以病种为序，病下分型，以型带方，方下有解的体例。如原《金匮要略》前 22 篇，共计 398 条；本教材《金匮阐要》分为 19 章，59 节，除第 1、2 两章属证治总论外，基本上是以病分节，病下分型，以型带方，方后有解和功效分析，重点药物有现代药理分析。每个病症的出现都有要点阐发、病因病机分析，提出治则，下接方药，一气呵成。如此按章节的体例论述，比较系统、完整，逻辑性强，容易学习，便于记忆；同时也避免了与本科阶段的内容重复，对中医硕士研究生的《金匮要略》教学比较适合，同时对指导临床工作有较强的针对性。

2. 增设"临床应用"栏目，缩短古今医疗距离

《金匮要略》为东汉张仲景所著《伤寒杂病论》中的杂病部分。前 22 篇，

共载 205 首方，可谓集东汉之前医方之大成。但学生学起来不免有一种遥远之感，有时甚至会产生一种两千年前的方药能否治今病的困惑。为了把古方和今病紧密地联系起来，本教材增设了古方的"临床应用"栏目，增加了每一个方近 10 年来在省级以上中医核心期刊上发表的有关某方的临床应用综述。如讲到十枣汤时，在临床应用中说"如肝硬变腹水，渗出性胸膜炎，肾性水肿，急性喘息性支气管炎，胸痹，眩晕，良性颅内压增高症，肺炎，痰浊痹阻关节的风湿性关节炎，痰浊内阻心窍腑气不通所致的精神分裂症等"，均可以十枣汤化裁治之。这不但说明了古方可以治今病，而且说明本方的临床应用面正在逐步扩大，同时也阐明了异病可以同治之理。我们培养的中医硕士研究生，毕业后如果从事临床工作要达到主治医师的水平，通过古方的"临床应用"这个栏目，在充分理解古方精神的基础上，与当前临床联系起来，并且拓宽了古方的应用面，从而提高了研究生的临床动手能力。

3. 加强理论阐发，补充文献考证

在阐发《金匮要略》中的一些重要理论时，《金匮阐要》补充了大量有说服力的《内经》《难经》及后世注家的文献考证，使《金匮要略》原意跃然纸上。如对《金匮要略》首篇第一条中"补用酸，助用焦苦？"的解释，通过引证最早的《金匮要略》注家赵以德说"仲景云酸补，谓其体也"，一语道破此处的"补用酸"是补肝体，肝体阴而用阳，即补肝之阴血无疑。再与本段最后两句"肝虚则用此法，实则不在用之"合参，可见这里所谓的肝虚是指肝阴虚、肝体虚，即肝之阴血不足。

这个诊断明确之后，"助用焦苦"就好解释了。既是肝之阴血不足，从临床实际出发，阴虚火旺，火性上炎，往往表现为上焦心肺火热之证，故这里的"助用焦苦"，当指苦寒药品焦制之谓。如焦栀子、焦生地黄、焦菊花等。取其焦苦入心，通过清心火、养心血，自然有利于肝之阴血的恢复。

又如对"虚虚实实"的解释："不能虚证用泻法，实证用补法，使虚者更虚，实者愈实。"但缺乏有力的引证。《金匮阐要》引《素问·五常政大论》云："无实实，无虚虚。"又引《难经·八十一难》说："经言无实实虚虚，损不足而益有余。"据此经旨分析，前一个"虚"字当指泻法，后一个"虚"字当指虚证；前一个"实"字当指补法，后一个"实"字当指实证。所以，"虚虚实实"是指用泻法来治疗虚证，用补法来治疗实证的错误治法。特别是《难经》所言"损不足而益有余"，明显指出了不足者（虚证）再损之（泻法），有余者（实证）再益之（补法）的错误治法。

4. 补充缺方考证，注重方义分析

《金匮要略》前 22 篇中所载 205 方，其中有 4 方有方名而无药，《金匮阐要》对有的方药作了考证和补充。如《疮痈肠痈浸淫病》篇中说："浸淫疮，黄连粉主之。黄连粉方：未见。"本书参考广西桂林古本《伤寒杂病论》载："浸淫疮，黄连粉主之。黄连粉方：黄连十分，甘草十分。右二味，捣为末，饮服方寸匙，并粉其疮上。"补充了《金匮要略》有方无药之不足。通过临床验证，疗效确切，具有较高的参考价值。

《金匮阐要》对《金匮要略》较重要的方剂均做了方义分析。如对十枣汤的方义分析说："方中大戟辛苦寒，泻脏腑之水；芫花苦温，破胸胁之饮；甘遂苦寒，行经隧之湿，其性迅猛；大枣健脾益气，以缓诸药之峻，并具护胃扶正之用。共奏破积逐水，攻不伤之功。"同时又重点强调了大戟、芫花、甘遂的用量、炮制、服法及为什么要"平旦温服"等。使学生学习之后就会应用，确实能解决临床实际问题，从而显著地提高了学生的动手能力。

5. 指出存在问题，启发创新意识

《金匮阐要》在继承前人经验的基础上，教育和鼓励研究生利用现代科学技术和实验方法来解决前人悬而未决的一些问题，从而使本门学科在师生的共同努力下，有所发现、有所创新、有所前进。如在讨论乌头汤治疗寒湿历节病的时候，导师按照本教材的提示指出：统观《金匮要略》一书用乌头者共有五方，即乌头汤、乌头赤石脂丸、赤丸、大乌头煎和乌头桂枝汤。凡用乌头之方，均配伍应用了蜂蜜。对此，历代医家多认为是蜂蜜能解乌头毒，但迄今缺乏现代实验依据和定量分析，所以没有较强的说服力。本教材在这里启发研究生，能不能用自己所掌握的现代研究手段及医学统计学等科学方法对此进行研究？中药系某研究生提出，研究可以，但经费如何解决？当导师了解到本实验所需经费并不多时，便同意用老师的科研经费来进行研究。结果在师生的共同努力下，从蜂蜜对乌头粉的解毒作用，蜂蜜直接对乌头煎液的解毒作用及蜂蜜对乌头中毒小鼠的解毒作用等方面进行了研究。证明蜂蜜确实能以多种形式解乌头的毒性，从而揭开了《金匮要略》方用乌头必用蜂蜜之谜，给蜂蜜能解乌头毒性的论述找到了实验依据，丰富了《金匮要略》的教学内容，同时对临床应用本品和误用乌头中毒后的解救也颇具指导意义。通过师生的共同努力，真正使本门学科有所发展，有所创新。

23　七律　寿而康

一、中老年保健歌

转动腰椎健五脏，拳打四方筋骨壮。

翩翩起舞关节活，旋转颈椎心脑康。

仰天长啸肺量大，瓜果宜时辨温凉。

精神愉快多劳作，恬淡虚无寿而康。

二、中老年保健歌解释

1. 转动腰椎健五脏

（1）动作简析：分腿站立与肩宽平，两手交叉抵于腰部，左转10次，右转10次，共转100次。

（2）目的意义：在慢慢地腰椎转动的过程中，五脏（心、肝、脾、肺、肾）及六腑（胆、胃、大肠、小肠、三焦、膀胱）都在恢复各自的最佳生理位置和功能状态，有益于脏腑的功能恢复和健康，故曰："转动腰椎健五脏。"

2. 拳打四方筋骨壮

动作简析：自然分腿站立，在左右出拳和向前出拳的同时，要做握紧拳头的动作，并且用力振臂，使血脉通畅，筋骨肌肉能得到气血的充足供养，则筋骨坚强，故曰："拳打四方筋骨壮。"

3. 翩翩起舞关节活

（1）动作简析：与扭东北大秧歌有相似之处，两手左右高举摆动，手指掌旋转颤动，随着翩翩起舞的动作，腿脚尽量跳跃，使周身关节，特别是上肢的指掌关节，快速旋转颤动，左右摆动跳跃100次。

（2）目的意义：由于周身整体摆动跳跃，特别是手臂的高度摆动和手指掌关节的高速旋转颤动，使全身关节都能得到最大限度的活动，俗语云"振不如颤"，颤能使每个小关节发挥最大限度的灵活性，所以说："翩翩起舞关节活。"

4. 旋转颈椎心脑康

（1）动作简析：两脚自然站立，两手交叉，置于脑后，协助颈椎及头部转动（以颈椎无摩擦音为宜），左转10次，右转10次，共转100次。

（2）目的意义：颈部除了七个颈椎外，还有动脉、静脉、神经、肌肉、韧带等，因此颈椎的功能正常与否，直接影响着心脑血管的通畅和神经调节，所以保持颈椎的健康状态，是保证心脑血管和神经通畅的关键所在，故曰："旋转颈椎心脑康。"

5. 仰天长啸肺量大

（1）动作简析：两脚自然分开，垂臂站立，吸气时挺胸，两臂从前上方慢慢举过头顶，尽力向后上方伸展。此时肋骨上提，膈肌下降，胸腔自然扩大，最后突然一提两脚跟猛一吸气，从而达到最大吸气量；呼气时两臂由上而下慢慢复原下降，两手后伸过臀，两肩向前弯腰呈鞠躬状。此时肋骨下降，膈肌上提，胸腔缩小，最大限度地排出肺内气体，减少肺内残气量。（因做呼吸运动时不易数数，故心中默默数 50 个数即可。）

（2）目的意义：通过上述运动，目的是能吸入更多的新鲜空气，最大限度地排出肺内的残留气体，增加肺活量，提高肺脏的健康水平。中医常说：气为血之帅，血为气之母；气行则血行，气滞则血凝，肺主一身之气，气能推动血液运行，故增大肺活量，肺脏健康，也是血液循环畅通与否的关键所在。

6. 瓜果宜时辨温凉

（1）瓜果有温凉之分：也就是说瓜果有偏温偏凉之别，如西瓜、甜瓜、香蕉、梨、猕猴桃、柚子、烘柿、荸荠等，皆性偏寒凉；又如樱桃、桂圆、荔枝、金橘、桃子、栗子、红枣、哈密瓜、甜石榴等均性偏温热。

（2）适应季节及人的体质：一般来讲，四时瓜果要宜时吃，也就是瓜果正成熟时及时吃，错过了季节味道就不一样了。从保健角度而论，要辨明水果的温凉属性，与人体的阴阳体质相适应，才有益于健康。中医养生治病有一个很重要的原则叫"寒者热之，热者寒之"，如阴虚阳胜的阳热之体，则养阴清热的凉性水果宜之，若误食温性水果，无异于火上浇油；如为阳虚阴胜的阴寒之体，则宜温阳祛寒的温性水果，若误用凉性水果，则无异于雪上加霜。

7. 精神愉快多劳作

（1）释义：我退休后，工作和生活可谓丰富多彩。除在河南中医药大学三附院每周三天给患者看病外，还是中医学院组织部的特聘组织员，又是针灸推拿学院教学督导组组长，今年才卸下这两个担子，又受聘于"河南省中医内科会诊中心专家"和"济华中医馆冬病夏治首席专家"；其间还是全国第四批老中医药专家学术经验继承工作指导老师、全国名老中医药专家传承工作室指导老师，据自己近 50 余年的临床经验，创立中医新方 43 首，现已在《中国中医药报》"名医名方"栏目发表 5 首。工作之余，我还有自己的兴趣和爱好，如种花、养鱼、打扫卫生、做操、唱歌等。

（2）目的：工作很充实，精神很愉快，又赶上了太平盛世，国泰民安，经历了多种工作，得到了诸多收获，如特聘组织员奖、教学督导奖、关心下一代奖、"好医生"和"病人信任的好医生"等。总之，为自己的兴趣和爱好付出了辛劳，锻炼了身体，陶冶了情操，确实由于工作较多，忘记了自己的衰老，真有一种孔老夫子所说的"不知老之将至"的感觉。

8. 恬淡虚无寿而康

（1）释义：《内经》曰："恬淡虚无，真气从之，精神内守，病安从来。"恬淡，即安静淡泊之义；虚无，乃心无杂念和妄想的意思。这是指一个人的思想境界，始终把自己保持一个平常人的心态，就会永远快乐健康。

（2）目的：为人处事始终保持一个平常人的心态，既不随波逐流，也不故步自封，顺乎自然，胸怀坦荡，淡泊名利，严于律己，宽以待人，和谐包容，就能童心不老，永远心情舒畅，健康长寿。

24　贺母校更名河南中医药大学

师生员工翘首盼，中医大学梦终圆。
姗姗来迟尤可贵，更激学子奋加鞭。
欲救病人于水火，德医双馨不可偏。
望闻问切当仔细，遣方用药须精湛。
博大精深岐黄术，废寝忘食读经典。
整体观念仔细辨，可救病人于倒悬。
芸芸学子多上工，誉满中州天下传。
医到精处效能语，病到除时俱欢颜。

第四篇 中药 33 讲

中药颂

用药用兵本一理，虚补实泻寒温之。

热者寒之温者清，药到精处效自奇。

01 麻黄

味辛、微苦，性温。入肺、膀胱经。功能：发汗、平喘、利水。主治：伤寒表实，发热、恶寒、无汗、头痛、鼻塞、骨节疼痛，咳嗽气喘，风水浮肿、小便不利，风邪顽痹、皮肤不仁、风疹瘙痒。内服：煎汤（宜先煎，去水面浮沫），1.5～10g；或入丸、散。

【名家论述】

"麻黄乃肺经专药，故治肺病多用之。张仲景治伤寒，无汗用麻黄，有汗用桂枝。……津液为汗，汗即血也。在营则为血，在卫则为汗。夫寒伤营，营血内涩，不能外通于卫，卫气闭固，津液不行，故无汗发热而憎寒。……然风寒之邪，皆由皮毛而入，皮毛者肺之合也，肺主卫气，包罗一身，天之象也。是证虽属乎太阳，而肺实受邪气，其证时兼面赤怫郁，咳嗽有痰，喘而胸满诸证者，非肺病乎？盖皮毛外闭，则邪热内攻，而肺气膹郁，故用麻黄、甘草同桂枝，引出营分之邪，达之肌表，佐以杏仁，泄肺而利气。"（《本草纲目》）

"夫麻黄治卫实之药，桂枝治卫虚之药。桂枝、麻黄，虽为太阳证药，其实荣卫药也。肺主卫（为气），心主荣（为血），故麻黄为手太阴之剂，桂枝为手少阴之剂。故伤寒伤风而嗽者，用麻黄桂枝，即汤液之源也。"（《汤液本草》）

"麻黄轻可去实，为发表第一药，惟当冬令在表真有寒邪者，始为相宜。虽发热，恶寒，苟不头疼、身痛、拘急、脉不浮紧者，不可用也。虽可汗之症，亦当察病之轻重，人之虚实，不得多服。"（《本草通玄》）

"麻黄，为发表散邪之药也。但元气虚及劳力感寒或表虚者，断不可用。若误服之，自汗不止，筋惕肉瞤，为亡阳症。"（《药品化义》）

"麻黄以轻扬之味，而兼辛温之性，故善达肌表，走经络，大能表散风邪，祛除寒毒。一应温疫、疟疾、瘴气、山岚，凡足三阳表实之证，必宜用之。若寒邪深入少阴、厥阴筋骨之间，非用麻黄、官桂不能逐也。但用此之法，自有微妙，则在佐使之间，或兼气药以助力，可得卫中之汗；或兼血药以助液，可得营中之汗；或兼温药以助阳，可逐阴凝之寒毒；或兼寒药以助阴，可解炎热之瘟邪；此实伤寒阴疟家第一要药，故仲景诸方，以此为首，实千古之独得者也。"（《本草正义》）

"麻黄，轻可去实，故疗伤寒，为解肌第一。专主中风伤寒头痛，温疟，发表出汗，去邪气者，盖以风寒湿之外邪，客于阳分皮毛之间，则腠理闭拒，荣卫气血不能行，故谓之实，此药轻清，顾能去其壅实，使邪从表散也；咳逆上气者，风寒郁于手太阴也；寒热者，邪在表也；五脏邪气缓急者，五缓六急也；风胁痛者，风邪客于胁下也，斯皆卫实之病也。卫中风寒之邪既散，则上来诸证自除矣。"（《本草经疏》）

"麻黄轻清上浮，专疏肺郁，宣泄气机，是为治感第一要药，虽曰解表，实为开肺，虽曰散寒，实为泄邪，风寒固得之而外散，即温热亦无不赖之以宣通。……麻黄之泄肺，亦不独疏散外来之邪也，苟为肺气郁窒，治节无权，即当借其轻扬，以开痹着，如仲景甘草麻黄汤之治里水黄肿，《千金》麻黄醇酒汤之治表热黄疸，后人以麻黄治水肿气喘，小便不利诸法，虽曰皆取解表，然以开在内之闭塞，非以逐在外之感邪也。"（《本草正义》）

"受风水肿之症，《金匮要略》治以越婢汤，其方以麻黄为主，取其能祛风兼能利小便也。愚平素临症用其方，服药后果能得汗，其小便即顿能利下，而肿亦遂消。……试观《金匮要略》水气门越婢汤，麻黄辅以石膏，因其脉浮有热也（脉浮固系有风，实亦有热）；麻黄附子汤辅以附子，因其脉沉而寒也；通变化裁，息息与病机相符，是真善用麻黄者矣。""盖南方气暖，其人肌肤薄弱，汗最易出，故南方有麻黄不过钱之语。北方若至塞外，气候寒冷，其人之肌肤强厚，若更为出外劳碌，不避风霜之人，又当严寒之候，恒用至七八钱始得汗者。夫用药之道……以胜病为主，不可拘于成见也。"（《医学衷中参西录》）

"麻黄，……去根节者发汗，留根节者敛汗。惟在表真有寒邪者宜用之。若表无真寒邪，或寒邪在里，或表虚之人，或阴虚发热，或伤风有汗，或伤食等症，虽有发热恶寒，其不头疼身痛而拘急，六脉不浮紧甚者，皆不可汗。虽有可汗之症，亦不可过。盖汗乃心之液也，不可汗而汗，与可汗而过之，则心家之液涸，而心血亦为之劫矣，或致亡阳，或致衄血不止，而成大患也，戒之。君羌活，能散风邪。佐独活，能消脚气。同杏仁，能去寒邪，兼理哮喘。臣甘菊，能清肺热，更明眼目。身能发汗，根主敛汗。风家用之多验者，何哉？盖风至柔也，而善藏，麻黄性至轻也，而善驱，内用气血药以托之，外用浮剂以散之，此以善藏始者，不得以善藏终矣。阴虚发汗者，鹿角四物汤加根节敛汗。汗多亡阳者，附子四君饮入根节回阳。痈疽方起者，行凉药中兼用之，即散无疑。寒邪战栗者，疏风药中兼用之，立止不谬。痘家初发热，及痘红紫稠密，皮厚不快者，多用于行凉解毒药中，则内托外散，正所谓开门放贼，而痘亦因之稀少矣。又能散胸膈泥滞之气，表虚则忌。"（《药鉴》）

【主要成分】

草麻黄茎中含有生物碱，其生物碱中 40%～90% 为麻黄碱，其次为伪麻黄碱等。

木贼麻黄也含生物碱，其中主要是麻黄碱和伪麻黄碱。本品还含有鞣质、黄酮苷、糊精、菊粉、淀粉、果胶、纤维素、葡萄糖等糖类化合物。中麻黄含多量麻黄碱，尚含鞣质、黄酮苷、糊精、菊粉、淀粉、果胶、纤维素、葡萄糖等。上述三种麻黄所含化学成分相似，但生物碱含量以木贼麻黄最高，草麻黄次之，中麻黄较低。

【作者感悟】

麻黄配伍附子　麻黄发汗解表逐表寒；附子竣补元阳祛里寒。相伍为用，有助阳散寒、发汗解表之功效，用于治疗素体阳虚、复感风寒之恶寒、无汗、脉沉者。再者，麻黄宣肺平喘、利水消肿；附子温肾壮阳、化气行水。二者合用，其温阳利水消肿之功效更著，用于治疗阳虚水泛之气促、喘逆、小便不利、下肢水肿、脉沉而迟者。

麻黄配伍干姜　麻黄辛温，发汗解表、宣肺平喘、利尿；干姜辛热，温肺散寒化饮。二者伍用，标本兼顾，共奏宣肺散寒、温肺化饮之功效，用于治疗风寒外闭、寒饮壅肺之咳嗽、气喘、胸闷、痰多清稀等症。

麻黄配伍葛根　麻黄性温辛散，善解在表之风寒；葛根性凉味辛甘，擅长发汗解肌退热、生津止渴。二者相使为用，可使其解表祛邪之功效更著，用于治疗风寒外袭、邪郁肌表、经输不利所致之表实兼见项背强几几等症。

麻黄配伍桂枝　二者均为辛温之品，同入太阳经。麻黄走卫分，开腠理，有发汗解表散寒之功；桂枝解肌表、和营气，有发汗解肌祛风之效，尚能温经散寒通脉。桂枝既能协同麻黄入于营分，又能随麻黄出于血分，以使营分之邪透达肌表，从汗而解。二者相须为用，为辛温解表重剂，可使其发汗解表之功效更著，用于治疗外感风寒表实无汗证；亦可治疗风、寒、湿三气所致之痹证，但此时则用桂枝温经散寒通脉为主，用麻黄散风寒宣卫气为辅。

麻黄配伍羌活　麻黄入肺经，开毛窍，通腠理，发汗解表力强；羌活入膀胱经，走肾经，气清属阳，善行气分而解表邪，长于散风寒、祛风湿、止痹痛，为手足太阳本经之风药。二者伍用，羌活助麻黄开泄腠理、发汗解表；麻黄协羌活达肌表，走经络以祛风除湿，共奏祛风散寒除湿止痛之功效，用于治疗风寒湿邪所致之恶寒发热、头身疼痛、关节肌肉酸痛等症。

麻黄配伍人参　麻黄发汗解表；人参益气助元，既能扶助人体正气，助麻黄发汗解表，以驱邪外出；又能防麻黄发汗太过以免误伤正气。二者合用，共奏益气解表之功效，用于治疗气虚感冒诸症。

麻黄配石膏　麻黄性味辛温，宣肺发汗利水；石膏性味辛凉，善清肺家气分之热。二物合参，一清一宣，清肺热而发越水气。《金匮要略》有越婢汤，君以麻黄、石膏为伍，治疗风水夹热之证。原文云："风水恶风，一身悉肿，脉浮不渴，续自汗出，无大热，越婢汤主之。"

麻黄配伍熟地黄、鹿角胶、白芥子　麻黄　温散寒滞；熟地黄温补阴血；鹿角胶为血肉有情之物，既生精补髓，又养血助阳；白芥子祛皮里膜外之痰。四药合用，有温阳补血、散寒消痰之功，可用来治疗阴疽之证。

麻黄配伍葶苈子　麻黄辛温发散，发汗解表、宣肺平喘、利尿；葶苈子苦辛性寒，降气平喘、利水消肿。二者合用，同入肺经，寒热互制，共奏解表宣肺、降气祛痰平喘之功效。用于治疗风寒外束、肺气壅滞之咳嗽、气喘、有痰者。

麻黄配伍细辛　麻黄辛温，为发汗解表之要药；细辛辛温，既能解表散寒止痛，又能祛内寒而温脏腑。二者合用，可加强解表散寒之功。另外，麻黄宣肺平喘，细辛温肺化饮，相伍为用，又有温肺化饮、散寒平喘之效。用于治疗外感风寒、肺气郁闭之恶寒发热、头痛身痛、咳喘痰饮，以及风寒湿痹之头、身、骨节尽痛者。

麻黄配杏仁　麻黄、杏仁相配既解发汗散寒、解表利水，又能宣肺化痰、止咳平喘。作者所创治疗哮喘的三个新方，即四芩麻杏葶贝龙石汤、五胡麻杏僵贝苍防汤和六姜麻杏辛贝蚣子汤，均以麻杏为伍，一宣一降，对止咳平喘，在方中起了主导作用。

【按语】

注意用麻黄发汗解表时宜生用，而取其宣肺平喘时则应炙用。因为生麻黄发汗力强，炙麻黄发汗力弱，但宣散之力不减。

麻黄配乌头　麻黄辛温发汗，善解在表之寒温，乌头善于发散脏腑经络之沉寒痼冷，二者相伍，一表一里，相须为用，温阳散寒，逐湿止痛，故二物合之治疗寒痹（即痛痹），疗效神奇。《金匮要略》中"病历节疼痛，不可屈伸，乌头汤主之"，为麻黄、乌头相须为用开了先河。

麻黄配白术　麻黄发汗散寒，白术健脾燥湿，二物参合，相得益彰，并行表里之寒湿。可谓湿之属表而无汗者，至当不易之配伍。《金匮要略》有"湿家身烦疼，可与麻黄加术汤，发其汗为宜，慎不可以火攻之"之训。对于麻黄加白术的配伍奥妙，喻嘉言说："麻黄得术则虽发汗不致多汗，而求得麻黄，并可以行表里之湿。"

【注意事项】

宜忌：麻黄生用发汗力强，炙用发汗力弱。一般发汗解表宜生用，宣肺平喘则生用或炙用。凡素体虚弱而自汗、盗汗、气喘者，均忌服。

02　细辛

味辛，性温，有小毒。入肺、肾经。功能：祛风、散寒、行水、开窍。主治：风冷头痛、鼻渊、齿痛、痰饮咳逆、风湿痹痛。内服：煎汤，1～4g。外用：研末撒、吹鼻或煎水含漱。

【名家论述】

"细辛，风药也。风性升，升则上行，辛则横走，温则发散，故主咳逆，头痛脑动，百节拘挛，风湿痹痛，死肌。盖痹及死肌，皆是感地之湿气，或兼风寒所成，风能除湿，温能散寒，辛能开窍，故疗如上诸风寒湿疾也。""细辛，其性升燥发散，即入风药，亦不可过五分，以其气味俱厚而性过烈耳。"（《本草经疏》）

"细辛，辛温能散，故诸风寒风湿头痛、痰饮、胸中滞气、惊痫者，宜用之。"（《本草纲目》）

"细辛，芳香最烈，故善开结气，宣泄郁滞，而能上达巅顶，通利耳目，旁达百骸，无微不至，内之宣络脉而疏通百节，外之行孔窍而直透肌肤。"（《本草正义》）

"细辛，若寒邪入里，而在阴经者，以此从内托出。佐九味羌活汤，发散寒邪快捷，因其气味辛香，故能上升。入芎辛汤，疗目痛后羞明畏日，隐涩难开。合通窍汤，散肺气而通鼻窍。佐清胃汤，祛胃热而止牙疼。此热药入寒剂，盖取反以佐之之义也。"（《药品化义》）

"细辛，佐姜、桂能驱脏腑之寒，佐附子能散诸疾之冷，佐独活能除少阴头痛，佐荆、防能散诸经之风，佐芩、连、菊、薄，又能治风火齿痛而散解诸

郁热最验也。"（《本草汇言》）

"细辛，止可少用，而不可多用，亦止可共用，而不能独用。多用则气耗而痛增，独用则气尽而命丧。""细辛阳药也，升而不沉，虽下而温肾中之火，而非温肾中之水也。火性炎上，细辛温火而即引火上升，此所以不可多用耳。或问：细辛散人真气，何以头痛反能取效？盖头为六阳之首，清气升而浊气降，则头目清爽；惟浊气升而清气降，头目沉沉欲痛矣。细辛气清而不浊，故善降浊气而升清气，所以治头痛如神也。但味辛而性散，必须佐之以补血之药，使气得血而不散也。"（《本草新编》）

"细辛，若单用末，不可过半钱匕，多即气闷塞，不通者死。"（《本草别说》）

"细辛……止诸阳头疼，风痹痛，开胸中滞，益肝胆明目，利九窍，眼泪、齿痛，凡头面诸风，不可缺也。东垣用之治邪在里之表，本草主治咳逆，百节拘挛，最能温中下气破痰，盖味本辛也。予尝用之以利水道，何哉？不知诸辛入肺，肺气赖辛以通畅，则渗下之官得令，所以能利水道也。大都不可重用，恐成气闭之患。痘家气粗，切不可用。"（《药鉴》）

【主要成分】

辽细辛含挥发油约3%，华细辛含挥发油为2.75%。其主要成分为甲基丁香油酚等。此外，细辛中尚含钾、钠、镁、钙、铁、锰、铜、锌等元素。

【作者感悟】

细辛配干姜、五味子　细辛辛温，散寒解表而温肺化饮，干姜温中散寒，亦能温肺化饮。二物相伍、相须为用，一表一里，一肺一胃，解表散寒，温肺化饮。五味子敛肺止咳平喘，以佐姜辛之温散太过，耗伤气阴。三物合参，化饮解表，止咳平喘。张仲景在《金匮要略》中用小青龙汤治疗溢饮和支饮，并且列举了支饮病例，根据病情变化，辨证论治，一口气创立了四首五味姜辛并用的千古名方，即苓甘五味姜辛汤、苓甘五味姜辛半夏汤、苓甘五味姜夏仁汤、苓甘五味姜辛夏仁大黄汤。这些名方的创立和具体灵活运用，充分体现了张仲景抓住了本案的主要病机，病机是寒饮郁肺，所以方方五味姜辛不坠，又从另一个侧面体现了仲景运用方药的灵活性，如加半夏，加杏仁，加大黄等，所以清代唐容川说："仲景用药之法，全凭乎证，添一证则添一药，易一证则易一药。"这是符合临床实际的。

细辛与辛夷、苍耳子、防风配伍　细辛辛温发散而开窍，与辛夷、苍耳子、防风参合，皆为辛温散寒、除风祛湿、通达肺窍之品。据现代药理研究，后三者又有抗过敏之功，笔者创立的新方"鼽鼻散"（亦名四桂麻辛苍防汤），治疗脾肺气虚，营卫不和，风寒侵袭，肺窍不利之鼽鼻（过敏性鼻炎），疗效甚妙。

笔者创立的"芪附麻辛桂姜汤"，即取细辛与麻、附、桂、姜等大辛大热之品的协同作用，以解阳气亏虚，寒湿痹阻，经络不通的寒湿痹痛。医者的胆识，源于对病因病机的正确判断，若确属阳气亏虚而致沉寒痼冷，大辛大热之品的联用，只管放胆用之，在这方面，张仲景的"乌头赤石脂丸"开创了乌、附、椒、姜并用的先河。

【按语】

关于细辛的用量，《本草别说》指出有"细辛若单用末，不可过半钱匕，多即气闷塞，不通者死"。故有"细辛不过钱"之说（即今剂不超过3g），乃指细辛单方散剂吞服。据现代药理研究认为的毒性主要是其含有挥发油，而入汤剂大多煎煮都在30min以上，所含挥发油已大部散失，故其毒性大为降低。余在临床上治呼吸病较多，故每天都有数方用到细辛，取其温肺化痰，止咳平喘。用量一般为5~6g，所以药师每每让签字，以示负责，若用治风寒湿痹，曾用到8~10g，皆入煎剂，从未见有任何毒副反应。

【注意事项】

宜忌：气虚多汗，血虚头痛、阴虚阳亢或无风寒湿邪之头痛，阴虚咳嗽等。素有高血压史，肾功能减退者慎用。反藜芦。

⑬　大黄

味苦，性寒。入胃、大肠、肝经。功能：攻积导滞、泻热通肠、凉血解毒、逐瘀通经。主治：实热便秘、谵语发狂、食积痞满、痢疾初起、里急后重、瘀停经闭、癥瘕积聚、时行热疫、暴眼赤痛、吐血、衄血、阳黄、水肿、淋浊、溲赤、痈疡肿毒、疔疮、烫火伤。内服：煎汤（用于泻下，不宜久煎），3~12g；或入丸、散。外用：研末，用水或醋调敷。

【名家论述】

"凡蕴热之症，藏府坚涩，直肠火燥而大便秘；痈肿初发，毒热炽盛而大便结；肥甘过度，胃火盛而大便结；纵饮太盛，脾火盛而大便结，必用苦寒，以大黄可也。至若跌扑损伤，血有所瘀，闭而不行，用桃仁、红花之剂，必加酒炒大黄。又有阳明胃火，痰涎壅盛，喉闭乳蛾，腮颊肿痛连及口齿，用清痰降火之剂，必加姜制大黄。若光明科以之治目，在时眼初发时，以之泻火可也；疮肿科以之散热拔毒，在红肿时解毒可也。"（《本草切要》）

"大黄气味大苦大寒，性禀直遂，长于下通，故为泻伤寒温病、热病、湿

热、热结中下二焦，二便不通，及湿热胶痰滞于中下二焦之要药，祛邪止暴，有拨乱反正之殊功。"（《本草经疏》）

"大黄，欲速者生用，泡汤便吞；欲缓者熟用，和药煎服。气虚同于人参，名黄龙汤；血虚同于当归，名玉烛散。佐以甘草、桔梗，可缓其行，佐以芒硝、厚朴，益助其锐。用之多寡，酌人实虚，假实误用，与鸩相类。"（《本草正义》）

"大黄，乃足太阴、手足阳明、手足厥阴五经血分之药，凡病在五经血分者，宜用之。若在气分用之，是谓诛伐无过矣。"（《本草纲目》）

"大黄，味苦，气香，性凉，能入血分，破一切瘀血，为其气香，故兼入气分，少用之亦能调气，治气郁作疼。其力沉而不浮，以攻决为用，下一切癥瘕积聚，能开心下热痰以愈疯狂，降肠胃热实以通燥结，其香窜透窍之力，又兼利小便。性虽趋下，而又善清在上之热，故目疼齿疼，用之皆为要药。又善解疮疡热毒，以治疗毒，尤为特效之药（疗毒甚剧，他药不效者，当重用大黄以通其大便自愈）。"（《医学衷中参西录》）

"大黄，大苦大寒，性沉不降，用走不守。……故凡伤寒邪入胃府，而见日晡潮热，谵语斑狂，便秘硬痛手不可近，乃瘟热瘴疟，下痢赤白，腹痛里急，黄疸水肿，积聚留饮宿食，心腹痞满，二便不通，与热结血分，一切癥瘕血燥，血秘实热等症，用此皆能推陈致新，定乱致治。故昔人云有将军之号。然苦则伤气，寒则伤胃，下则亡阴，故必邪热实结，宿食不下，用之得宜。"（《本草求真》）

"大黄，……入手足阳明经，酒浸入太阳，酒洗入阳明。通闭结灵丹，驱邪实效方。与桃仁同用，则导瘀血。与枳壳同用，则除积气。入痰火药，更能滚痰。入消食药，即能推陈。生用则通肠胃壅结热，熟用则治诸毒疮疡，久不收口。盖以诸毒疮疡，皆属心火，大黄熟用，则能泻心火，且宣气消肿，而除结热之在上者。其性沉而不浮，其用走而不守，有推陈致新之功，有斩关夺将之能，故名之曰将军。"（《药鉴》）

【主要成分】

大黄中具有致泻作用的主要成分是蒽醌苷及双蒽酮苷，其泻下作用较其相应苷元作用为强。此外，大黄尚含有脂肪酸、草酸钙、葡萄糖、果糖和淀粉。

【作者感悟】

大黄配枳实、厚朴、芒硝　《伤寒论》《金匮要略》均名为大承气汤。本方实由小承气汤（大黄、枳实、厚朴）加芒硝而成。按《伤寒论》所云，对阳明实热积滞，燥屎内结不去，或热结旁流，热邪谵语者，可以小承气汤通腑清热，加芒硝咸寒，润燥软坚，清热通便。《伤寒论》用以治疗痞、满、燥、实、坚俱备之实热内结的阳明腑实证。而《金匮要略》则用治阳明实热之痉病，在《金匮要略·呕吐哕下利病》篇中，连续四条用了大承气汤以治实热内结之下利，此处仲景充分彰显了《黄帝内经》"通因通用"之法。但应注意大承气汤毕竟是苦寒攻下之峻剂，所以仲景在大承气汤之前均加一"宜"字，未言大承气汤主之，此"宜"字含有斟酌之意，尤其对反复发作、缠绵不愈的"休息痢"更应慎重。倘若正气已虚，邪气虽实，也不可滥用攻下。

大黄配甘草　《金匮要略》名为大黄甘草汤。用以治疗胃肠实热之呕吐证。方中大黄荡涤肠胃实热，甘草甘缓和中扶正，二物相伍，一阴一阳，一甘一苦，药简力宏，共收清泻实热、和中止呕、攻不伤正之功。但应注意本方《金匮要略》用治"食已即吐者"，多指形体壮实，口渴，便秘，舌红、苔黄、脉滑数有力等症。对年老体弱、久病脾胃虚弱之"朝食暮吐，暮食朝吐者"，绝非所宜。

大黄配附子、细辛　三物相伍，首见于《金匮要略》名为大黄附子汤，用以治疗寒实内结之腹满痛。大黄气味俱重，苦寒沉降，走而不守，功专荡涤攻下，具有斩关夺门之力，故有将军之称。附子、细辛乃辛温之品，二者相须为用，温阳散寒止痛，并能制约大黄寒凉之性，使其主要发挥通里攻下之效，故三物合之，主攻寒实内结之腹满痛，被后世誉为温下之祖方。

大黄配茵陈、栀子　只此三物合之，《金匮要略》名为茵陈蒿汤。茵陈清热利湿退黄，栀子清三焦之热而利水道，大黄泻热通便而除黄，故三物合之，使湿热瘀浊从小便而去，为《金匮要略》首创治疗黄疸初期，湿热并重之祖方。其他治疗黄疸诸方，多由此发展而来。

大黄配牡丹皮　此二物是《金匮要略》大黄牡丹汤的主要成分，故名大黄牡丹汤。大黄逐瘀通络、凉血解毒，牡丹皮清热凉血、活血化瘀，二物相须、相使为用，互相促进，各展其长，共奏泻热散瘀、凉血解毒、攻下通腑之功。《金匮要略》用以治疗肠痈，脓未成或脓初成的里热实证。

大黄配黄连、黄芩　此三物皆为苦寒泻火之品，三药合力，相须相使，直折其热，使血热妄行之吐血、衄血可止。《金匮要略》用以治疗心火亢盛、血热妄行之吐血、衄血。

【按语】

大黄既走血分，亦走气分。走血分，能破瘀血及癥瘕积聚，可治疗瘀血经闭、产后瘀阻、跌仆损伤、瘀血肿痛等症；走气分，能荡涤肠胃实热积滞，可治疗大便秘结、腹部胀满、宿食停滞、湿热下痢、里急后重诸症。上能清热治目赤、咽喉肿痛，下能通利二便，外解疮疡疔毒，又善疗消化系统各种出血。大黄生用泻下力猛；酒炒则能达人体上部；酒洗能助泻下之力；蒸熟则泻下之力和缓，宜用于年老体弱患者；炒炭用于肠有积滞之下血证。治疗急证实证欲取速效，宜用生大黄，且宜后下，或用沸水泡渍频服；治疗虚证缓证欲缓图功，则用制大黄，或与他药同煎。使用本品，当中病即止，不可过量或久服。

大黄配伍白芷　大黄清热解毒、通便泻热；白芷消痈止痛。二者配伍，有清热解毒、消肿止痛之功效，用于治疗背疽初起、红肿疼痛、大便秘结者。

大黄配伍丹皮　大黄逐瘀通经、凉血解毒；丹皮清热凉血、活血化瘀。二者相使为用，共奏泻热散瘀、凉血解毒之功效，用于治疗肠痈初起，少腹疼痛等症。

大黄配伍当归　大黄活血祛瘀；当归补血活血止痛。二药伍用，有活血祛瘀、消肿止痛之功效，用于治疗跌打损伤、瘀血在内、胀满疼痛者。

大黄配伍肉桂　大黄苦寒攻下，泻热导滞、凉血行瘀；肉桂辛热温中，益火温阳、引火归原。二者相伍，寒热兼施，相互制约，相反相成，共奏温阳、泻下、调中之功效，用于治疗寒凝脏腑之便秘、脘腹冷痛；肝郁多怒、胃气上逆之吐血、衄血以及寒热错杂之胃脘疼痛，兼见口舌糜烂、肠鸣便溏者。

【注意事项】

宜忌：凡表证未罢，血虚气弱，脾胃虚寒，无实热、积滞、瘀结，以及胎前、产后，均应慎服。

④ **丹参**

味苦，性微寒。入心、肝经。功能：活血祛瘀、凉血消痈、止痛、养血安神。主治：心绞痛、月经不调、痛经、经闭、血崩带下、癥瘕、积聚、瘀血腹痛、骨节疼痛、惊悸不眠、恶疮肿毒。内服：煎汤，5~10g；或入丸、散。外用：熬膏涂，或煎水熏洗。

【名家论述】

"丹参能破宿血，补新血，安生胎，落死胎，止崩中带下，调经脉，其功大类当归、地黄、芎䓖、芍药故也。"（《本草纲目》）

"丹参……当是味苦平微温。入手、足少阴，足厥阴经。心虚则邪气客之，为烦满结气，久则成痼疾；肝虚则热甚生风，肝家气血凝滞，则为癥瘕，寒热积聚；肾虚而寒湿邪客之，则腰脊强，脚痹；入三经而除所苦，则上来诸证自除。苦能泄，温能散，故又主肠鸣幽幽如走水。久服利人益气，养血之验也。"（《本草经疏》）

"丹参，善治血分，去滞生新，调经顺脉之药也。主男妇吐衄、淋溺、崩血之证，或冲任不和而胎动欠安，或产后失调而血室乖戾，或瘀血壅滞而百节攻疼，或经闭不通而小腹作痛，或肝脾郁结而寒热无时，或癥瘕积聚而胀闷痞塞，或疝气攻冲而止作无常，或脚膝痹痿而痛重难履，或心腹留气而肠鸣幽幽，或血脉外障而两目痛赤，故《明理论》以丹参一物，而有四物之功。补血生血，功过归、地，调血敛血，力堪芍药，逐瘀生新，性倍芎藭，妇人诸病，不论胎前产后，皆可常用。"（《本草汇言》）

"丹参，《本经》治心腹邪气，肠鸣幽幽如走水等疾，皆瘀血内滞而化为水之候。止烦满益气者，瘀积去而烦满愈，正气复也。"（《本经逢原》）

"丹参，专入血分，其功在于活血行血，内之达脏腑而化瘀滞，故积聚消而癥瘕破，外之利关节而通脉络，则腰膝健而痹著行。详核古人主治，无一非宣通运行之效，而其所以能运行者，则必有温和之气，方能鼓荡之，振动之，所谓主心腹邪气，肠鸣痼疾，其义已隐隐可见。然走窜有余，必非补养之品，即《本经》所谓益气，《别录》所谓养血，皆言其积滞既去，而正气自伸之意，亦以通为补耳。惟苦味泄降，故所主各病，皆有下行为顺之意，此则于行气行血之中，又必含有下达性质，而世俗以为补血之用及以之止崩中带下，皆非古人真旨矣。"（《本草正义》）

【主要成分】

含脂溶性成分，如丹参酮、隐丹参酮等。亦含水溶性成分，如丹参素、丹参酸甲等。

【作者感悟】

丹参配赤芍、红花　笔者所创"生脉瓜蒌丹红四物汤"用以治疗心肺阴血亏虚、血热瘀结不通所致的胸痹证。主要表现为心胸中干热紧闷，心悸烦躁，喘咳短气，动则加剧，舌质较红，脉细数而涩，尿黄便干等症。方中丹参味苦微寒，色紫红，入血分，既能活血化瘀、通络止痛，又能养血凉血，清心安神，所以《本草汇言》说："故《明理论》以丹参一物，而有四物之功。"赤芍亦味苦微寒，色赤入血分，既能活血化瘀、消肿止痛，又能清热凉血，而治热入营血。红花辛温，入心、肝经，善于活血通经，祛瘀止痛，三物合之，养阴补血、清热凉血、化瘀止痛，用以治疗心肺阴血不足，血热瘀结不通之胸痛（冠心病、心绞痛），疗效甚佳。以上三物，在该方中具有中流砥柱之功。

丹参配赤芍、丹皮　笔者所创"三黄解毒汤"，用以治疗风热毒邪搏于血分所致的带状疱疹，疗效可靠。方中丹参除上述功能外，还能清热凉血、消痈化毒；赤芍亦能治热入营血、清热活血、消肿止痛；丹皮辛苦微寒，色赤，入血分，能凉血活血，散血中瘀热，消斑疹热毒。三物相伍，相须相使，清热凉血解毒，化瘀消肿止痛，可谓"三黄解毒汤"中之要药。

丹参配天麻、牛膝　丹参苦寒沉降，凉血清心，除烦安神。现代动物实验证明，它能扩张冠状动脉，增加冠脉血流量，并能降低血压、血糖，改善心脑血管功能；天麻味甘微温，属阳走上，能镇肝熄风，以治肝虚肝风内动所致的眩晕（高血压、动脉硬化）等症；牛膝，味酸苦，性平。本品苦平降泄，性善下行，长于活血通络，祛瘀止痛，能引诸药下行。现代动物实验表明，丹参有快速降低血压的作用。故笔者常将三物合之，一走上、一下行、一清心沉降而安神，用于高血压引起的眩晕症，疗效可靠。

【按语】

按中医辨证，无瘀血者慎用；从临床应用中发现，长期大量应用本品，会产生皮肤瘙痒。

【注意事项】

宜忌：无瘀血者慎服。

05　附子

味辛、甘，性热，有毒。入心、脾、肾经。功能：回阳补火、散寒除湿。主治：阴盛格阳、大汗亡阳、吐利厥逆、心腹冷痛、脾泄冷痢、脚气水肿、小儿慢惊、风寒湿痹、痿躄拘挛、阴疽疮漏及一切沉寒痼冷之疾。内服：煎汤，3 ~ 9g；或入丸、散。外用：研末调敷。

【名家论述】

"附子，入手少阳三焦、命门之剂，浮中沉，无所不至，味辛大热，为阳中之阳，故行而不止，非若干姜止而不行也。非身表凉而四肢厥者不可僭用，如用之者以其治逆也。"（《汤液本草》）

"附子，乃阴证要药，凡伤寒传遍三阴及中寒夹阴，虽身大热而脉沉者必用之，或厥冷腹痛，脉沉细，甚则唇青囊缩者，急须用之，有退阴回阳之力，起死回生之功。近世阴证伤寒，往往疑似不敢用附子，直待阴极阳竭而用之已迟矣。且夹阴伤寒，内外皆阴，阳气顿衰，必须急用人参健脉以益其原，佐以附子，温经散寒，舍此不用，将何以救之。"（《伤寒蕴要》）

"附子，因其善走诸经，故曰与酒同功，能除表里沉寒，厥逆寒噤，温中强阴，暖五脏，回阳气，格阳喉痹，阳虚二便不通及妇人经寒不调，小儿慢惊等证。大能引火归源，制伏虚热，善助参、芪成功，尤赞术、地建效，无论表证里证，但脉细无神，气虚无热者所当急用。"（《本草正》）

"附子，回阳气，散阴寒，逐冷痰，通关节之猛药也。诸病真阳不足，虚火上升，咽喉不利，饮食不入，服寒药愈甚者，附子乃命门主药，能入其窟穴而招之，引火归原，则浮游之火自熄矣。凡属阳虚阴极之候，肺肾无热证者，服之有起死之殊功。"（《本草汇言》）

"附子，味辛气温，火性迅发，无所不到，故为回阳救逆第一品药。《本经》云，风寒咳逆邪气，是寒邪之逆于上焦也。寒湿痿躄，拘挛膝痛，不能行步，是寒邪着于下焦筋骨也。癥坚积聚血瘕，是寒气凝结，血滞于中也。考《大观本草》，咳逆邪气句下有温中金疮四字，以中寒得暖而温，血肉得暖而合也。大意上而心肺，下而肝肾，中而脾胃以及血肉筋骨营卫，因寒湿而病者，无有不宜。即阳气不足，寒自内生，大汗、大泻、大喘、中风卒倒等症，亦必仗此大气大力之品，方可挽回，此《本经》言外意也。"（《本草经读》）

"附子，本是辛温大热，其性善走，故为通行十二经纯阳之要药，外则达皮毛而除表寒，里则达下元而温痼冷，彻内彻外，凡三焦经络，诸脏诸腑，果有真寒，无不可治。""惟此物善腐，市肆中皆盐制之药，而又浸之水中，去净咸味。实则辛温气味，既一制于盐之咸，复再制于水之浸，久久炮制，真性几乎尽失，故用明附片者，必以干姜、吴萸等相助为理，方有功用，独以钱许，其力甚缓。"（《本草正义》）

"附子，味辛大热，纯阳有毒。其性走而不守，通行十二经，无所不至，为补先天命门真火第一要剂。凡一切沉寒痼冷之症，用此无不奏效。……其入补气药中，则追失散之元阳；入发散药中，则能开腠理以逐在表之风寒；入温暖药内，则能以祛在里之寒湿。独书所云入补血药，则能以滋不足之真阴，缘阴与阳，相为依附，补阳即所以滋阴，若使水亏火盛，用以辛热纯阳，不更使火益盛而水益亏乎？故崔氏八味丸中，用此以为补阴向导，使阴从阳复。"（《本草求真》）

"附子……其性浮而不沉，其用走而不守。除六腑之沉寒，补三阴之厥逆。仲景八味丸用为少阴向导，正取其健悍走下之性，以行地黄之滞，人以为补，则误矣。血药用之，行经而能补血。气药用之，行经而能补气。非大虚寒之症，不可轻用。"（《药鉴》）

【主要成分】

附子含乌头碱、次乌头碱、中乌头碱等。从日本产附子中分离出消旋去甲乌药碱，为强心成分；棍掌碱为升压成分。

【作者感悟】

炮附子配伍人参　附子辛甘大热，为纯阳之品，其性走而不守，上救心阳、中温脾土、下助肾阳，是一味温补肾阳、回阳救逆之要药。人参味甘性平，大补元气，能挽救垂危之险疾。二物参合，互相促进，上救心阳，以助心气，下助肾阳，以复肾气。故参附配伍，对肾阳不足、肾气亏虚、膀胱气化失职所致的遗尿症起到了中流砥柱之功。笔者创立的治遗尿新方"止尿饮"就是以参附为君，以助肾阳，恢复肾气为先务，再配合补益脾肾、固精缩尿之品，其效若神。

附子配干姜　二物皆有回阳救逆之功，但附子走而不守，以助肾阳、破阴寒为特长，而干姜守而不走，是暖脾胃除中寒之上品。二者合参，一走一守，一上一下，相须为用，相得益彰，温补脾肾、助阳散寒，治疗脾肾阳虚之畏寒肢冷、下利清谷、脘腹冷痛，或四肢厥逆，脉微欲绝等阳虚欲脱之证，疗效甚佳，如《伤寒论》之"四逆汤""通脉四逆汤"等名方，均为二者配伍的代表方。

附子配桂枝　前者辛热，通行十二经脉，温阳散寒，除湿止痛，通利关节；后者辛温，温经通阳，轻扬升散，祛风散寒而止痛。二物伍用，相辅相成，温经散寒、除湿止痛之功更佳，用以治疗素体阳虚、风寒湿邪侵袭之寒湿痹，其效尤著。如笔者所创治疗寒湿痹的新方"芪附麻辛桂姜汤"和治疗心阳不振、水饮凌心而悸的"参附苓桂术甘汤"即是桂附联用的代表方。

【按语】

附子的用量及用法。因本品有毒，回阳救逆可用生附子，成人用量以 8～16g 为宜，应先煎 1～2h（以附片不麻舌为度）。若用于温阳散寒，除湿止痛，当用炮附子，成人以 10～20g 为宜。如果炮制到位，10g 以下不必先煎。但据临床所见，多数炮附子炮制不够规范（即炮附子中混有不少生附子），为了确保安全，还是先煎 0.5～1h 为好，用量越大，久煎时间越长（以附片不麻舌为度）。

笔者在治疗胸中阳气亏虚、寒痰水饮迫肺凌心，而胸闷咳喘心悸者，常以炮附子配姜半夏，温阳化痰利水治之。但因中药"十八反"中有"半蒌贝蔹及攻乌"之说，药师常以乌、附同类，要求签字以示负责。证之临床，凡胸阳不足、水饮寒痰迫肺凌心者，二物配合，疗效甚好，且临床上经常用之，从未见有过任何毒副作用。医圣张仲景的千古名方"赤丸"是乌头与半夏同用，"附子粳米汤"是附子与半夏巧妙组合。近观《中国中医药报》引当代国医大师朱良春的话说"十八反之说不能成立，十九畏更属无谓"，可见古今名家、圣贤都是有斯病用斯药，不受十八反、十九畏的约束。这就要求中药研究的专家、教授，尽快给出一个准确的说法，以使广大中医工作者有所遵循。

附子配伍白芍　附子辛甘大热，入于气分，走而不守，通行十二经脉，有温阳散寒、回阳救逆之功；白芍酸苦微寒，入于血分，性柔而主静，有养血柔肝、敛阴和营、缓急止痛之效。附子得白芍，温阳散寒而不伤阴血；白芍得附子，养血和营而无寒凝之弊。二者伍用，其温阳散寒、养阴和营之功效更著，用于治疗血虚寒凝之四肢麻木、关节疼痛；寒滞肝脉之胁痛；寒凝胞宫之痛经等症。

附子配伍白术、茯苓　附子温肾助阳；白术健脾燥湿；茯苓渗湿利水。三者伍用，有温肾健脾、利水消肿之功效，用于治疗脾肾阳虚、湿浊聚集之水肿、小便不利、慢性泄泻等。

附子配伍大黄　大黄苦寒，攻积导滞；附子辛热，助阳散里寒，且能制约大黄寒凉之性。二者相伍，寒热并用，有温下寒实积滞之功效，用于治疗寒实内结而阳气虚衰之腹痛便秘、手足厥冷等症。

附子配伍桂枝　附子辛热，通行十二经，温阳散寒、除湿止痛通关节；桂枝辛温，轻扬升散，温经通阳、祛风散寒止痛。二者配伍，其温通经脉、祛风散寒止痛之功效更著，用于治疗素体阳虚、风寒湿邪侵袭之身体烦痛、不能转侧、关节不得屈伸者。

附子配伍花椒　附子温肾助阳、散寒止痛；花椒温中止痛、暖脾止泻。二者同为辛热之品，皆有温里散寒之作用。相伍为用，其通阳散寒、温中止痛之功效更著，用于治疗中焦虚寒之胃脘冷痛以及寒邪直中之胃痛暴作。

附子配伍黄芪　附子温补元阳；黄芪益气固表。二者伍用，既有温阳益气、固表止汗之功，用于治疗气虚阳衰、卫表失固之虚汗出、倦怠、畏寒、形冷；亦有温补脾肾、补火生土之效，用于治疗脾肾阳虚、水湿内停之水肿、小便不利等症。

附子配伍肉桂　附子辛热燥烈，走而不守，为通行十二经之纯阳之品，有回阳救逆之功；肉桂辛甘性热，能走能守，偏暖下焦而温肾阳，更能引火归原。二药相须为用，附子善入气分而散寒止痛；肉桂善入血分而温经通脉。共奏温肾助阳、引火归原、温经散寒止痛之功效，用于治疗下焦命门火衰、肾阳不足之腰膝酸软、形寒肢冷、阳痿、尿频、小便清长等症，以及风寒湿痹之关节酸痛、一身尽痛者。

【注意事项】

宜忌：阴虚阳盛，真热假寒及孕妇均禁服。

06　半夏

味辛，性温，有毒。入脾、胃、肺经。功能：燥湿化痰、降逆止呕、消痞散结。主治：湿痰冷饮、呕吐、反胃、咳喘痰多、胸膈胀满、痰厥头痛、头晕不眠。外消痈肿。内服：煎汤，5~10g；或入丸、散。外用：研末调敷。

【名家论述】

"半夏，俗用为肺药，非也。止吐为足阳明，除痰为足太阴，小柴胡中虽为止呕，亦助柴胡能主恶寒，是又为足少阳也，又助黄芩能去热，是又为足阳明也。往来寒热，在表里之中，故用此有各半之意，本以治伤寒之寒热，所以名半夏。"（《汤液本草》）

"脾无留湿不生痰，故脾为生痰之源，肺为贮痰之器。半夏能主痰饮及腹胀者，为其体滑而味辛性温也，涎滑能润，辛温能散亦能润，故行湿而通大便，利窍而泄小便，所谓辛走气能化痰，辛以润之是矣。"（《本草纲目》）

"治寒痰及形寒饮冷伤肺而咳，大和胃气，除胃寒，进饮食。治太阳痰厥头痛，非此不能除。"（《医学启源》）

"半夏，柴胡为之使。辛温善散，故主伤寒邪在半表半里之间，往来寒热。苦善下泄，邪在胸中，则心中坚，胸胀咳逆；邪在上焦，则头眩；邪在少阴，则咽喉肿痛。《别录》亦谓其消心腹胸膈痰热满结，咳逆上气，心下急痛坚痞，时气呕逆，亦皆邪在上焦胸中之所致，故悉主之也。中焦者，足太阴之所治也，有湿有热，清浊不分则肠鸣，湿热胜则自汗，入足太阴故并主之。辛能散结，故消痈肿。脾家湿热，则面色萎黄，实脾、分水、燥湿，则前证俱除，面目因而滑泽矣。辛温有毒，体滑性燥，故堕胎也。""半夏，古人立三禁，谓血家、渴家、汗家也。其所最易误而难明者，世医类以其能去痰，凡见痰嗽，莫不先投之，殊不知咳嗽吐痰，寒热骨蒸，类皆阴虚肺热，津液不足之候，误服此药，愈损津液，则肺家愈燥，阴气愈虚，浓痰愈结，必致声哑而死。若合参、术，祸不旋踵。盖以其本脾胃家药，而非肺肾药也。寒湿痰饮作嗽，属胃病者固宜，然亦百之一二，其阴虚火炽，煎熬真阴，津液化为结痰，以致喉痒发咳者，往往而是，故凡痰中带血、口渴、咽干，阴虚咳嗽者，大忌之。又有似中风，痰壅失音，偏枯拘挛及二便闭涩，血虚腹痛，于法并忌。犯之过多，则非药可救。"（《本草经疏》）

"半夏，同参术、茯苓治湿痰；同瓜蒌、黄芩治热痰；同南星、前胡治风痰；同芥子、姜汁治寒痰；惟燥痰宜栝蒌、贝母，非半夏所能治也。"（《本经逢原》）

"半夏性燥而去湿，故脾胃得之而健也。火痰黑、老痰胶，须加芩连瓜蒌海粉。寒痰清、湿痰白，要入姜附苍术陈皮。风痰卒中昏迷，加皂荚天南星。痰核延生肿突，入竹沥白芥子。凡诸血证妊妇及少阳伤寒而渴，并诸渴症，皆不可用，半夏惟其性燥，损血耗气，而燥津液也。治饮冷伤肺而嗽，除痰厥头疼而愈。夫曰止呕，为足阳明药也。夫曰消痰，为足太阴药也。小柴胡用之，虽为止呕，亦助柴胡以去恶寒，是又为足少阳药也。小柴胡用之，虽能去寒，亦助黄芩以去湿热，是又为足阳明药也。往来寒热，在表里之中，用此有各半之意，故名半夏。"（《药鉴》）

【主要成分】

块茎含挥发油、少量脂肪、淀粉、烟碱、黏液质、多种氨基酸等。

【作者感悟】

半夏配生姜、茯苓　半夏伍生姜名小半夏汤，主治中阳不足，饮停于胃、饮随气逆而呕吐之症。半夏辛温，涤痰化饮，降逆止呕为治饮之要物；生姜辛散，温中降逆，驱散寒饮，并可抑制半夏之悍性。本方能蠲饮降逆、和胃止呕，对中焦阳虚之痰饮呕吐确有良效。本方药简力宏，首见于《金匮要略》痰饮篇，后世治呕诸方，多由此方衍化而来，被誉为止呕良方之祖。小半夏汤加茯苓《金匮要略》名为小半夏加茯苓汤。主治中焦阳虚，饮停于胃，胃失和降，饮随气逆则呕；饮阻于胃，气机不畅，则心下痞满；清阳不升，浊阴上冒，故见头眩；水气凌心而见心下悸。治以小半夏加茯苓汤，蠲饮降逆，和胃利水。

半夏配麦冬　二物相伍，首见于《金匮要略》麦门冬汤，以二物为主，参合人参、大枣、粳米、甘草，治疗虚热肺痿。有人难免要问，半夏辛温，何以能治虚热肺痿呢？请注意在本方中半夏与麦冬用量之比是1∶7，在大量清润药中伍以少量半夏，并不嫌其燥，而只有降逆止咳化痰之功。如清代费伯雄说："半夏之性，用入温燥药中则燥，用入清润药中，则下气而化痰。"堪称仲景配伍之妙用。

半夏配人参　半夏配人参再加白蜜，就是《金匮要略》之大半夏汤，是半夏与人参配伍的代表方。半夏降逆止呕，人参大补元气，补益脾胃，二物合参，补虚降逆，用以治疗脾胃气虚的胃反呕吐。

半夏、人参再配干姜并以生姜糊为丸，治疗妊娠恶阻重症。方中干姜温中散寒，人参补虚扶正，半夏、生姜汁蠲饮降逆、和胃止呕，四物合参，共奏温中散寒，化饮降逆之功。以方测证，本方所治病因病机应属脾胃虚寒，寒饮中阻之恶阻重症。《金匮要略》名为干姜人参半夏丸，然而用干姜、半夏治疗妊娠恶阻，历代医家争论不断，后世一些医家曾把二物列为妊娠忌药。然半夏止呕效果明显，故凡属胃虚寒饮之恶阻，临证时可谨慎使用，但应注意最好用制半夏，并与人参（或党参）、干姜、生姜等配伍，更加安全。如陈修园说："半夏得人参、不惟不碍胎，且能固胎。"

半夏配伍海藻、昆布　半夏化痰散结；海藻化痰软坚散结；昆布除热散结。三者伍用，有化痰软坚散结之功效，用于治疗瘿瘤痰核。

半夏配伍厚朴 二者均有燥湿化痰、降逆消痞之功。但半夏功擅化痰散结降逆消痞；厚朴长于下气除胀散满。二者伍用，共奏燥湿化痰、行气降逆散结之功效，用于治疗痰郁交阻于咽喉而引起的咽中如有异物，吐之不出，咽之不下之梅核气；痰气互结之胸满咳喘、脘腹胀闷、呃逆呕吐等症。

半夏配伍黄连、竹茹 半夏燥湿化痰、降逆止呕；黄连清泻胃热、止呕降逆；竹茹消痰开郁、清热止呕。三药伍用，有燥湿健脾、清热和胃、降逆止呕之功效，用于治疗胃热呕吐、呃逆；妊娠呕吐以及痰热壅盛、肺气不利之咳嗽痰多者。

半夏配伍黄芩 半夏辛温，入脾胃经，燥湿化痰、和胃止呕、消痞散结；黄芩苦寒，入肺经，清热燥湿、泻火解毒、止血、安胎。二者合用，肺脾同治，有清热燥湿化痰、和胃降逆止呕之功效，用于治疗痰热壅肺、肺气上逆之咳嗽痰多黄稠；痰热互结、胃失和降之胸膈痞满、恶心呕吐、食欲减退等症。

半夏配伍硫黄 半夏味辛性温，和胃降逆、燥湿化痰、消痞散结；硫黄味酸性热，补命门真火、疏利大肠、通腑气、利大便。二者伍用，共奏温肾逐寒、和胃行滞、通阳泄浊之功效，用于治疗老年人虚寒便秘；或寒湿久泻。

半夏配伍人参、白蜜 半夏降逆止呕；人参大补元气，健脾益胃；白蜜补中缓急。三药伍用，有益脾胃、止呕逆之功效，用于治疗胃虚呕吐。

半夏配伍天竺黄 半夏辛苦性温，燥湿化痰、降逆止呕；天竺黄甘寒，清热豁痰、凉心定惊。二者伍用，共奏清热化痰、祛风定惊之功效，用于治疗痰湿中阻之胸闷、咳嗽、痰多；痰涎壅盛之中风不语；或小儿高热之惊风、惊痫抽搐等症。

半夏配伍细辛、干姜 半夏燥湿化痰；细辛、干姜温肺化饮。三药伍用，有温肺化饮祛痰之功效，用于寒饮犯肺所致之咳嗽喘息、吐痰清稀等。

【按语】

半夏，因其炮制方法不同，临床应用亦有区别。

1. 生半夏：为原药材经拣净杂质，筛尽灰屑入药的生用饮片，闷润后切片晾干入药者，称半夏片。一般认为半夏生用辛烈毒甚，不宜内服，故处方中单写半夏者，都付予经过炮炙后的各种制半夏饮片。又因制半夏包括较广，故实际付予的饮片常因地而异，一般多付给姜半夏或法半夏。若需用生半夏入药时，应注明为妥。生半夏多供外用，旧时大多研末吹鼻，引涎以治晕厥、小儿惊风或喉痹肿痛；近时多外敷以消痈肿、除瘿瘤、止痛疗癣等药。有人在《金匮要略》小半夏汤的启发下，主张以生半夏内服，但必须先将其打碎，用生姜汁拌渍十分钟左右，然后入煎为妥。

2. 姜半夏：为生半夏经水浸泡，漂至口尝仅有麻辣味，与鲜姜、白矾同煮至透（有些地区还分别另加甘草、朴硝、皂角等辅料与半夏同煮），取出晾至六七成干，闷润后切片晾干入药者，简称姜夏，亦称姜夏片；也有以生半夏与姜汁同煮，或同炒、同蒸，或拌匀晒干后切片入药者。姜半夏毒性已减，性偏温燥，具燥湿化痰、降逆止呕之功，适用于脾虚痰涎涌盛作呕或寒痰咳逆者。

3. 法半夏：为生半夏经水浸泡，漂至口尝微有麻辣味，置甘草石灰汤内拌匀，再浸至中心显黄色、无白心为度，捞出阴干（有些地区还分别加用皂角、朴硝、陈皮等辅料制成）入药者，简称法夏，亦称黄法夏、京法夏、京半夏，简称京夏。法半夏燥性较为和缓，除可燥湿化痰外，尚有调脾和胃之功，常用于脾虚湿困、痰饮内停之证，取其清痰化饮、理脾和胃之效，无论虚实寒热均可选用。

4. 清水半夏：为生半夏经浸泡，漂至口尝微感麻辣味，捞出稍晾，加白矾与水共煮至内无白心时取出，晾干捣碎；或晾至半干时切片，再晾干入药者，后者又称清夏片。也有用半夏经姜、矾腌制后，入清水浸泡数天，以溶出矾质，再用水煮透晾干入药者，简称清半夏。如清半夏再经加生姜、朴硝、甘草、皂角在水中浸泡后取出，用甘草、青盐、党参、川贝等进一步加工晾干入药者，称苏半夏，简称苏夏。一般认为清半夏辛燥之性大减，宜用于体弱多痰、寒湿较轻者。对于脾胃不和，夜卧不安，或小儿食滞痰阻、咳喘呕逆者，选用苏半夏更为适宜。

此外，尚有青盐半夏（简称盐半夏），多用于治疗瘰疬痰核、梅核气等证，可收消痰散结之功；竹沥半夏，宜用于胃热呕吐，或肺热咳痰、黄稠而黏，或痰热内闭、中风不语等证。

【注意事项】

宜忌：一切血证及阴虚燥咳、津伤口渴者忌服。

07　葶苈子

味辛、苦，性寒。入肺、膀胱经。功能：泻肺平喘、利水消肿。主治：肺壅喘急、痰饮咳嗽、水肿胀满。内服：煎汤，3～10g；或入丸、散。外用：煎水洗或研末调敷。

【名家论述】

"葶苈甘苦二种，……大抵甜者下泄之性缓，虽泄肺而不伤胃；苦者下泄之性急，既泄肺而易伤胃，故以大枣辅之。"（《本草纲目》）

"葶苈，为手太阴经正药，故仲景泻肺汤用之，亦入手阳明、足太阳经。肺属金，主皮毛，膀胱属水，藏津液，肺气壅塞则膀胱与焉，譬之上窍闭则下窍不通，下窍不通，则水湿泛溢为喘满、为肿胀、为积聚，种种之病生矣。辛能散，苦能泄，大寒沉阴能下行逐水，故能疗《本经》所主诸病。"（《本草经疏》）

"葶苈滑润而香，专泻肺气，肺如水源，故能泻肺即能泻水。凡积聚寒热从水气来者，此药主之。""大黄之泻从中焦始，葶苈之泻从上焦始，故《伤寒论》中承气汤用大黄，而陷胸汤用葶苈也。"（《本草经百种录》）

"葶苈子苦降辛散，而性寒凉，故能破滞开结，定逆止喘，利水消肿。《本经》主治，皆以破泄为义。惟寒泄之品，能通利邪气之有余，不能补益正气之不足，苟非实热郁窒，自当知所顾忌。《别录》久服令人虚，本是至理。然肺家痰火壅塞及寒饮弥漫，喘急气促，或为肿胀等证，亦必赖此披坚执锐之才，以成捣穴犁庭之绩。"（《本草正义》）

【主要成分】

独行菜种子含脂肪油、芥子苷、蛋白质、糖类。

【作者感悟】

葶苈子配大枣　首见于《金匮要略》葶苈子大枣泻肺汤，用以治疗"肺痈、喘不得卧"和"支饮不得息"。可见不论是肺痈还是支饮，只要病因病机符合痰热壅肺之实证，皆可用之。方中葶苈子苦寒泻肺逐水、祛痰定喘；大枣甘缓补中、补脾养心、缓和药性。二物伍用，攻补兼施，并以大枣之甘缓制葶苈子之峻猛，共收泻肺利水、下气平喘之功。

葶苈子配防己、椒目　《金匮要略》名为己椒苈黄丸，方中汉防己、椒目辛苦宣泄，导水从小便而去；葶苈子、大黄攻逐决壅，使水饮从大便而下；蜂蜜为丸，以缓各药之峻。诸药相合，前后分消，导水外出，用以治疗（狭义）痰饮，饮邪偏于肠间的病证，除腹满主症外，以药测证，当伴见大便秘结，小便不利或水肿等。

葶苈子配杏仁、贝母　葶苈子苦寒，开泄肺气，泻肺逐水；杏仁辛苦性温，降气化痰，宣肺平喘，润肠通便；川贝母甘苦性凉，苦泄甘润，微寒清热，止咳化痰。三物合参，一开一宣一清润，合力通调水道，则胸满大腹水肿可消；气机通畅，咳喘自平。笔者所创治喘三方之一，名为"四苓麻杏葶贝龙石汤"，即为葶贝杏仁合用之代表方，用以治疗痰热壅肺型哮喘，屡用屡验。

葶苈子配伍大戟　葶苈子利水消肿；大戟泻水逐饮。二者伍用，功效更著，用于治疗湿热所致之水肿。

【按语】

葶苈子有苦葶苈和甜葶苈之分。苦葶苈即北葶苈子，为植物独行菜或北美独行菜的种子，主产于河北、辽宁、内蒙古。此外，吉林、山西、甘肃、青海、黑龙江等地亦产。苦葶苈子味苦性急，多用于逐水。甜葶苈即华东葶苈子，为植物播娘蒿的种子，主产江苏、山东、安徽。此外，甘肃、河南、山西、陕西、河北、浙江等地亦产。甜葶苈子味淡性缓，多用于平喘。

08　瓜蒌

味甘、苦，性寒。入肺、胃、大肠经。功能：清热、润肺、化痰、散结、滑肠。主治：痰热咳嗽、胸痹、结胸、肺痿咳血、消渴、黄疸、便秘、痈肿初起。内服：煎汤，9～12g；捣汁或入丸、散。外用：捣敷。

【名家论述】

"润肺燥，降火。治咳嗽，涤痰结，利咽喉，消痈肿疮毒。""张仲景治胸痹痛引心背，咳唾喘息及结胸满痛，皆用瓜蒌实，乃取其甘寒不犯胃气，能降上焦之火，使痰气下降也。"（《本草纲目》）

"瓜蒌实，其性较瓜蒌根稍平，而无寒郁之患。"（《本经逢原》）

"瓜蒌实，润燥开结，荡热涤痰，夫人知之；而不知其舒肝郁，润肝燥，平肝逆，缓肝急之功有独擅也。"（《重庆堂随笔》）

"瓜蒌，性味与花粉相同，惟润降之功过之。故凡上焦郁热，垢腻痰火咳嗽等证，皆可用之。一切肺痈、肠痈、乳痈之属火者，尤为相宜。"（《本草便读》）

"瓜蒌实之长，在导痰浊下行，故结胸胸痹，非此不治。然能导之使行，不能逐之使去，盖其性柔，非济之以刚，则下行不力。是故小陷胸汤则有连、夏，瓜蒌薤白等汤则有薤、酒、桂、朴，皆伍以苦辛迅利之品，用其所长，又补其所短也。"（《本草思辨录》）

"瓜蒌，能开胸间及胃口热痰，故仲景治结胸有小陷胸汤，瓜蒌与连、夏并用；治胸痹有瓜蒌薤白等方，瓜蒌与薤、酒、桂、朴诸药并用。若与山甲同用，善治乳痈；若与赭石同用，善止吐衄；若但用其皮，最能清肺、敛肺、宁嗽、定喘；若但用其瓤，最善滋阴、润燥、滑痰、生津；若但用其仁，其开胸降胃之力较大，且善通小便。"（《医学衷中参西录》）

【主要成分】

瓜蒌果实含三萜皂苷、有机酸、树脂、糖类和色素。瓜蒌皮含少量挥发油。

【作者感悟】

瓜蒌配薤白、白酒　三者相伍，首见于《金匮要略》瓜蒌薤白白酒汤，用以治疗喘息咳唾、胸背痛、短气之胸痹病。本方只此三物，而方中瓜蒌本为甘寒凉润之品，但与辛温之薤白、白酒相伍，则仅显开胸理气、除痰散结之功，而无寒凉收引之弊；薤白辛温散寒，豁痰下气；白酒清阳上行，以助药势，通阳行痹，共奏通阳散结、豁痰下气之功，以解阳微阴弦、胸痹而痛的典型胸痹之病。

瓜蒌配薤白、白酒、半夏 《金匮要略》名为瓜蒌薤白半夏汤，用以治疗较重胸痹，而痰湿阻滞更重者，表现为胸痹不得卧，心痛彻背等症。本方即瓜蒌薤白白酒汤加半夏，白酒增量而成。加半夏以增强蠲饮降逆，除痰散结之功；白酒由七升增至一斗，以增强通阳行痹之力，以解痰湿阻滞更甚之较重胸痹。

瓜蒌配黄连、半夏 此三者相伍首于《伤寒论》名为小陷胸汤，方中瓜蒌甘寒凉润，清热化痰，理气散结，既能助黄连清热泻火，又能助半夏化痰降逆，同时还有润肠通便之功；黄连苦寒，能清心下之热结；半夏辛温化痰涤饮，消痞散结。三物合之，共收辛开苦降、清热涤痰、润下开结之功，以解痰热互结于心下，按之则痛，胸闷喘满，咳吐黄痰，舌质红，苔黄腻，脉滑数之小结胸证。

瓜蒌薤白配桃仁、红花 笔者在《金匮要略》枳实薤白桂枝汤的基础上，创立了“桃红附子枳实薤白桂枝汤”，用以治疗胸中阳气不足，痰血寒湿阻滞所致的胸痹病。据临床观察，枳实薤白桂枝汤虽能通阳散结、豁痰下气，但温阳之力不足，活血化瘀之力欠缺，故加炮附子温阳，加桃仁、红花以活血化瘀、通经止痛。其功效变成了温阳益气、豁痰散结、活血化瘀、通经止痛，治疗心胸中阳气不足，痰血寒湿阻滞所致的胸痹，其效更佳。

瓜蒌配丹参、红花 治疗心肺阴血亏虚，血热郁结不通所致的胸痹。笔者在《金匮要略》瓜蒌薤白白酒汤的基础上，去薤白，配生脉散和生四物汤，加丹参、红花，名为“生脉瓜蒌丹红四物汤”，用以治疗心胸中干热紧闷，心悸烦躁，咳喘气短，尿黄便干，舌质较红，脉细数而涩者，其效若神。方中生脉散（人参、麦冬、五味子）益气生津、敛阴止汗；生四物汤（当归、生地黄、赤白芍、川芎）养阴补血、清热活血；瓜蒌、丹参、红花，理气宽胸、豁痰下气、养阴清热、活血化瘀。三者合之，益气养阴，补血清热，活血化瘀，通痹止痛。凡心肺阴血亏虚、血热瘀结不通之胸痹，用之皆效。

⑨ **人参**

味甘、微苦，性温。入脾、肺经。功能：大补元气、固脱生津、安神。主治：劳伤虚损、食少、倦怠、反胃吐食、大便滑泄、虚咳喘促、自汗暴脱、惊悸、健忘、眩晕头痛、阳痿、尿频、消渴、妇女崩漏、小儿慢惊及久虚不复，一切气血津液不足之证。内服：煎汤，1.5～9g，大剂9～30g；亦可熬膏，或入丸、散。

【名家论述】

"人参，善治短气，非升麻为引用不能补上升之气，升麻一分，人参三分，可为相得也；若补下焦元气，泻肾中之火邪，茯苓为之使。"（《医学启源》）

"人参，味既甘温，调中益气，即补肺之阳，泄肺之阴也，若便言补肺，而不论阴阳寒热、何气不足，则误矣。若肺受寒邪，宜此补之，肺受火邪，不宜用也。肺为清肃之脏，贵凉而不贵热，其象可知，若伤热则宜沙参。人参补五脏之阳也，沙参苦微寒，补五脏之阴也，安得不异。"（《汤液本草》）

"人参能回阳气于垂绝，却虚邪于俄顷。其主治也，则补五脏，盖脏虽有五，以言乎生气之流通则一也，益真气，则五脏皆补矣。邪气之所以久留而不去者，无他，真气虚则不能敌，故留连而不解也，兹得补而真元充实，则邪自不能容。清阳之气下陷，则耳目不聪明，兼之目得血而能视，阳生则阴长，故明目。真气内虚，故肠胃中冷，气旺阳回则不冷矣。心腹鼓痛者，心脾虚故也，二脏得补，其痛自止。胸胁逆满者，气不归元也，得补则气实而归元也，脾胃俱虚，则物停滞而邪客之，故霍乱吐逆也，补助脾胃之元气，则二证自除。调中者，脾治中焦，脾得补则中自调矣。消渴者，津液不足之候也，气回则津液生，津液生则渴自止矣。通血脉者，血不自行，气壮则行，故通血脉。破坚积者，真气不足，则不能健行而磨物，日积月累，遂成坚积。脾主消化，真阳之气回，则脾强而能消，何坚积之不磨哉。令人不忘者，心主记，脾主思，心脾二脏之精气满，则能虑而不忘矣。"（《本草经疏》）

"人参，补气生血，助精养神之药也。故真气衰弱，短促气虚，以此补之，如荣卫空虚，用之可治也；惊悸怔忡，健忘恍惚，以此宁之；元神不足，虚羸无力，以此培之，如中气衰陷，用之可升也。又若汗下过多，精液失守，用之可以生津而止渴；脾胃衰薄，饮食减常，或吐或呕，用之可以和中而健脾；小儿痘疮，灰白倒陷，用之可以起痘而行浆；妇人产理失顺，用力过度，用之可以益气而达产。若久病元虚，六脉空大者，吐血过多，面色微白者，疟痢日久，精神萎顿者，中热伤暑，汗竭神疲者，血崩溃乱，身寒脉微者，内伤伤寒，邪实心虚者，风虚眼黑，旋晕卒倒者，皆可用也。"（《本草汇言》）

"肺家本经有火，右手独见实脉者，不宜骤用（人参），即不得已而用之，必须盐水焙过，秋石更良。盖盐能润之，且参畏卤盐故也。若夫肾水不足，虚

火上炎，乃刑金之火，正当以人参救肺，何忌之有？"（《本草通玄》）

"酒色过度，损伤肺肾真阴，阴虚火动，劳嗽吐血咳血等证勿用之。盖人参入手太阴，能补火，故肺受火邪者忌之。若误服参、芪甘温之剂，则病日增，服之过多则死不可治。"（《本草集要》）

"人参，气虚血虚俱能补，阳气虚竭者，此能回之于无何有之乡；阴血崩溃者，此能障之于已决裂之后。惟其气壮而不辛，所以能固气；惟其味甘而纯正，所以能补血。故凡虚而发热，虚而自汗，虚而眩晕，虚而困倦，虚而惊惧，虚而短气，虚而遗泄，虚而泻利，虚而头疼，虚而腹痛，虚而欲食不运，虚而痰涎壅滞，虚而咳血吐血，虚而淋沥便闭，虚而呕逆躁烦，虚而下血失气等症，是皆必不可缺者。第欲以气血相较，则人参气味颇轻而属阳者多，所以得气分者六，得血分者四，总之不失为气分之药。而血分之所以不可缺者，而未有气不至而血能自至者也。故扁鹊曰，损其肺者益其气，须用人参以益之，肺气既旺，余脏之气皆旺矣。所以人参之性多主于气，而凡脏腑之有气者，皆能补之。然其性温，故温积亦能成热，若云人参不热则可，云人参之凉，恐未必然。是以阴虚而火不盛者，自当用参为君，若阴虚而火稍盛者，但可用参为佐，若阴虚而火大盛者，则诚有暂忌人参，而惟用纯甘壮水之剂，庶可收功一证，不可不知也。"（《本草正义》）

"人参，宜同诸药共用，始易成功。如提气也，必加升麻、柴胡；如和中也，必加陈皮、甘草；如健脾也，必加茯苓、白术；如定怔忡也，必加远志、枣仁；如止咳嗽也，必加薄荷、苏叶；如消痰也，必加半夏、白芥子；如降胃火也，必加石膏、知母；如清阴寒也，必加附子、干姜；如败毒也，必加芩、连、栀子；如下食也，必加大黄、枳实。用之补则补，用之攻则攻，视乎配合得宜，轻重得法而已。然而人参亦有单用一味而成功者，如独参汤，乃一时权宜，非可恃为常服也。"（《本草新编》）

"人参，得当归活血，配广皮理气，配磁石治喘咳气虚上浮，配苏木治血瘀发喘，配藜芦涌吐痰在胸膈；佐石菖蒲、莲肉，治产后不语，佐羊肉补形；使龙骨摄精。入峻补药崇土以制相火，入消导药运行益健，入大寒药扶胃使不减食，入发散药驱邪有力，宜少用以佐之。""土虚火旺宜生用，脾虚肺怯宜熟用；补元恐其助火，加天冬制之；恐气滞，加川贝理之；加枇杷叶，并治反胃。"（《得配本草》）

"心痞最不宜参，然以参佐旋覆、姜、夏，则参可用于散痞矣；腹胀最不宜参，然以参佐厚朴、姜夏，则参可用于除胀矣。参能实表止汗，故有表证者忌之；若汗出后烦渴不解，于寒剂中用之何妨。参能羁邪留饮，故咳证忌之；若肺虚而津已伤，于散邪蠲饮中用之何妨。参治往来寒热，似疟皆可用参矣；

然外有微热即去参，《外台》于但寒但热，寒多热少之疟亦俱无参，惟疟病发渴者用之。盖补虚则助邪，寒热不均，则不可遽和；人参止渴，辅芩、栝之不逮也，参惟益阴，故能生津；利不止，虽脉微欲绝亦不加参，以利则阴盛，而参复益之也。然下与吐兼，或吐下之后，其中必虚，津必伤，参又在所必须。盖中土有权，则上下悉受其范，而不敢违戾也。"（《本草思辨录》）

"方书谓人参不但补气，若以补血药辅之，亦善补血。愚则谓若辅以凉润之药，即能气血双补，盖平其热性不使耗阴，气盛自能生血也。"（《医学衷中参西录》）

"古称人参，今有辽参、高丽参、党参之别，形色、性情、功效各有不同……盖辽参、高丽参其力皆厚，惟一则甘而能清，一则甘而兼温，功力自别，若党参则为补脾和缓之药，而力量较为薄弱，三者之性情功用，迥乎不侔，万不能一陶同冶而无区别。""辽参微寒，功能养阴而清虚火，今用之阴虚有火及吐衄失血后宜于清养，或汗家、失精家，阴液耗损，虚阳偏炽者，甚有经验，证以《本草经》之所谓人参味甘寒者，气味甚合。寻绎《本经》主治，皆滋养阴液，生津补血之功，而非补气回阳之药。是皆辽参之功用，而非高丽参之兼有温性者可比。""高丽参，气味浓厚，色亦重浊，具有温养生发之性，今用之于脾肾虚寒，真阳衰弱及中气不振，阴寒用事诸证，功效甚捷，较之辽参偏于养阴，含有清凉气味者，性质迥异，证以《名医别录》之人参味甘微温，气味甚合。""辽参禀性纯正，绝无刚烈气象，是以滋养阴津，尤其独步，而高丽参则已有刚健姿态，温升之性，时时流露，所以能振作阳气，战胜阴霾。二者所主之病，虽同为阴枯血耗之候，惟阴虚之体，相火易升，则宜于辽参而不宜于（高）丽参，若阴液既耗，而真阳亦衰，则宜用（高）丽参不宜用辽参。一则养阴而兼理虚热，一则补阴而即以扶阳，各有所主，不容或紊。若治虚热而误用（高）丽参，无异抱薪救火，则欲苏涸辙之鲋，而灼其垂竭之脂膏；若治虚寒而误投辽参，几于落井下石，则欲回黍谷之春，而适以陷绝于冰窖。同是虚也，同是参也，在当用之时，而一字之争，已如水火冰炭之各异，彼夫风寒湿邪，痰饮食积，气血郁结之不得妄投是味者，更无庸言矣。"（《本草正义》）

【主要成分】

从红参、生晒参或白参中共分离出30余种人参皂苷。人参含少量挥发油、有机酸及酯类、含氮化合物、糖类、维生素类、甾醇及其苷类。此外，人参尚含有腺苷转化酶、L-天冬氨酸酶、β-淀粉酶、蔗糖转化酶及铜、锌、铁、锰等二十多种微量元素。人参茎叶的皂苷成分，基本上和根一致。参须、参芽、参叶、参花、参果等的总皂苷含量，比根还高，值得进一步利用。

【作者感悟】

人参配伍白术　人参补脾益气；白术健脾燥湿。二者相须为用，有补气健脾燥湿之功效，用于治疗脾虚失运之食少纳呆、大便溏泄等症。

人参配伍当归　人参甘温，补气、固脱；当归甘温，补血、活血。二者伍用，气血双补，共奏补气固脱、养血活血之功效，用于治疗因出血而气脱之自汗频频、气短脉微；气血两虚之头晕心悸、气短乏力、失眠健忘以及气虚血瘀之胸痛胸闷、心悸、口唇紫暗等症。

人参配伍附子　人参甘温大补元气以固脱；附子辛热回阳而救逆。二者相使为用，有大补元气、回阳固脱之功效，用于治疗重病、久病、失血等所引起元气大亏、阳气暴脱而表现出气急喘促、四肢厥逆、汗出黏冷、呼吸微弱、脉细微欲绝等症。

人参配伍诃子　人参益肺补脾、大补元气；诃子敛肺下气、涩肠固脱。二者合用，共奏补肺敛肺止咳、健脾固脱止泻之功效，用于治疗肺虚久咳久嗽；脾虚久泻久痢，以及气虚下陷脱肛等。

人参配伍胡桃肉　人参甘温补益肺气；胡桃肉温涩入肾，既能润肺，又能纳肾气以平喘。二药伍用，有温补肺肾、纳气定喘之功效，用于治疗肺肾虚寒之咳嗽气喘。

人参配伍黄芪　人参善补五脏之气，补气兼能养阴；黄芪善走肌表，补气兼能扶阳。二者相须为用，有补中气、升脾阳之功效，用于治疗中阳不足、气虚下陷之倦怠乏力、食少便溏、久泄久痢、脱肛、子宫脱垂、胃下垂等症。

人参配伍麦冬　人参益气生津；麦冬养阴生津。二者伍用，共奏益气生津之功效，用于治疗热病后期、气阴耗损之神疲气短、口干口渴等症。

人参配伍生石膏　人参益气生津；生石膏清热止渴。二者合用，有清热益气、扶正祛邪之功效，用于治疗热病气阴两伤之身热口渴、气短乏力、汗出、脉大无力者。

人参配伍熟地黄　人参峻补元气，熟地黄补血填精。二者相伍，人参得熟地黄，则助气、化气；熟地黄得人参，则生血、行血。二药相辅相成，共奏补气养血之功效，用于治疗气血两虚之头晕、心慌、气短、乏力、失眠、健忘、月经过多、闭经等症。

【按语】

人参其功能为大补元气，补脾益肺，生津固脱，益智安神。其主治：①元气虚脱证。是从整体而言。本品能大补元气，为复脉固脱之要药。对元气虚极欲脱、脉微欲绝之危重证候，可单独用，如独参汤；又可与附子同用，以补气固脱，回阳救逆，如参附汤，若气阴两虚欲脱者，又可与麦冬、五味子配伍，如生脉散，以补气养阴、敛汗固脱。②肺脾心肾气虚证。是从脏腑而论。本品为补肺要药。对肺气亏虚、咳喘气短、少气懒言、脉弱痰多者，可与苏子、杏仁、五味子等药同用，如补肺汤。本品又为补脾要药。若用于脾虚湿阻、纳呆便溏者，常与白术、茯苓等伍用，如四君子汤，以健脾利湿、恢复中气；若因脾气虚弱、气不生血而致气血两虚者，可用八珍汤，补气生血；若因脾气虚衰、气不摄血而致心脾两虚者，可以用归脾汤，调补心脾。本品又能补益心气、安神定志，如天王补心丹治疗胸闷气短、心悸失眠等证。本品还能补益肾气，用以治疗肾不纳气之气短虚喘和肾虚阳痿等，治疗前者多与蛤蚧、胡桃、五味子同用，治疗后者，常与熟地黄、鹿茸合参。

笔者所创立的以下七方，均用了人参或红参，皆取其大补元气、补脾益肺、生津固脱、益气安神之功。但因配伍不同，而功效各有侧重。

1. "参附苓桂术甘汤"（红参、炮附子、茯苓、桂枝、炒白术、炙甘草、生姜、大枣）治疗心阳不振、水饮凌心之心悸。

2. "黄龙八珍汤"（黄芪、龙眼肉、人参、白术、茯苓、当归、川芎、白芍、熟地黄、炙甘草、生姜、大枣）治疗脾胃虚弱、气血乏源、上气不足、脑失所养之眩晕。

3. "三六散"（红参、炒白术、茯苓、陈皮、半夏、苏子、白芥子、莱菔子、炙甘草、大枣）治疗脾肺气虚、痰湿阻滞之痰饮证。

4. "桃红附子枳实薤白桂枝汤"（桃红、红花、炮附子、茯苓、红参、炒白术、赤芍、枳实、厚朴、薤白、全瓜蒌、桂枝、炙甘草）治疗胸阳不足、痰血湿阻滞之胸痹。

5. "止尿饮"（红参、炮附子、升麻、黄芪、山药、炒白术、益智仁、金樱子、桑螵蛸、覆盆子、炙甘草）治疗肺脾肾阳气亏虚，膀胱气化失职、关门不固之遗尿。

6. "真人桃花汤"（红参、茯苓、白术、山药、炮附子、炮姜炭、炒白芍、赤石脂、煨诃子、煨肉蔻、车前子、炙甘草）治疗脾肾阳虚、久泻滑脱不止之泄泻。

7. "六姜麻杏辛贝蚣子汤"（红参、白术、茯苓、陈皮、半夏、干姜、炙麻黄、炒杏仁、细辛、川贝、蜈蚣、白芥子、炙甘草）治疗脾肺气虚、寒痰阻肺之哮喘。

【注意事项】

宜忌：实证、热证忌服。阴虚内热和腹胀满者不宜长期单用。

⑩　西洋参

味甘、微苦，性凉。入心、肺、肾经。功能：益肺阴、清虚火、生津止渴。主治：肺虚久嗽、失血、咽干口渴、虚热烦倦。内服：煎汤（另煎和服），3 ~ 6g。

【名家论述】

"肺气本于肾，凡益肺气之药，多带微寒，但此则苦寒，惟火盛伤气，咳嗽痰血，劳伤失精者宜之。"（《本草求原》）

"西洋参，性凉而补，凡欲用人参而不受人参之温补者，皆可以此代之。惟白虎加人参汤中之人参，仍宜用党参，而不可代以西洋参，以其不若党参具有升发之力，能助石膏逐邪外出也。且《本经》谓人参味甘，未尝言苦，适与党参之味相符，是以古之人参，即今之党参，若西洋参与高丽参，其味皆甘而兼苦，故用于古方不宜也。"（《医学衷中参西录》）

【主要成分】

含挥发性成分。西洋参根中已发现有 17 种人参皂苷。亦含有机酸、蔗糖、人参三糖和具有降血糖活性的多糖等。

【作者感悟】

西洋参配伍川贝母　西洋参益肺气、养肺阴、降虚火、清肺热；川贝母润肺化痰止咳。二者合用，有滋阴润肺、化痰止咳之功效，用于治疗肺阴虚之咳喘痰少、咽干痰黄者。

西洋参配伍麦冬　西洋参益气生津清火；麦冬养阴生津清热。二者相使为用，有益气生津止渴之功效，用于治疗气阴不足之咽干口渴兼有热象者。

西洋参配伍生石膏　西洋参益气生津，兼能清热；生石膏辛甘大寒，能清热泻火、除烦止渴。二者伍用，有清热泻火、益气生津之功效，用于治疗热性病之身热、烦躁口渴属气津两伤者。

西洋参配伍知母　西洋参补气养阴生津；知母滋阴润燥。二者合用，共奏补气养阴生津之功效，用于治疗气津不足之口干舌燥、倦怠懒言及消渴症。

【按语】

西洋参为补气养阴，清热生津之品。

其主治气阴两虚，是从整体而言。本品补益元气之力弱于人参，其性偏凉，故善益气养阴，清热生津。凡热病、气阴两伤者，皆可用之，如胸闷气短、神疲乏力，咳喘自汗，心烦口渴，尿少黄赤，大便秘结，舌质红，苔黄燥，脉细数乏力等症。

本品首入肺经，从脏腑而论，又能补肺气、养肺阴、清肺热，尤适用于热伤肺气，肺阴耗伤，痰热互结于肺之咳喘、胸满、气短、动则加剧，痰少黄稠，或痰中带血，舌质红，苔黄燥，脉细数等症。

人参于西洋参的功能区别，二物皆有补益元气之功，用于气虚欲脱、脉微欲绝等症，但人参益气救脱之力较强，单用即效；而西洋参性偏寒凉，故兼养阴清热，宜于热病之后的气阴两脱者。二物皆能补脾肺之气，均可用于脾肺气虚证，但以人参使用较多，而西洋参多用于脾肺气阴两虚之证。

笔者所创以下 6 方，皆用了西洋参，均取其补气养阴、清热生津之功，但因配伍各异，主治病症又各不相同。据笔者体会，因肺属金，最怕火，临床上五脏六腑之热邪，皆可上犯于肺，灼伤肺气、炼津为痰，痰热互结，而致咳喘者屡见不鲜，笔者喜用本品与贝母、藕节、全瓜蒌、葶苈子、二冬、百合等同用，效果良好。

1. "四白苇茎汤" （西洋参、白术、茯苓、山药、桑白皮、地骨皮、苇茎、薏苡仁、桃仁、冬瓜仁、桔梗、炙甘草）治疗脾湿肺热、痰热阻肺之肺痿。

2. "四苓麻杏葶贝龙石汤" （西洋参、白术、茯苓、黄芩、麻黄、杏仁、葶苈子、浙贝母、地龙、生石膏、甘草）治疗脾虚肺弱、痰热壅肺之哮喘。

3. "五胡麻杏僵贝苍防汤" （西洋参、茯苓、白术、陈皮、柴胡、黄芩、麻黄、杏仁、僵蚕、浙贝母、苍耳子、防风、甘草）治疗脾虚肝郁化火、风痰袭肺之哮喘。

4. "参芪归地桑圆饮" （西洋参、黄芪、当归、熟地黄、桑葚、桂圆肉、炙甘草、生姜、大枣）治疗气血两虚、心失濡煦之心悸。

5. "生脉瓜蒌丹红四物汤" （西洋参、麦冬、五味子、全瓜蒌、丹参、红花、当归、川芎、生地、赤白芍）治疗气阴两伤、血热郁结心胸之胸痹。

6. "更年散" （西洋参、麦冬、五味子、黄芪、白术、防风、桂枝、白芍、甘草、生姜、大枣）治疗气阴两虚、营卫不和、表虚失固之更年期综合征。

【注意事项】

宜忌：中阳衰微，胃有寒湿者忌服。

11　党参

味甘，性平。入脾、肺经。功能：补中、益气、生津。主治：脾胃虚弱、气血两亏、体倦无力、食少、口渴、久泻、脱肛。内服：煎汤，9～15g，大剂 30～60g；熬膏或入丸、散。

【名家论述】

"上党人参，虽无甘温峻补之功，却有甘平清肺之力，亦不似沙参之性寒专泄肺气也。"（《本经逢原》）

"上党参，得黄芪实卫，配石莲止痢，君当归活血，佐枣仁补心。补肺蜜拌蒸熟；补脾恐其气滞，加桑皮数分，或加广皮亦可。"（《得配本草》）

"党参力能补脾养胃，润肺生津，健运中气，本与人参不甚相远。其尤可贵者，则健脾运而不燥，滋胃阴而不湿，润肺而不犯寒凉，养血而不偏滋腻，鼓舞清阳，振动中气，而无刚燥之弊。且较诸辽参之力量厚重，而少偏于阴柔，高丽参之气味雄壮，而微嫌于刚烈者，尤为得中和之正，宜乎五脏交受其养，而无往不宜也。特力量较为薄弱，不能持久，凡病后元虚，每服二三钱，止足振动其一日之神气，则信乎和平中正之规模，亦有不耐悠久者。然补助中州而润泽四隅，故凡古今成方之所用人参，无不可以潞党参当之，即凡百证治之应用人参者，亦无不可以潞党参投之。"（《本草正义》）

【主要成分】

党参含甾醇类、糖和苷类、生物碱及含氮成分等。此外，亦含铁、锌、铜、锰等 14 种无机元素及天冬氨酸、苏氨酸、丝氨酸、谷氨酸等 17 种氨基酸。

川党参含挥发油、黄芩素葡萄糖苷、微量生物碱、多糖、菊糖、皂苷。

新疆党参含党参碱及党参次碱。

【作者感悟】

党参配伍当归　党参补中益气；当归补血活血。二者伍用，共奏补气养血之功效，用于治疗心血不足之头晕、面色萎黄、气短乏力等。

党参配伍茯苓　党参益气健脾；茯苓甘淡渗湿健脾。二药合用，有健脾渗湿之功效，用于治疗脾气虚弱、运化失职、水湿内停之食少便溏、四肢倦怠、肢体水肿、小便不利等症。

党参配伍黄芪　党参甘平，补中益气健脾；黄芪甘温，补气升阳、益卫固表。二者相须为用，使其补气升阳之功效更著，用于治疗中气不足、气虚下陷之子宫脱垂、脱肛；脾胃虚弱、运化不健之食少纳呆、便溏泄泻、倦怠乏力等症。

党参配伍麦冬　党参甘平补中益气生津；麦冬甘寒养阴生津。二者相使为用，有补气养阴生津之功效，用于治疗热伤气津之体倦气短、咽干口渴、脉虚细者。

【按语】

人参与党参的功能区别，人参与党参均有补脾肺之气、益气养阴生血及扶正祛邪之功，皆可用于脾肺气虚、津血耗伤及气虚邪实之证。然党参性味甘平，功力缓和，药力薄弱，古方治以上轻症和慢性疾病，多用党参加大剂量代替人参；而急症、重症仍以人参为宜。另外党参没有人参益气救脱之力，故凡元气虚脱之证，应用人参急救虚脱，不可以党参代替。此外，人参微温，又能益气助阳、安神增智，而党参性平，此类作用不明显，但补血作用较强。

其功能为补脾肺之气，兼能养血生津。

主治：

1. 脾肺气虚证。本品性味甘平，主入脾肺二经，以补脾肺之气为其主要功能。偏于脾气虚者，症见体倦乏力，腹胀纳呆，便溏泄泻，常伍以白术、茯苓等，取四君子汤之义，益气健脾。而偏于肺气虚者，症见喘息咳唾、胸闷气短者，本品常与黄芪、贝母、杏仁、甘草同用，疗效甚佳。

2. 气血两虚证。本品既能补气，又能养血，常用于气虚不能生血、血虚无以含气而见面色苍白或微黄，头晕、乏力，心悸气短、中气下陷之气血两虚证，如补中益气汤、黄芪建中汤、八珍汤的应用。

笔者所创以下 4 方，皆用了党参，均取其补中益气、养血生津之功，因配伍各异，所以治疗病症不同。

1. "衄鼻散"（党参、茯苓、白术、桂枝、白芍、麻黄、细辛、辛夷、苍耳子、防风、炙甘草、生姜、大枣）治疗脾肺气虚，营卫不和，风寒湿侵袭，肺窍不利之衄鼻（过敏性鼻炎和大部分慢性鼻炎）。

2. "参芪桃红半夏汤"（党参、黄芪、桃仁、红花、半夏、天麻、茯苓、陈皮、白术、菖蒲、远志）治疗脾胃气虚，痰湿中阻，气滞血瘀，上蒙轻窍之眩晕。

3. "炙脔散"（党参、白术、茯苓、紫苏子、白芥子、莱菔子、半夏、厚朴、生姜、苏叶、炙甘草）治疗脾虚生痰、痰气搏结于咽喉之梅核气（包括部分慢性咽炎）。

4. "四黄汤"（党参、白术、茯苓、灶心土、仙鹤草、生地炭、阿胶珠、黄芩炭、炙甘草、大枣）治疗脾气亏虚、气不摄血之紫斑（包括大部分血小板减少性紫癜和少部分过敏性紫癜证）。

【注意事项】

宜忌：有实邪者忌服。

12　黄芪

味甘，性微温。入肺、脾经。生用：益卫固表、利水消肿、托毒、生肌；主治：自汗、盗汗、血痹、水肿、痈疽不溃或溃久不收。炙用：补中益气；主治：内伤劳倦、脾虚泄泻、脱肛、气虚血脱、崩带及一切气衰血虚之证。内服：煎汤，9~15g，大剂30~60g；入丸、散，或熬膏。

【名家论述】

"黄芪，治气虚盗汗并自汗，即皮表之药，又治肤痛，则表药可知。又治咯血，柔脾胃，是为中州之药也。又治伤寒尺脉不至，又补肾脏元气，为里药。是上中下内外三焦之药。"（《汤液本草》）

"黄芪，补肺健脾，实卫敛汗，驱风运毒之药也。故阳虚之人，自汗频来，乃表虚而腠理不密也，黄芪可以实卫而敛汗；伤寒之证，行发表而邪汗不出，乃里虚而正气内乏也，黄芪可以济津以助汗；贼风之疴，偏中血脉，而手足不遂者，黄芪可以荣筋骨；痈疡之脓血内溃，阳气虚而不愈者，黄芪可以生肌肉；又阴疮不能起发，阳气虚而不溃者，黄芪可以托脓毒。"（《本草汇言》）

"黄芪，生者微凉，可治痈疽；蜜炙性温，能补虚损。因其味轻，故专于气分而达表，所以能补元阳，充腠理，治劳伤，长肌肉，气虚而难汗者可发，表疏而多汗者可止。其所以止血崩血淋者，以气固而血自止也，故曰血脱益气。其所以治泻痢带浊者，以气固而陷自除也，故曰陷者举之。然其性味俱浮，纯于气分，故中满气滞者，当酌用之。"（《本草正义》）

"黄芪，性温能升阳，味甘淡，用蜜炒又能温中，主健脾，故内伤气虚，少用以佐人参，使补中益气，治脾虚泄泻，疟痢日久，吐衄肠血，诸久失血后及痘疮惨白。主补肺，故表疏卫虚，多用以君人参，使敛汗固表，治自汗盗汗。诸毒溃后，收口生肌及痘疮贯脓，痈疽久不愈者，从骨托毒而出，必须盐炒。痘科虚不发者，在表助气为先，又宜生用。若气有余，表邪旺，腠理实，三焦火动，宜断戒之。至于中风手足不遂，痰壅气闭，始终皆不加。"（《药品化义》）

"黄芪，能补五脏诸虚，治脉弦自汗，泻阴火，去肺热，无汗则发，有汗则止，入肺而固表虚自汗，入脾而托已溃痈疡。""黄芪同人参则益气，同当归则补血，同白术、防风则运脾湿，同防己、防风则祛风湿，同桂枝、附子，则治卫虚亡阳汗不止，为皮肤腠理开阖之总司。"（《本经逢原》）

"黄芪补气，而气有内外之分，气之卫于脉外者，在内之卫气也；气之行于肌表者，在外之卫气也。肌表之气，补宜黄芪，五内之气，补宜人参。若内气虚乏，用黄芪升提于表，外气日见有余，而内气愈使不足，久之血无所摄，营气亦觉消散，虚损之所以由补而成也。故内外虚气之治，各有其道。"（《得配本草》）

"黄芪，入肺补气，入表实卫，为补气诸药之最，是以有芪之称。与人参比较，则参气味甘平，阳兼有阴；芪则秉性纯阳，而阴气绝少，盖一宜中虚，而泄泻、痞满、倦怠可除；一更宜于表虚，而自汗亡阳，溃疡不起可治。且一宜于水亏，而气不得宣发；一更宜于火衰，而气不得上达为异耳。"（《本草求真》）

"黄芪，能补气，兼能升气，善温胸中大气（即宗气）下陷。《本经》谓主大风者，以其与发表药同用，能祛外风，与养阴清热药同用，更能熄内风也。"（《医学衷中参西录》）

"黄芪，补益中土，温养脾胃，凡中气不振，脾土虚弱，清气下陷者最宜。其皮直达人之肤表肌肉，固护卫阳，充实表分，是其专长，所以表虚诸病，最为神剂。"（《本草正义》）

"黄芪，气薄味甘性温，升也，阳也。其用有四：温分肉而实腠理，益元气而补三焦；内托阴证之疮痈，外固表虚之盗汗。如痈疽已溃者多用，从里托毒而出。又能生肌收口，补表故也。大都表邪旺者不可用，用之反助邪气。就阴气弱者论之，亦宜少用，若用之以升元气于表，则内反虚耗矣。又表虚有邪，发汗不出者，服之自汗。此药大益胃气，能解肌热，故人参黄芪甘草三味，退虚热之圣药也。入手少阳足太阴少阴肾命门之剂。蜜炙用之，大能止汗，生用又能发汗。人参非此则不能补，故为补中益气之要药也。用之于痘家，与前参同，但实热之症，比参尤加谨焉。恶鳖甲。"（《药鉴》）

【主要成分】
膜荚黄芪根中分离出黄芪苷、胡萝卜苷等。抗菌成分 L-3-羟基-9-甲氧基紫檀烷。

此外，膜荚黄芪根中尚含有葡萄糖醛酸、黏液质、氨基酸、苦味素等。

蒙古黄芪中含皂苷类：黄芪皂苷 I、黄芪皂苷 II、黄芪皂苷 IV 及胡萝卜苷。

此外，蒙古黄芪还含有 β-谷甾醇、蔗糖、亚油酸、亚麻酸、甜菜碱、烟酸、烟酰胺、淀粉酶等。

【作者感悟】
黄芪配桂枝汤去甘草、倍生姜　　《金匮要略》名为"黄芪桂枝五物汤"，用以治疗血痹重症。方中黄芪益气固表，止汗，既有补气生血，补气帅血之意，又有气行血行之妙；芍药《本经》云"和营血、除血痹"，桂枝通阳祛风散寒；生姜、大枣和中扶正，建立中气，开发气血生化之源，以助卫阳，重用生姜目的在于加强通阳祛风之力，共奏补气通阳、和营除痹之功。证之临床，凡属气虚、阴血痹阻之证，用之皆效。如中风、痹证、产后身痛、坐骨神经痛、指端麻痹等。

黄芪配白术、防己、甘草、生姜、大枣　《金匮要略》名为"防己黄芪汤"，用以治疗"风湿，脉浮身重汗出恶风者"和"风水，脉浮身重汗出恶风者"。方中黄芪益气固表；防己除风祛湿；白术健脾燥湿；生姜、大枣、甘草建立中气，培土制水，调和营卫，复振卫阳。诸药共收益气健脾，除风祛湿，有标本兼顾之功。故凡属风湿或风水在表，卫虚不固者，皆可投之，如急性慢性肾炎、水肿、风寒湿痹、肥胖病、慢性荨麻疹等。

黄芪配小建中汤　小建中汤的组成，即桂枝汤倍芍药加饴糖，《金匮要略》用以治疗阴阳两虚，偏于中阳虚的虚劳腹中痛。而小建中汤再配黄芪，《金匮要略》名为"黄芪建中汤"，用以治疗"虚劳里急，诸不足"。"里急"为阳虚内寒，腹中失煦，气机不通，则腹中拘急，疼痛；"诸不足"为阴阳气血俱虚，治以黄芪建中汤，益气建中，调补阴阳。据临床所见，凡阴阳两虚，而偏于气虚的脾胃虚弱证，均可投之。目前临床报道，治偏于虚寒的胃脘痛、胃及十二指肠溃疡、纳呆、腹胀痛等，不乏其篇。笔者以本方加升麻、葛根、炒枳壳治疗内脏下垂疗效较好。

黄芪配白术、防己　首见于《医方类聚》，名玉屏风散，大枣一枚煎汤送服。用以治疗表虚自汗证。方中炙黄芪甘温益气，内可大补脾肺之气，外能固表而止汗；白术益气健脾，以助黄芪固表之力。二物合之，相须相使，相互促进，使气旺表实、汗不外泄；少佐防风，走表而散风御邪，妙在黄芪得防风，固表而不留邪，防风得黄芪，祛风而不伤正。三物参合，对表虚自汗者，确有神效。临床上用于虚型感冒、过敏性鼻炎、上呼吸道感染、表虚不固而易感风邪者，配参苏理肺饮，其效更佳。

黄芪配当归　首见于《内外伤辨惑论》，名为当归补血汤，用以治疗血虚发热。现多用于血虚阳浮发热证。其辨证要点是除面赤肌热、烦渴欲饮外，以脉大而虚、重按无力为辨证要点。它的配伍特点是当归少黄芪多，黄芪与当归用量之比为5∶1。可见本方是重用黄芪，大补脾肺之气，以资化源，取补气生血、补气帅血之意；伍以少量当归，养血和营、以敛浮阳，阳生阴长，气旺生血，血虚阳浮之热自退。本方被誉为补气生血的基础方，也是李东垣"甘温除热"治法的具体运用。笔者所创"参芪鸡蛋糖汤"，治疗低血压（眩晕）

也是在此方的启发下发展而来。

【按语】

黄芪产于山西绵山者，条短质柔而富有粉性，著称绵黄芪，简称绵芪，或称西绵芪，奉为道地药材。以山西浑源为中心的阳交、天镇、山阴等县出产者，称西黄芪，简称西芪，品质较佳，为通用正品。产于黑龙江、内蒙古者，皮松肉紧，味甘香，亦为佳品，统称北黄芪，简称北芪；其中产于内蒙古库伦地区者，又称库黄芪，又因其以往多经独石口进关集散而有口黄芪或北口芪之称，简称口芪。

【注意事项】

宜忌：实证及阴虚阳盛者忌服。

13　百合

味甘、微苦，性平。入心、肺经。功能：润肺止咳、清心安神。主治：肺痨久嗽、咳唾痰血、热病后余热未清、虚烦惊悸、神志恍惚、脚气水肿。内服：煎汤，10～30g；蒸食或煮粥食。外用：捣敷。

【名家论述】

"百合，主邪气腹胀。所谓邪气者，即邪热也。邪热在腹故腹胀，清其邪热则胀消矣。解利心家之邪热，则心痛自瘳。肾主二便，肾与大肠二经有邪热则不通利，清二经之邪热，则大小便自利。甘能补中，热清则气生，故补中益气。清热利小便，故除浮肿、胪胀。痞满寒热，通身疼痛，乳难，足阳明热也；喉痹者，手少阳三焦、手少阴心家热也；涕、泪，肺肝热也；清阳明三焦心部之热，则上来诸病自除。"（《本草经疏》）

"百合之功，在益气而兼之利气，在养正而更能去邪，故李氏谓其为渗利和中之美药也。"（《本草述》）

"百合，能补土清金，止嗽，利小便。仲景百合病，兼地黄用之，取其能消瘀血也。《本经》主邪气腹胀心痛，亦是散积蓄之邪。其曰利大小便者，性专降泄耳。其曰补中益气者，邪热去而脾胃安矣。"（《本经逢原》）

"百合，以敛为用，内不足而虚热、虚嗽、虚肿者宜之。与姜之用，正相反也。"（《医林纂要》）

【主要成分】

百合鳞茎含秋水仙碱等多种生物碱及淀粉、蛋白质、脂肪等。麝香百合的花药含有多种类胡萝卜素，其中大部分是顺花药黄质酯，占91.7%～94%。

研究表明，药百合、兰州百合、麝香百合的磷脂组成以双磷脂酰甘油和磷脂肪酸的含量为主。

【作者感悟】

百合配生地黄汁　二物合之，《金匮要略》名为百合地黄汤，是治疗百合病本证的主方。纵观《金匮要略》所云，百合病的病因病机，可以归纳为心肺阴虚内热。因心主血脉，肺朝百脉，故百合病可以理解为百脉俱病。如《医宗金鉴》说："百合百瓣一蒂，如人之百脉一宗，命名取治皆此义也。"既然百合病的病因病机是心肺阴虚内热，其治当以滋阴清热为大法。方中百合清养心肺、益气安神；生地黄汁凉血补血、育阴清热。二物相得，药简力宏，互相促进，相得益彰，热祛阴复，百脉和利，其病当除。

至于百合病的失治、误治变证，仲景又创立了百合知母汤、滑石代赭汤、百合鸡子汤、百合洗方和百合滑石散等，均以百合为君药加味而成，以对应百合病失治、误治后的复杂病情。

百合配桑葚　笔者所创新方桑圆饮，用以治疗心肝阴血亏虚、阴虚内热、热扰神明之失眠证。百合与桑葚的伍用，即为本方的灵魂所在。方中百合能清养心肺，益气安神，故心肺阴足清热，心神安定，自能寐矣。如《本草正义》说："百合之花，夜合朝开，以治肝火上浮，夜不成寐，甚有捷效。不仅取其夜合之意，盖甘凉泄降，固有清浮阳而清虚火也。"桑葚甘寒凉润，养阴补血，生津润燥，滋补肝肾。如《本草经疏》说："桑葚，甘寒益血而除热，为凉血补血益阴之药。"二物合参，一清养心肺，一滋补肝肾，相须为用，互相促进，均能滋阴降火。故对心肝阴血亏虚，阴虚内热，热扰神明之失眠症，疗效显著。

百合配二冬　百合味甘微寒，清养心肺，益气安神，润肺止咳；麦冬甘苦微寒，既能清心除烦、润肺化痰、止咳止血，又能生津润燥、养阴通便；天冬甘苦大寒、甘寒滋润、苦寒泄热，既能入肺润燥、清肺泻火、化痰止咳，又能入肾滋阴、清退虚热，而疗潮热盗汗。三物相伍，相须相使，相互促进，清心火、滋肺肾，治疗心肺肾阴虚火旺之痰热互结于肺，咳喘、胸满、烦热、痰黄稠、舌红、苔黄、缺津、脉细数者，无不效如桴鼓。

【注意事项】

宜忌：风寒痰嗽，中寒便滑者忌服。

14　荆芥

味辛，性温。入肺、肝经。功能：发表、祛风、理血；炒炭止血。主治：

感冒发热、头痛、咽喉肿痛、中风口噤、吐血、衄血、便血；崩漏、产后血晕；痈肿、疮疥、瘰疬。荆芥穗效用相同，唯发散之力较强。内服：煎汤，4.5~9g；或入丸、散。外用：捣敷、研末调敷或煎水洗。

【名家论述】

"荆芥，轻扬之剂，散风清血之药也。……凡一切风毒之证，已出未出，欲散不散之际，以荆芥之生用，可以清之。……凡一切失血之证，已止未止，欲行不行之势，以荆芥之炒黑，可以止之。大抵辛香可以散风，苦温可以清血，为血中风药也。"（《本草汇言》）

"荆芥，入足厥阴经气分，其功长于祛风邪，散瘀血，破结气，消疮毒。盖厥阴乃风木也，主血而相火寄之，故风病、血病、疮病为要药。"（《本草纲目》）

"荆芥，气温，味辛苦，气味俱薄，升也，阳也。能凉血疏风，上清头目。辟邪毒，宣五脏，除劳渴，通血脉，除湿痹，破结气，行瘀血，解肌表，诸疮疡风热皆用之。与羌活同用，能除血湿。与蝉蜕同用，能散风邪。与红花同用，能行恶血。与苏子同用，能下诸气。惟其气温而轻，故能开腠理。和醋捣烂，敷肿毒立瘥。又治产后血晕如神。大都中病即已，不可过服，过则蒸五脏神。"（《药鉴》）

"假苏，入血分之风药也，故能发汗。""荆芥，风药之辛温者也，主升主散，不能降亦不能收。"（《本草经疏》）

【主要成分】

荆芥含挥发油等，油中主要成分为右旋薄荷酮、消旋薄荷酮等。荆芥的花梗中分离出三个新的苯并呋喃类化合物，均有抗感染活性。

【作者感悟】

荆芥配防风，是荆防败毒散的主药，本方能发汗解表、消痈止痛。薛己在《薛氏医案》中治疗咽喉病的 16 例中，7 例用了荆防败毒散（荆芥、防风、羌活、独活、柴胡、前胡、川芎、茯苓、枳壳、桔梗、生甘草）。或加芩、连以治疗男子咽喉痛而脉数；或加大力子加强消肿之力；或加元参、大力子以加强消肿止痛之力；或加栀子、连翘、大力子以增强其清热解毒、消肿止痛之功。

笔者每遇风寒咳喘，而又有明显的咽痒而咳者，多以荆芥、防风并用。荆芥以发散风寒为主，防风以祛风为主，本品素有祛风圣药之称，且现代研究证实防风有明显的抗过敏作用。二物合之，并行于上，发散风寒，除湿祛风止痒之力倍增，故有明显的止痒效果。

当代名老中医施今墨，首创荆芥配黄芩，以治外寒里热之外感病（俗称灯笼病）。以荆芥辛温发散而解外寒；用黄芩苦寒清热泻火解毒以清里热，表里同治，一解一清，疗效神奇。

【注意事项】

宜忌：表虚自汗、阴虚头痛忌服。

15 防风

味辛、甘，性温。入膀胱、肺、肝、脾经。功能：发表、祛风、胜湿、止痛、解痉。主治：外感风寒、头痛、目眩、项强、风寒湿痹、骨节酸痛、四肢挛急、破伤风。内服：煎汤，3～10g；或入丸、散。外用：研末调敷。

【名家论述】

"防风，散风寒湿痹之药也。故主诸风周身不遂，骨节酸痛，四肢挛急，痿躄痫痉等证。……外科痈疮肿毒、疮痍风癞诸证，亦必需也。为卒伍之职，随引而效，如无引经之药，亦不能独奏其功。故与芎、芷上行，治头目之风；与羌、独下行，治腰膝之风；与当归治血风；与白术治脾风；与苏、麻治寒风；与芩、连治热风；与荆、柏治肠风；与乳、桂治痛风，及大人中风、小儿惊风，防风尽能去之。若入大风厉风药中，须加杀虫活血药乃可。"（《本草汇言》）

"防风治风通用，升发而能散，故主大风头眩痛，恶风风邪，周身骨节疼痹，胁痛、胁风头面去来，四肢挛急，下乳，金疮因伤于风内痉。"（《本草经疏》）

"防风，通治一切风邪，故《本经》以'主大风'三字为提纲。头痛恶风，及风邪而目盲无所见，其外感风邪之盛可知，风行周身，而骨节为之痛痹，亦风邪之深且重者，而防风皆治之，诚风药中之首屈一指者矣。""防风为风病之主药，《本经》所主，皆风门重证，故首以大风一句表扬其功用，则驱除外风，兼能通痹起废，其效最弘，《本经》列于上品，正以其足当大任而推重之，非无故也。后人但以为感冒风寒，轻疏发散之用，未免视之太浅。""防风为泄风之上剂，然以走窜宣散成功，必其人气血充足，体质坚实，猝为外邪所乘，乃能任此辛温宣泄，而无流弊。……防风虽不至如乌、附、姜、辛之刚烈，然温燥之气，扑人眉宇，确是温辛一类，所以温热之风邪外受，凡柴、葛、羌、防皆当审慎，而肝阳之风动，血虚之风痉，又必柔润息风，方为正治，散风诸剂，非徒无益，而又害之。"（《本草正义》）

"防风，治上焦风邪，头痛目眩，脊痛项强，周身尽痛。然亦能入脾胃二经。……能循诸经之药以为追随。故同解毒药，则能除湿扫疮；同补气药，则能取汗升举；实为风药润剂。……但血虚急、头痛不因风寒、泄泻不因寒湿、阴虚盗汗、阳虚自汗、火升发嗽者，则并当知所禁矣。"（《本草求真》）

"防风，行周身骨节疼痛之要药也。以气味能泻气，以体用能疗风，何者？盖此剂气温而浮，故能去在表风热，亦能疗肢节拘疼。治风通用，散湿亦宜。能驱眩晕头颅，更开目盲无见。续命汤用之，以除口眼歪斜。通圣散用之，以去周身湿热。与条芩同用，能解大肠之风热。与杏仁同用，能散肺经之风邪。佐甘菊，善清头目之风热。臣羌活，善解巨阳之风寒。"（《药鉴》）

【主要成分】

防风含挥发油 0.1%，其成分有 2-甲基-3-丁烯-2-醇等。亦含香豆素类，如补骨脂素、香柑内酯、欧芹属素乙、珊瑚菜素等。尚含色原酮类、聚炔类、多糖类物质等。

【作者感悟】

1. 本书所创新方衄鼻散中，以防风配苍耳子，主治脾肺气虚、营卫不和，风寒湿侵袭，肺窍不利之衄鼻（过敏性鼻炎）。防风以祛风为要，堪称祛风圣药，且有明显的抗过敏作用；苍耳子辛苦温，上达颠顶，下至足膝，内而骨髓，外达皮腠，故为除风祛湿开窍之圣品。二物并用，辛温散寒，除风祛湿，通达肺窍。证之临床，实为解除过敏性鼻炎之佳品。

2. 笔者在五胡麻杏僵贝苍防汤中，以防风配苍耳子，以治脾虚肝郁、化火生风，脾虚生痰，风痰袭肺之哮喘，效果良好。从中医对哮喘来看，脾胃虚弱、正气不足，是导致哮喘的主要内因；抗病力弱、免疫功能差，易致过敏。而苍耳子合防风，有祛风解痉，通窍胜湿缓急之力，相互促进，相得益彰，亦为目前抗过敏之主药，故对过敏性哮喘，效果良好。

3. 防风配黄芪，二物相伍，为玉屏风散之主药。防风解表除风，胜湿解痉；黄芪固表止汗，利水消肿。二物合之，防风辛散温通，可载黄芪补气之力达于周身；而黄芪得防风疏散之功，而不恋邪；防风得黄芪之固表，而不散泄。二物相伍，散中寓补，补中兼疏，从而达到固表止汗之目的。

【注意事项】

宜忌：血虚痉急或头痛不因风邪者忌服。

16　苍耳子

味甘，性温，有毒。入肺、肝经。功能：散风、止痛、祛湿、杀虫。主治：风寒头痛、鼻渊、齿痛、风寒湿痹、四肢挛痛、疥癞、瘙痒。内服：煎汤，3～10g；或入丸、散。

【名家论述】

"苍耳子，温和疏达，流利关节，宣通脉络，遍及孔窍肌肤而不偏于燥烈，乃主风寒湿三气痹著之最有力而驯良者。又独能上达巅顶，疏通脑户之风寒，为头风病之要药。而无辛香走窜，升泄过度，耗散正气之虑。以视细辛、羌活等味，功用近似，而异其态度；即例以川芎、白芷等物之以气为胜者，犹难同日而语，但和缓有余，恐未易克日奏功耳。"（《本草正义》）

"甘能益血，苦能燥湿，温能通畅，故上中下一身风湿众病不可缺也。"（《本草汇言》）

"主风头寒痛，风湿周痹，四肢拘挛痛，恶肉死肌。"（《本经》）

"善发汗，散风湿，上通脑顶，下行足膝，外达皮肤。治头痛，目暗，齿痛，鼻渊，去刺。"（《本草备要》）

【主要成分】

果实含苍耳子苷、苍耳醇、异苍耳醇、苍耳酯及脂肪油，脂肪油中含大量亚油酸，亦含有油酸、棕榈酸和硬脂酸。另外含有蛋白质、生物碱、维生素 C 和色素等。从苍耳子中尚提取出有降血糖作用的毒性成分苷 AA2。

【作者感悟】

苍耳子配辛夷　苍耳子辛苦温润，具有较强的宣通肺窍、除风祛湿之力。且能上达颠顶，下通足膝，内至骨髓，外达肌表之功，堪称除风祛湿开窍之圣品。辛夷辛温上行，解表散风，善通肺窍。现代研究认为，辛夷有较强的抗过敏作用。二物合之，辛温上行，宣通肺窍，除风祛湿，相互为用，相互促进，治疗鼽鼻（过敏性鼻炎和大部分慢性鼻炎），疗效确切。本书所创新方鼽鼻散，即有苍耳子与辛夷的配伍妙用。

苍耳子配炙麻黄　在鼽鼻散中又用了苍耳子配炙麻黄，苍耳子辛苦温润，具有较强的除风祛湿、宣通肺窍之力，又有祛风胜湿圣药之称。麻黄辛苦温与苍耳子性味大体相同，麻黄中空有节，既能发汗散寒解表；又能宣通肺窍、止咳平喘，特别是炙麻黄，此种功效更为突出。二物合之，辛温散寒、除风祛湿、通达肺窍，相互为用，相互促进，能使抗过敏之力倍增。

笔者在治疗脾虚肝郁，风痰袭肺型哮喘时，创立了五胡麻杏僵贝苍防汤，方中也用了苍耳子配炙麻黄。二者的配伍奥妙在于苍耳子得炙麻黄，能直达肺经，温阳除湿祛风定喘；而炙麻黄得苍耳子，则温肺散寒止咳平喘而不燥。二物合参，治疗哮喘，相互促进，互制其短，互展其长，其效益彰。

【注意事项】

宜忌：血虚之头痛、痹痛忌服。

17　薄荷

味辛，性凉。入肺、肝经。功能：疏散风热、清利头目、利咽、透疹、辟秽、解毒。主治：外感风热、头痛、目赤、咽喉肿痛、食滞气胀、口疮、牙痛、疮疥、瘾疹。内服：煎汤（不宜久煎），2～10g；或入丸、散。外用：捣汁或煎汁涂。

【名家论述】

"薄荷，其性辛凉而轻浮，故能散在上之风热，除气逆之胀满，清利六阳之会首，祛除诸经之领头。与地骨皮同用，能退骨蒸之热。与桑白皮同用，能泻肺经之邪。佐甘菊，并能清心明目。臣四物，更兼调经顺气。"（《药鉴》）

"薄荷，味辛能散，性凉而清，通利六阳之会首，祛除诸热之风邪。取其性锐而轻清，善行头面，用治失音，疗口齿，清咽喉。同川芎达颠顶，以导壅滞之热。取其气香而利窍，善走肌表，用消浮肿，散肌热，除背痛，引表药入营卫以疏结滞之气。"（《药品化义》）

"薄荷，气味辛凉，功专入肝与肺。故书载辛能发散，而于头痛、头风、发热恶寒则宜，辛能通气，而于心腹恶气、痰结则治；凉能清热，而于咽喉、口齿、眼、耳、瘾疹、疮疥、惊热、骨蒸、衄血则妙。是以古方逍遥，用此以为开郁散气之具；小儿惊痫，用此以为宣风向导之能；肠风血痢，用此以为疏气清利之法，然亦不敢多用，所用不过二三分为止，恐其有泄真元耳。"（《本草求真》）

"薄荷味辛，气清郁香窜，性平。其力能内透筋骨，外达肌表，宣通脏腑，贯穿经络，服之能透发凉汗，为温病宜汗解者之要药。若少用之，亦善调和内伤，治肝气胆火郁结作痛，或肝风内动，忽然痫痉瘛疭，头疼、目疼、鼻渊、鼻塞，齿疼、咽喉肿疼，肢体拘挛作疼，一切风火郁热之疾，皆能治之。痢疾初起挟有外感者，亦宜用之，散外感之邪即以清肠中之热，则其痢易愈。又善消毒菌，逐除恶气，一切霍乱痧证，亦为要药。为其味辛而凉，又善表瘾疹，愈皮肤瘙痒，为儿科常用之品。温病发汗用薄荷，犹伤寒发汗用麻黄也。"（《医学衷中参西录》）

"病人新瘥勿服，以其发汗虚表气也。咳嗽若因肺虚寒客之而无热症者勿服，以其当补而愈。阴虚人发热勿服，以出汗则愈竭其津液也。脚气类伤寒勿服，以其病在下而属脾故也。血虚头痛，非同诸补血药不可用。小儿身热由于伤食者不可用。小儿身热由于疳积者不可用。小儿痘疮诊得气虚者，虽身热初

起，亦不可用。"（《本草经疏》）

【主要成分】

薄荷主要含挥发性成分及酚类成分。

【作者感悟】

薄荷辛凉升浮，发散清热祛风，具临床所见，尤善治上焦、头面及咽部风热。然张锡纯对薄荷有独到见解，他说："其力内通筋骨，外达肌表，宣通脏腑，贯穿经络，服之能透凉汗，为温病宜汗解之要药。"以下就薄荷与他药的配伍应用谈谈自己的感悟。

薄荷配桔梗汤（即桔梗、生甘草）　　《金匮要略》用桔梗汤治疗肺痈，取桔梗宣肺祛痰排脓，载药上行；生甘草有清热解毒之功。作者以薄荷配桔梗汤，治疗咽喉干痒疼痛、口腔溃烂、声音嘶哑等阴虚热结化毒之证，其效甚佳。究其原因，得益于三药合之，一宣一散一清，三物相须为用，各展其长，故有其功。

薄荷配生石膏　　本书所创的四苓麻杏葶贝龙石汤，治疗脾虚肺热，痰热壅肺型哮喘。在加减运用中，外有风热者加薄荷。两药性味皆为辛凉，薄荷重在辛凉解散，生石膏辛凉重在清热。二物伍用，皆入肺经，一清一散，相互促进，清散肺热，化痰平喘。

薄荷配伍柴胡、白芍、茯苓　　柴胡疏肝解郁；白芍养血柔肝；茯苓健脾补中；薄荷助柴胡疏散肝经郁滞，四药合用，有疏肝养血，健脾和中之功效，用于治疗肝郁血虚、脾胃受损之两胁作痛、寒热往来、神疲食少、月经不调、脉弦而虚诸症。

薄荷配伍蝉蜕　　薄荷疏散风热、清利头目、透疹止痒；蝉蜕疏风清热、透发瘾疹，轻清升散、善走皮腠，同时能引薄荷入血分祛风止痒。二者伍用，有散风热、清头目、利咽喉、透斑疹、祛风止痒之功效，用于治疗外感风热或温病初起之头痛、发热、咽喉疼痛；麻疹初起或疹透不畅者以及荨麻疹、皮肤瘙痒等症。

薄荷配伍钩藤　　薄荷味辛性凉，入肺、肝经，功擅疏风清热、透疹利咽、疏肝解郁；钩藤味甘性凉，入肝、心经，长于清热平肝、息风定惊。二者伍用，共奏祛风清热解表、清利咽喉止咳之功效，用于治疗风热感冒之发热、无汗、微恶风寒、头痛、身痛者；咳嗽因内伤或外感所致之，且日久不愈者，以及肝阳上亢之头胀头痛、头晕目眩者。

薄荷配伍金银花、连翘　　薄荷散风清热；金银花、连翘疏散透邪，清热解毒。三药合用，共奏辛凉解表，宣散风热之效，主要用于外感风热或温病初起之发热、微恶风寒、头痛、口渴、咳嗽、咽痛等症。

　　薄荷配伍牛蒡子　二者均有疏散风热及透疹作用，相须应用，可加强疏散风热、透疹之功，用于治疗外感风热表证及麻疹初起、疹出不畅之症。

【注意事项】

宜忌：阴虚血燥、表虚汗多者忌服。

18　蝉衣（蜕）

　　味甘、咸，性凉。入肺、肝经。功能：疏散风热、宣肺、透疹、明目退翳、熄风止痉。主治：外感风热、咳嗽音哑、麻疹透发不畅、风疹瘙痒、小儿惊痫、目赤、翳障、疔疮肿毒、破伤风。内服：煎汤，3～10g；或入丸、散。外用：煎水洗或研末调敷。

【名家论述】

　　"治头风眩晕，皮肤风热作痒，破伤风及疔肿毒疮，大人失音，小儿噤风天吊，惊哭夜啼，阴肿。""治脏腑经络，当用蝉身；治皮肤疮疡风热，当用蝉蜕。"（《本草纲目》）

　　"蝉蜕气寒，味甘咸，无毒。主治小儿惊痫夜啼，大人眼目赤肿。同荆芥能除风热，入僵蚕又却风痰。用于发散药中，能清肌表之热；用于解毒药中，能除脏腑之火。痈疽外肿者，同麻黄以散之；痘疮未实者，同麻黄以疏之。"（《药鉴》）

　　"治目昏翳。又水煎壳汁，治小儿出疮疹不快。"（《本草衍义》）

【主要成分】

　　蝉蜕含大量钾壳质。亦含蛋白质、氨基酸、有机酸、酚类、黄酮类、甾体类、糖类、油脂、挥发油及乙醇胺等。尚含钙、铝、磷、镁、铁、锰、铬、锌等多种微量元素。

【作者感悟】

　　蝉衣又名蝉蜕，味甘微寒，入肺、肝经。本品既能疏散风热、宣肺解表，又能平肝息风解痉，现代研究证实还有较强的抗过敏作用。笔者在临床上喜用该药，现将配伍应用情况，分述于下。

　　蝉衣配薄荷　笔者在治疗肺胃风热，上壅肺窍所致的鼻渊时，创立了"鼻渊煎"，其中就用了蝉衣配薄荷。蝉衣甘寒轻清，薄荷辛凉升浮，二物皆入肺经，且能疏散风热、清透肺窍。故与他药参合，治疗风热壅肺、肺窍不利之鼻渊，疗效甚好。

　　笔者在治疗脾虚肺热、痰热壅肺型哮喘而外有风热者，亦将蝉衣、薄荷并用。因哮喘之病，病位在肺，且多由风邪诱发。蝉衣甘寒轻清，薄荷辛凉上浮，二药皆入于肺，宣透肺热、辛凉解表，故对热痰壅肺而外有风热者，用之甚妙。笔者每遇肺热咳喘而咽痒者，多以蝉衣、薄荷治之，疗效确切。笔者在辨证论治的基础上，与他药合参，止咳平喘之力迅速。现代研究证实，蝉衣能缓解支气管平滑肌痉挛，具有明显的抗过敏作用。

蝉衣配凤凰衣　二物配伍本人将此名为"二衣散"。蝉衣的性味归经、治疗功效前面已经述及；凤凰衣性味甘平，专入肺经，功善育阴润肺，止咳补虚增阴。二物配伍，一宣一补，一清一润，互相促进，相须为用，润肺止咳、宣肺增音。笔者将"二衣散"与《金匮要略》之桔梗汤配合，则治阴虚热结之喉痹失音；将"二衣散"与笔者所创之"四白苇茎汤"结合，则治脾虚肺热，痰热阻肺之久咳肺痿（包括部分间质性肺炎、肺纤维化）。

蝉衣配伍钩藤　钩藤清肝热，息肝风，尤其息风止痉作用更佳，再辅以蝉蜕凉肝息风，二者共奏清热息风之功，可治疗高热惊风病证。

蝉衣配伍桔梗、牛蒡子　蝉蜕质轻性寒入肺，疏散风热而利咽；桔梗宣肺利咽；牛蒡子散风热，泻热毒而利咽。三者配伍，有疏散风热、清音利咽之功效，可治疗风热郁肺引起的咽痛喑哑等症。

蝉衣配伍菊花　蝉蜕甘寒，轻浮宣散，疏肝经风热以明目退翳；菊花轻清凉散，善解头目风热，又能清泻肝热而明目。二者均性寒入肝，相须为用，其疏风散热、清肝明目之功效更著，用于治疗风热壅盛、肝经风热或肝火上攻之目赤肿痛、翳膜遮睛，以及麻疹后疹毒未净所致之目赤流泪、翳膜遮目等症。

蝉衣配伍胖大海　蝉蜕甘寒，气清质轻，善于凉散风热、疏利咽喉；胖大海甘淡微寒，能开肺气、清痰热，兼能利肺治喑。二者皆能宣肺、清咽、开音。相伍为用，共奏疏肺清热、利咽开窍之功效，用于治疗外感风热之咽喉肿痛、咳嗽咽痒以及肺经热盛、气闭失宣之声音嘶哑等症。

【注意事项】

宜忌：孕妇慎服。

19　葛根

味甘、辛，性平。入脾、胃经。功能：发表解肌、升阳透疹、解热生津、除烦止渴、止泻。主治：伤寒、温热、头痛项强、烦热消渴、泄泻、痢疾、斑疹不透、高血压、心绞痛、耳聋。内服：煎汤，6～20g；或捣汁。外用：捣敷。

【名家论述】

"葛根与瓜蒌根，本经皆主消渴。而葛根起阴气，瓜蒌根不言起阴气。……瓜蒌根治身热，是以寒胜热；葛根治身热，是以辛散热。瓜蒌根止渴，是增益其所无；葛根止渴，是挹彼以注兹。用葛根而过，有竭胃汁之虞，胃阴下溜，亦能起阴气以止利也。"（《本草思辨录》）

"伤寒头痛，兼项强腰脊痛，及遍身骨痛者，是太阳病也。邪未入阳明，故无渴症，不宜服。误服则邪气反引入阳明，为引盗入门也。斑疹已见红点，不宜用，恐表虚反增斑烂也。五劳七伤，上盛下虚之人，暑月虽有脾胃病，亦不宜服，当用亦宜少用，多则反伤胃气，以其升散太过也。夏月表虚汗多尤忌。葛根风药也。风药皆燥，本经言其生津止渴，生乃升字笔误，非葛根独能止渴，以其升胃气入肺，能生津尔。设非清阳下陷，而火炎津耗之渴，误服此药，则火借风威，燎原莫遏。即非阴虚火炎之证，凡胃津不足而渴者，亦当忌之。"（《本草害利》）

"葛根，能入足阳明胃经鼓其胃气上行，生津止渴。兼入脾经开腠发汗，解肌退热。……疹痘未发，则可用此升提；酒醉则可用此解酲；火郁则可用此升散；但亦须审中病辄止，不可过用，以致胃气有伤也。"（《本草求真》）

"葛根，发伤寒之表邪，止胃虚之消渴。解中酒之苛毒，治往来之温疟。能止头疼，善疏疮疹。入柴胡疗肌表，功为第一。同升麻通毛窍，效实无双。其汁寒凉，专理天行时疫，且止热毒吐衄。其粉甘冷，善解酒后烦热，更利二便燥结。花能醒酒不醉，壳能治痢实肠，诚阳明圣药也。"（《药鉴》）

"葛根，解散阳明温病热邪之要药也，故主消渴，身大热，热壅胸膈作呕吐。"（《本草经疏》）

"葛根，清风寒，净表邪，解肌热，止烦渴，泻胃火之药也。……然而葛根之性专在解肌，解肌而热自退，渴自止，汗自收。而本草诸书又言能发汗者，非发三阳寒邪在表之汗也，又非发风温在经之汗也，实乃发三阳寒郁不解，郁极成热之汗也。又如太阳汗出不彻、阳气怫郁，其人面色缘缘正赤，躁烦不知痛之所在，短气，更发汗以愈，宜葛根汤治之，郁解热除，汗出而热自退，此所以本草诸书言发汗者此也。"（《本草汇言》）

"本草十剂云，轻可去实，麻黄、葛根之属。盖麻黄乃太阳之药，兼入肺经，肺主皮毛；葛根乃阳明经药，兼入脾经，脾主肌肉。所以二味药皆轻扬发散，而所入迥然不同也。"（《本草纲目》）

"葛根……若多用二三钱，能理肌肉之邪，开发腠理而出汗，属足阳明胃经药，治伤寒发热，鼻干口燥，目痛不眠，疟疾热重。盖麻黄、紫苏专能攻表，而葛根独能解肌耳。因其性味甘凉，能鼓舞胃气，若少用五六分，治胃虚

热渴，酒毒呕吐，胃中郁火，牙疼口臭。或佐健脾药，有醒脾之力。"(《药品化义》)

"葛根，轻浮，生用则升阳生津，熟用则鼓舞胃气，故治胃虚作渴，七味白术散用之。又清暑益气汤兼黄柏用者，以暑伤阳明，额颅必胀，非此不能开发也。"(《本经逢原》)

《金匮要略》以葛根汤治疗欲作刚痓，原文云："太阳病，无汗而小便反少，气上冲胸，口噤不得语，欲作刚痓，葛根汤主之。"《金匮要略》所言痓病，以项背强急、口噤甚至角弓反张为主症。葛根汤即是桂枝汤加葛根、麻黄而成。本方既名为葛根汤，说明葛根在该方中起了解肌疏筋、生津缓急止痛的重要作用。所以国医大师朱良春说："葛根善治项强，能扩张脑血管及心血管，并有较强的缓解肌肉痉挛的作用。"

【主要成分】

葛根含异黄酮成分葛根素、葛根素木糖苷、大豆黄酮、大豆黄酮苷及尿囊素等。

此外，还发现一种具有毒蕈碱样作用的卡赛因。

【作者感悟】

葛根配槟榔　本书所创治疗颈肩腰腿痛的八对饮，即有葛根与槟榔的配伍应用。葛根辛甘微凉，入肺、胃经。本品既能解表散邪、升发阳气，又能疏通经络、解肌止痛。槟榔辛苦温，入胃、大肠经。本品既能辛开苦降、利水消肿，又能消积导滞、下气通便。两药相伍，共同升发阳气，一温一凉，一升一降，阳气渐复，气行血行，血行水行，共奏温阳行气、解肌止痛之功。颈肩腰腿痛，中医辨证多为阳气不足、风寒湿血阻滞所致，此二物参合恰投病机，再与他药组合，共奏益气养血、活血化瘀、补虚行气、痛经止痛之功。

葛根配伍柴胡、石膏　葛根与柴胡，均轻清升散而解表退热；石膏清解里热。三药伍用，有解肌清热之功效，用于治疗外感风寒、邪郁化热之发热重、恶寒轻、头痛鼻干之症。

葛根配伍黄连、黄芩　葛根解表清热，升脾胃之阳而生津、止泻；黄连、黄芩清热燥湿。三者配用，共奏清热解表、燥湿止泻之功效，用于治疗湿热泻痢。

葛根配伍麻黄、桂枝　葛根善于缓解项背肌肉痉挛，为表证兼项背强急之要药；麻黄、桂枝有发散风寒之功效。三者合用，共奏散寒解表、缓急止痛之功效，多用于治疗风寒表证而见恶寒无汗、项背强痛者。

葛根配伍人参、茯苓　葛根升脾胃清阳而止泻痢；人参大补元气；茯苓健脾渗湿。三药合用，有益气健脾止泻之功效，用于治疗脾虚泄泻。

葛根配伍天花粉　葛根生津止渴；天花粉可入肺胃清肺胃之燥热，又能养阴生津以止渴，为清热生津之良药。二者伍用，有清热生津止渴之效，用于治疗热病口渴及消渴等证。

【注意事项】

宜忌：胃寒者慎用，夏日表虚汗多者忌用。

20　石膏

味辛、甘，性寒。入肺、胃经。功能：生用解肌清热、除烦止渴。主治：热病壮热不退、心烦神昏、谵语发狂、口渴咽干、肺热喘急、中暑自汗、胃火头痛、牙痛、热毒壅盛、发斑发疹、口舌生疮。煅敷生肌敛疮。外治痈疽疮疡，溃不收口，汤火烫伤。内服：煎汤，10～30g（大剂可用180～240g）；或入丸、散。外用：煅研撒或调敷。

【名家论述】

"石膏，本阳明经药，阳明主肌肉，其甘也，能缓脾益气，止渴去火，其辛也，能解肌出汗，上行至头，又入手太阴、少阳，而可为三经之主者。"（《本草衍义补遗》）

"石膏本解实热，祛暑气，散邪热，止渴除烦之要药。温热二病，多兼阳明，若头痛、遍身骨痛而不渴不引饮者，邪在太阳也，未传阳明不当用。七八日来，邪已结里，有燥粪，往来寒热，宜下者勿用。暑气兼湿作泄，脾胃弱甚者勿用。疟邪不在阳明则不渴，亦不宜用。产后寒热由于血虚或恶露未尽；骨蒸劳热由于阴精不足，而不由于外感；金疮、下乳，更非其职；宜详察之，并勿误用。"（《本草经疏》）

"石膏，凉而能散，有透表解肌之力。外感有实热者，放胆用之，直胜金丹。……生石膏以治外感实热，轻证亦必至两许；若实热炽盛，又恒重用至四五两或七八两，或单用或与他药同用，必煎汤三四茶杯，分四五次徐徐饮下，热退不必尽剂。如此多煎徐服者，欲以免病家之疑惧，且欲其药力常在上焦中焦，而寒凉不至下侵致滑泻也。"（《医学衷中参西录》）

"石膏甘淡入胃，辛入肺，体重易碎，亦升亦降，则入三焦。以清肃之寒，涤蒸郁之热，只在三经气分而不入于血，其为胃药非脾药亦由于是。"（《本草思辨录》）

"石膏，寒能清热降火，辛能发汗解肌，甘能缓脾生津止渴。清肺胃之热，故又为斑疹之要品。"（《本草害利》）

【主要成分】

石膏主要成分是含水硫酸钙（$CaSO_4 \cdot 2H_2O$）。其中 CaO 32.5%、SO_3 46.6%、H_2O 20.9%，此外，常含有黏土、砂粒、有机物、硫化物等。石膏中尚含有钛、铜、铁、铝、硅、锰、银、镁、钠以及铅、锌、钴、铬、镍等微量元素。煅石膏为无水硫酸钙（$CaSO_4$）。

【作者感悟】

石膏配麻黄　二物配伍为主药，首见于《金匮要略》越婢汤（麻黄、石膏、生姜、大枣、甘草），以治风水夹热之证。麻黄辛温，宣肺散寒、发越水气；石膏辛凉，清解在里之郁热，共奏发越水气、清解郁热之功。

笔者在临床上治疗脾虚肺热、痰热壅肺型哮喘，创立了四苓麻杏葶贝龙石汤，其中就用了石膏和麻黄的配伍。但应注意石膏是生石膏，麻黄是炙麻黄。张锡纯说："石膏，凉而能散，有透表解肌之力。外感有实热者，放胆用之，直胜金丹。"又说："石膏，医者多误以为大寒而煅用之，……是变金丹为鸩毒也。"所以石膏必须生用。而生麻黄发汗力强，炙麻黄宣肺平喘止咳力彰。实验证明，炙麻黄具有发汗作用的挥发油减少 1/2，而具有宣肺止咳平喘作用的麻黄碱，则减少甚微，所以麻黄炙用，宣肺止咳平喘效果更佳。

生石膏配苍术　笔者在长期的临床实践中，治疗湿热痹，创立了四白散，其中的主药就是生石膏配苍术。所谓四白散，顾名思义，说明本方的组成是由四妙丸加白虎汤（白虎汤中的粳米以生山药代之）。生石膏是白虎汤的君药，苍术是四妙丸的君药。生石膏以清热为主，苍术以燥湿为要，二物合之，生石膏得苍术既能清气分之热，又不至过寒而伤及胃气；而苍术得生石膏，可并行表里之湿，故治湿热之痹，可谓至当不易之方。

石膏配伍半夏　石膏辛甘大寒，能清泻肺胃实热；半夏辛温，可燥湿化痰、降逆止呕。二药合用，共奏清热泻火、燥湿化痰、降逆止呕的功效，用于治疗痰热壅肺的咳嗽气喘、痰黄黏稠以及胃热湿阻、胃气上逆之胃脘痞闷、恶心呕吐等症。

石膏配伍黄连　石膏辛甘大寒，能清解肺胃气分之实热，并能除烦止渴；黄连大苦大寒，可泻心胃肝胆实火，兼能清心除烦。二者伍用，其清热泻火除烦之功效更著，用于治疗心火炽盛之烦热神昏、心烦不寐；胃火炽盛之牙龈肿痛、口疮等症。

石膏配伍升麻　石膏辛甘大寒，外解肌肤邪热，内清阳明之火，系清解气分实热的要药；升麻辛甘微寒，轻清升散，能外散肌表风热、透疹解毒，内泻阳明胃热。石膏得升麻之引，能上行头面清阳明经之火；升麻得石膏之助，则透疹解毒之效更强。二者伍用，共奏清热泻火、解肌透疹之功效，用于治疗胃火上炎之头痛、牙痛、面颊肿胀以及皮肤斑疹隐隐因温热病之热伤血络所致者。

石膏配伍熟地黄、牛膝　石膏清泻胃火，熟地黄补肾滋阴，牛膝补肾水并引热下行。三者合用，标本兼顾，有清胃火、滋肾阴、引热下行之功效，可用以治疗胃热及胃阴不足、虚火上炎之齿痛、牙龈出血、口腔溃疡及烦热口渴、头痛等症。

石膏配伍犀角、玄参　石膏清热泻火，除烦止渴；犀角清热凉血；玄参清热生津，且能助石膏以清热，助犀角以凉血。三者伍用，共奏清热凉血之功，可治疗气血两燔之高热口渴、斑疹隐隐、鼻衄等症。

石膏配伍细辛　石膏辛甘大寒，清泻阳明胃热；细辛气味香窜，通络止痛。二者伍用，细辛之温可被生石膏之寒凉所制；石膏得细辛之升浮，又可上行清头面之热。共奏清热泻火、通络止痛之功效，用于治疗风热上攻之头风、头痛以及胃火炽盛之牙痛、牙龈肿痛、口舌生疮等症。

石膏配伍栀子　石膏辛寒，清热泻火、解肌除烦，可清解脾胃伏火；栀子苦寒，能清上彻下，双解表里之热，兼能清心除烦。二药合用，可双清心脾之郁热伏火，用于治疗脾胃伏火、口疮口臭、烦渴易饥以及温热病之壮热面赤、烦渴引饮者。

石膏配伍知母　石膏甘寒，清热泻火，除烦止渴；知母苦寒，清热泻火，滋阴润燥。二者相须为用，有清热泻火、养阴生津之功效，用于治疗伤寒阳明气分热盛或温病邪在气分之壮热汗出、烦躁口渴、脉洪大有力，以及消渴病之口渴、多饮、多食等症。

石膏配伍竹叶　石膏清肺胃气分之实热；竹叶甘淡微寒，清心与小肠之热兼除烦。二者伍用，其清热除烦之功效更著，用于治疗心胃热盛之口舌生疮、口腔糜烂、牙龈肿痛、小便短赤；温热病后期余热未清之身热、心烦等症。

【注意事项】

宜忌：脾胃虚寒及血虚、阴虚发热者忌服。

21　金银花

味甘，性寒。入肺、心、胃、大肠经。功能：清热、解毒。主治：温病发热、风热感冒、痈肿疔疮、瘰疬、喉痹、丹毒、热毒血痢、痔漏。内服：煎汤，9～15g；或入丸、散。外用：研末调敷。

【名家论述】

"金银花，善于化毒，故治痈疽、肿毒、疮癣、杨梅、风湿诸毒，诚为要药。毒未成者能散，毒已成者能溃，但其性缓，用须倍加，或用酒煮服，或捣汁掺酒顿服，或研烂拌酒厚敷。若治瘰疬上部气分诸毒，用一两许时常煎服，极效。"（《本草正义》）

"金银花，解毒去脓，泻中有补，痈疽溃后之圣药。但气虚脓清，食少便泻者勿用。痘疮倒陷不起，用此根长流水煎浴，以痘光壮为效。"（《本经逢原》）

"金银花，主胀满下痢，消痈散毒，补虚疗风，世人但知其消毒之功，昧其胀利风虚之用，余于诸症中用之，屡屡见效。"（《本草通玄》）

【主要成分】

金银花花蕾中含有木樨草素、肌醇和皂苷。分离出的绿原酸和异绿原酸，它们是金银花抗菌作用的主要有效成分。金银花的挥发油中含有 30 多种成分。

【作者感悟】

金银花配连翘　金银花性寒，质轻芳香，本品既能清气分之热，又能解血分之毒，故《本经逢原》说："金银花解毒去脓，泻中有补，痈疽溃烂之圣药。"连翘味苦性凉，清热解毒，散结消肿。《珍珠囊》云："连翘作用有三，泻心经客热一也，去上焦诸热二也，为疮家圣药三也。"两药合之，并走于上，轻清宣肺、清气凉血、解毒散结、消肿止痛，同为疮家之圣药。二物配伍，首见于《温病条辨》之银翘散，迄今为止，亦然是治疗温病初起和风热外感的首选方剂，也是吴鞠通倡导"治上焦如羽，非轻莫举"的具体运用。

笔者为治疗带状疱疹所创立的三黄解毒汤，其中也用了金银花配连翘。二物与他药相参，加强了清热解毒、散结消肿、活血止痛之功。

为治疗心肺热毒郁结型痤疮，在笔者创立的平痤饮中，亦将金银花、连翘并用。二者在方中也起了清热解毒、活血散结、消肿止痛的重要作用。

笔者常在阴虚肺热、痰热互结的咳喘病例中，如有高热和细菌感染的提示，则在清热润肺、止咳平喘的方中，加入金银花、连翘，退热止咳平喘效果良好。现代研究认为，金银花、连翘具有良好的解热和抗菌作用。

金银花配伍牡丹皮　金银花清热解毒；牡丹皮凉血散瘀。二者合用，有清热解毒、凉血消痈之功效，用于治疗热毒壅滞之肠痈初起、发热腹痛者。

金银花配伍黄芪　金银花加清热解毒；黄芪补气托毒生肌。二者伍用，有扶正祛邪、解毒生肌之功效，用于治疗痈肿脓成不溃或溃脓不畅者。

金银花配伍生甘草　金银花清热解毒；生甘草解毒清热，且能顾护胃气。二者合用，解毒之力明显增强，且无伤胃之弊，用于治疗外科疮疡诸症。

金银花配伍玄参　金银花清热解毒，功专效著；玄参泻火解毒散结。二者相须为用，有清热解毒散结之功效，用于治疗热毒内盛之脱骨疽。

【注意事项】

宜忌：脾胃虚寒及气虚疮疡脓清者忌服。

22 玄参

味苦、甘、咸，性寒。入肺、胃、肾经。功能：滋阴、清热、除烦、凉血、解毒。主治：热病烦渴、发斑、骨蒸劳热、夜寐不宁、自汗盗汗、津伤便秘、吐血衄血、咽喉肿痛、痈肿、瘰疬。内服：煎汤，9～15g；或入丸、散。外用：捣敷或研末调敷。

【名家论述】

"玄参，禀至阴之性，专主热病，味苦则泄降下行，故能治脏腑热结等证。味又辛而微咸，故直走血分而通血瘀。亦能外行于经隧，而消散热结之痈肿。寒而不峻，润而不腻，性情与知、柏、生地近似，而较为和缓，流弊差轻。"（《本草正义》）

"玄参，……足少阴肾经君药也。强阴益精，补肾明目。疗温疟寒热往来，洒洒时常发颤。逐肠内血瘕坚癥，散颈下痰核痛肿。管领诸气上下，肃清而不浊。统治咽喉肿痛，软利而即消。去结热，消肿毒。除心中懊恼烦渴不得眠，心神颠倒欲绝，血滞小便不利。及肢满狂邪，忽不知人。并伤寒汗吐下后，毒不能散。诚为肃清枢机之剂，即此能治空中氤氲之气，去浮游无根之火。又痰药用之，即能消痰，何也？气理，则痰自清也。"（《药鉴》）

"肾水受伤，真阴失守，孤阳无根，发为火病，法宜壮水以制火，故玄参与地黄同功。"（《本草纲目》）

"玄参，味甘微苦，性凉多液，原为清补肾经之药。又能入肺以清肺家烁热，解毒消火，最宜于肺病结核，肺热咳嗽。《本经》谓其治产乳余疾，因其性凉而不寒，又善滋阴，且兼有补性，故产后血虚生热及产后寒温诸症，热入阳明者，用之最宜。"（《医学衷中参西录》）

"玄参，苦咸寒，壮肾水以制心火，清肺金，善泻无根浮游之火，兼能明目滋阴，色黑味咸，肾家要药。"（《本草害利》）

【主要成分】

玄参含生物碱、糖类、甾醇、氨基酸、脂肪酸（主要是油酸、亚麻酸、硬脂酸）、挥发油、胡萝卜素和维生素A类物质。

【作者感悟】

玄参配生地黄、麦冬 三物相伍，首见于清代吴鞠通的《温病条辨》，名为增液汤。主治热病津亏之便秘，该方重用玄参，苦咸而凉，取其养阴润燥、苦咸下行以为君药。生地黄甘苦而寒、清热养阴，增水生金，以助君药清热润燥之力；而麦冬甘寒多汁，亦能养阴生津润燥，二物共为臣药。三物合参，养阴清热，增水行舟。笔者每遇热病之后，或老年津亏便秘，属阳明燥实者，多以此方结合三承气汤，即取增液承气汤之意，取效甚捷。

玄参配桔梗　本书所创新方四十三首，方名直书玄参桔梗者，只有四二玄参桔梗汤一方，足见二物在本方中的重要性。玄参甘苦咸寒，质润多液，软坚散结，清热解毒，利咽消肿止痛；而桔梗辛苦平，专入肺经，辛开苦降，载药上行，通达咽膈，以利咽喉。取二物合之，以助四二玄参桔梗汤，共奏滋阴降火，清热解毒，利咽止痛之功。用以治疗阴虚火旺，热毒结聚咽喉之咽喉干痛证，其效立竿见影。

玄参配伍牛蒡子、薄荷　玄参解毒散结而滋阴；牛蒡子辛凉解表而利咽通便；薄荷疏散风热而利咽喉。三者相伍，有疏风解表、解毒散结、润肠利咽之功效，用于治疗风热感冒之发热无汗、咽痛口渴、大便秘结者。

玄参配伍牡蛎、贝母　玄参苦咸性寒，泻火解毒、清热凉血、养阴生津、软坚散结；牡蛎味咸性寒，敛阴潜阳、化痰软坚；贝母苦甘性凉，清热润肺、消痰散结。三者合用，共奏清热泻火解毒、凉血养阴生津、化痰软坚散结之功效，并能兼顾肝肾之阴、清降虚火。用于治疗阴虚火旺、灼津为痰、痰热互结之瘿瘤、瘰疬、痰核等。

玄参配伍射干、黄药子　玄参清热散结、凉血解毒；射干清热解毒、祛痰利咽；黄药子凉血降火、消瘿解毒。三药伍用，有清热解毒、凉血利咽之功效，用于治疗热毒壅结之咽喉肿痛者。

玄参配伍升麻　玄参苦、咸，性寒，入血分，清热凉血解毒、养阴生津软坚；升麻辛甘微寒，轻清升散，疏风清热、透疹解毒、升脾胃清阳。二者相使为用，共奏清热解毒、滋阴凉血之功效，用于治疗热毒炽盛之发斑，以及热病伤津之口渴、咽喉肿痛、口腔糜烂等证。

【注意事项】
宜忌：脾胃有湿及脾虚便溏者忌服。

23　生地黄

味甘、苦，性寒。入心、肝、肾经。功能：清热、凉血、生津、止血。主治：温热病伤阴、舌绛、烦渴、发斑发疹、吐血、衄血、咽喉肿痛。生地黄味甘、苦，性寒。入心、肝、肾经。功能：滋阴、养血、凉血。主治：阴虚发热、消渴、吐血、衄血、咯血、血崩、月经不调、胎动不安、阴伤便秘。内服：煎汤，12～30g；捣汁或熬膏。外用：捣敷。

【名家论述】

"生地黄，……性虽大寒，较熟地则犹宣通而不泥膈，故能凉心火之血热，泻脾土之湿热，止鼻中之衄热，除五心之烦热。其或虚而生热者，不可多用，以性大寒故也。惟劳倦伤脾热者当用，以脾经大络之血损也。女人崩中血不止，产后血上攻心，胎动下血，老人津液枯绝，大肠燥结不润者，皆当用之。又实脾药中用二三分，以固脾气，使脾家永不受邪，但不可多用，以大寒恐倒脾气也。或用姜汁炒，或用醇酒洗，或用砂仁酒浸，皆制其寒性，免泥滞也。忌铁器。痘家血热之症，宜用之以凉血解毒，便滑者禁用。"（《药鉴》）

"生地，凉头面之火，清肺肝之热，热血妄行，或吐血，或衄血，或下血，宜用之为主，而加入荆芥，以归其经，加入三七根末，以止其络。然而此味可多用而不可频用，可暂用而不可久用也。当血之来也，其势甚急，不得已重用生地，以凉血而止血，若血一止，即宜改用温补之剂，不当仍以生地再进也。如日日煎服，久则脾胃大凉，必至泄泻，元气困乏，而血又重来。"（《本草新编》）

"生地，为补肾要药，益阴上品，故凉血补血有功，血得补，则筋受荣，肾得之而骨强力壮。又治胎产劳伤，皆血之愆，血得其养，则胎产获安。又肾开窍于二阴，而血主濡之，二便所以润也。"（《本草汇言》）

"世人动云生地妨胃。其能开胃，人实不晓。惟胃中阳气不足者，服之则胃气不运而饮食减；若胃阴虚，而胃土干燥，致胃气不运者，生地滋其阴，以清其火，而胃气从此运行，饮食自然渐进。至时行热症，生地尤为切要，阴汁上充，则汗涌于肌表而经邪解；阴血下润，则秽泄于二便而腑邪出，故火邪溢于阳明经，冲生地汁于白虎汤中，战汗而顿解；邪热入于阳明腑，冲生地汁于陷胸汤中，便通而自退；更有火生痰，痰生火，交结于中，和生地汁于竹油、姜汁中则谵语直视等症即除。如无生地，可用干地黄，滚水浸透，绞汁冲服，防其泥滞，加枳壳或川贝疏之。且气道通，邪气外达，而病自霍然。近人多以生地为补剂，又疑妨胃，畏不敢用，即用之，亦一二钱而止，五六钱而止。入诸药同煎，半成熟地，使邪滞于内而莫出，泥于膈而胃闭，遂视此为害人之品，禁不入方，致令胃阴枯涸，多有不可救药者，亦由用之不善也。"（《得配本草》）

"干地黄，乃补肾家之要药，益阴宣之上品。""生地黄性大寒，凡产后恶食作泻，虽见发热恶露作痛，不可用，用则泄不止。胃气者，后天元气之本也，胃困则饮食不运，精血不生，虚热何自而退，故并当归忌之。凡见此证，宜多加炮姜、桂心、人参必自愈。凡阴虚咳嗽，内热骨蒸或吐血等候，一见脾胃薄弱，大便不实，或天明肾泄，产后泄泻，产后不食，俱禁用生地黄、当归，误则同于前辙，慎之。凡胸膈多痰，气道不利，升降窒塞，药宜通不宜滞，汤液中禁入地黄。"（《本草经疏》）

"干地黄，内专凉血滋阴，外润皮肤荣泽，病人虚而有热者宜加用之。"（《本经逢原》）

【主要成分】

地黄根茎中含有 β-谷甾醇、甘露醇等，亦含有机酸类。

鲜地黄中含有 20 多种氨基酸，其中以精氨酸含量最高；干地黄中有 15 种氨基酸，其中丙氨酸含量最高。地黄中还含有铁、锌、锰、铬等 20 多种微量元素。

【作者感悟】

生地黄配熟地黄　首见于《景岳全书》，名二黄散。笔者将此二物并用，为所创新方四二玄参桔梗汤中的四二之一，取生地黄甘寒多汁，补血凉血止血，滋阴清热益肾；熟地黄甘温质润、滋阴养血、添精补肾。二物合之，相须为用，相得益彰，共奏补血凉血止血、滋阴生津补肾之功。所以《得配本草》说："若肾中真水不足，水中真火虚浮于上，宜用二地以滋之，水足火自归脏也。"四二玄参桔梗汤治疗阴虚火旺，热毒结聚所致之咽喉干痛证，生、熟二地在方中起了重要作用。

生地黄配二冬（麦冬、天冬）　本书所创的芩连葶贝地冬汤，治疗阴虚内热、痰热攻心之心悸证，其中生地黄伍二冬就起了重要作用。生地黄甘寒多汁，能滋阴补血、清热凉血；二冬皆为甘寒凉润多津之物，麦冬主入心肺，为养阴清肺、止咳化痰和生津清心、除烦安神之珍品；而天冬兼入肾经，以养阴清热、滋肾生津为特长，麦冬以清养心肺之阴为要，生地黄、天冬兼入肾经，以治肾阴不足为主。三物相伍，功效大体相同，功能相向而行，相须为用，内寓金水相生之妙。笔者临证之际，凡遇阴虚内热者，恒以生地黄、二冬三物联用，阴虚内热之证，无不迎刃而解。

生地黄配伍鳖甲、地骨皮　生地黄养阴清热；鳖甲滋阴清热；地骨皮凉血退蒸而疗阴虚内热。三者伍用，有滋阴清热之功效，用于治疗手足心热、夜间尤甚，口干而渴等属阴虚内热者。

生地黄配伍生侧柏叶、生荷叶、生艾叶　生地黄清热凉血、养阴生津；侧柏叶凉血止血；荷叶清热止血散瘀；艾叶温经止血，又可防止前三味药寒凉太过而留瘀。四药新鲜生用，有清热凉血止血之功效，用于治疗血热妄行引起的一切出血证候。

生地黄配伍大黄　生地黄甘寒微苦，滋阴清热、凉血止血；大黄攻积导滞、泻热通肠、凉血解毒、逐瘀通经。二者伍用，既可清热凉血，又能通便泻热。用于治疗血热妄行之吐血、衄血，以及热结津枯之便秘等症。

生地黄配伍木通　生地黄清热凉血、养阴生津；木通上清心经之火，下利小肠之热，利尿通淋。二者相伍，有清热生津、泻热而不伤阴之功效，用于治疗心经有热上炎所致之口舌生疮；心热下移小肠而致之小便短赤。

生地黄配伍玄参　生地黄甘苦性寒，入心、肝、肾经，滋阴养血凉血；玄参苦甘咸寒，入肺、胃、肾经，滋阴、清热、除烦、解毒。二者伍用，共奏清热凉血、养阴生津之功效，用于治疗热入血分之神昏谵语、吐血、衄血；热盛伤津之心烦口渴、大便秘结以及阴虚火旺之咽喉肿痛、骨蒸劳热、夜寐不宁等症。

【注意事项】
宜忌：脾胃有湿邪及阳虚、胸膈多痰者忌服。

24　地骨皮

味甘，性寒。入肺、肝、肾经。功能：凉血退蒸、清泻肺热。主治：潮热盗汗、肺热咳喘、吐血、衄血、血淋、消渴、高血压、痈肿、恶疮。内服：煎汤，9~15g；或入丸、散。外用：煎水含漱、淋洗，研末撒或调敷。

【名家论述】
"地骨皮，枸杞根也，南者苦味轻，微有甘辛，北者大苦性劣，入药惟南者为佳。其性辛寒，善入血分，凡不因风寒而热在精髓阴分者最宜。此物凉而不峻，可理虚劳，气轻而辛，故亦清肺。"（《本草正义》）

"地骨皮，非黄柏、知母之可比，地骨皮虽入肾而不凉肾，止入肾而凉骨耳，凉肾必至泄肾而伤胃，凉骨反能益肾而生髓，黄柏、知母泄肾伤胃，故断不可多用以取败也，骨皮益肾生髓，断不可少用而图功。欲退阴虚火动，骨蒸劳热之症，用补阴之药，加地骨皮或五钱或一两，始能凉骨中之髓，而去骨中之热也。"（《本草新编》）

"地骨皮，外祛无定虚邪，内除有汗骨蒸，上理头风，中去胸胁气，下利大小肠，通能奏效。入泻白散，清金调气，疗肺热有余咳嗽；同养血药，强阴解肌，调疮痘不足皮焦。以其性大寒，酒煎二两，治湿热黄疸最为神效。牡丹皮能去血中之热，地骨皮能去气中之热，宜别而用。"（《药品化义》）

"地骨皮……凉血之妙剂也。去皮肤上风邪，除骨节间劳热。君四物汤鹿角胶佐以丹皮，治妇人骨蒸最妙。佐解毒汤生地黄臣以茜根，治痘家热毒为良。又治足少阴手少阳有汗而骨蒸者。表寒忌用。"（《药鉴》）

【主要成分】

地骨皮根皮含桂皮酸和多量酚类物质、甜菜碱。

【作者感悟】

地骨皮配桑白皮　二物伍用为主药的组方首见于《小儿药证直诀》，名泻白散（地骨皮、桑白皮、甘草、粳米）。方中地骨皮甘淡寒，入肺、肾经，既能清泻肺中伏火，又能清热凉血、益阴除蒸；桑白皮辛甘寒，专入肺经，清泻肺热，泻肺逐痰，止咳平喘。二物伍用，气血同治，金水相生，清肺泻热，止咳平喘。笔者临证，凡遇阴虚肺热之咳喘，依据辨证结合他药，以此二物为主组方，屡用屡效。

地骨皮配知母　笔者在长期临床实践中，为解决骨蒸劳热证（长期低烧）的难题，在百合地黄汤和清骨散的基础上，创立了百清汤，治疗此证，得心应手，屡试不爽。方中地骨皮、知母并用，独具精妙之处。二物性味甘寒凉润，皆入肺、肾二经，既能上清肺火而走表，又能滋肾灭火除骨蒸，表里上下浮游之热无所不去，故在本方中具有特殊之功。所以李东垣说："地为阴，骨为里，皮为表，服此既能内热不生，而于表里浮游之邪，无有不愈。"《用药法象》曰知母"泻无根之肾火，疗有汗之骨蒸，止虚劳之热，滋化源之阴"。

地骨皮配霜桑叶、浮小麦　为治疗更年期综合征，笔者创立了更年散。在加减运用中指出：若烦躁、烘热、出汗多者，加浮小麦、霜桑叶、地骨皮。浮小麦甘凉、专入心经，本品能益心气、养心阴、除心热、实腠理，为清心固表、养心止汗之上品；霜桑叶甘寒，入肺、肝经，既能疏散在表之风热，又能清泻肝、肺之风热，故本品质轻性寒，轻清发散，可谓疏散表里风热之佳品；而地骨皮甘寒，入肺、胃经，表里上下浮游之热无所不去。因而三物合之，可谓治疗围绝经期综合征多汗之圣药，笔者将此三物特名为"止汗散"。

【注意事项】

宜忌：外感风寒发热及脾胃虚寒者忌服。

25　砂仁

味辛，性温。入脾、胃经。功能：行气调中、和胃、醒脾、安胎。主治：腹痛痞胀、胃呆食滞、噎膈呕吐、寒泻冷痢、妊娠胎动。内服：煎汤（不宜久煎)，3~6g；或入丸、散。

【名家论述】

"砂仁，温中和气之药也。若上焦之气梗逆而不下，下焦之气抑遏而不上，中焦之气凝聚而不舒，用砂仁治之，奏效最捷。然古方多用以安胎何也？盖气结则痛，气逆则胎动不安，此药辛香而窜，温而不烈，利而不削，和而不争，通畅三焦，温行六腑，暖肺醒脾，养胃养肾，舒达肝胆不顺不平之气，所以善安胎也。"（《本草汇言》）

"缩砂蜜，辛能散，又能润；温能和畅通达。虚劳冷泻，脾肾不足也；宿食不消，脾胃俱虚也；赤白滞下，胃与大肠因虚而湿热与积滞客之所成也。辛以润肾故使气下行，兼温则脾胃之气皆和，和则冷泻自止，宿食自消，赤白滞下自愈，气下则气得归元，故腹中虚痛自已也。""缩砂蜜，气味辛温而芬芳，香气入脾，辛能润肾，故为开脾胃之要药，和中气之正品，若兼肾虚，气不归元，非此为向导不济。""本非肺经药，今亦有用之于咳逆者，通指寒邪郁肺，气不得舒，以致咳逆之证。若咳嗽多缘肺热，此药即不应用矣。"（《本草经疏》）

"砂仁，辛散苦降，气味俱厚。主散结导滞，行气下气，取其香气能和五脏，随所引药通行诸经。若呕吐恶心，寒湿冷泻，腹中虚痛，以此温中调气；若脾虚饱闷，宿食不消，酒毒伤胃，以此散滞化气；若胎气腹痛，恶阻食少，胎胀不安，以此运行和气。"（《药品化义》）

"砂仁，止可为佐使，以行滞气，所用不可过多，用之补虚丸中绝佳，能辅助补药，行气血于不滞也。补药味重，非佐之消食之药，未免过于滋益，反恐难于开胃，入之砂仁，以苏其脾胃之气，则补药尤能消化，而生精生气，更易之也。"（《本草新编》）

"缩砂，书号为醒脾调胃要药。……其言醒脾调胃，快气调中，则于腹痛痞胀有功，入大肠则于赤白泻痢有效，入肺则于咳嗽上气克理。至云止痛安胎，并咽喉口齿浮热能消，亦是中和气顺之意。若因实热而云胎气不和，水衰而见咽喉口赤燥结者服之，岂能是乎？故虚实二字，不可不细辨而详察耳。"（《本草求真》）

"缩砂仁，气温，味苦，无毒。佐黄芩为安胎之妙剂也。治一切霍乱吐泻，心腹绞痛，正以温辛能止疼行气故耳。又于止痢药中用之，亦取此意。以益智人参为使则入脾，以白檀豆蔻为使则入肺，以黄柏茯苓为使则入膀胱肾，以赤白石脂为使则入大小肠。"（《药鉴》）

"砂仁，芳香归脾，辛能润肾，下气化食，治心疼欲呕，开脾胃要药，和中气正品。若肾气不归元，非此向导不济，胎喜疏利，故主之。"（《本草害利》）

【主要成分】

缩砂种子含挥发油 1.7% ~ 3% ，主要成分为 d-樟脑、d-龙脑、乙酸龙脑酯、芳樟醇、橙花椒醇及一种萜烯。

【作者感悟】

砂仁配檀香、丹参　三物配伍，首见于《时方歌括》，名丹参饮。本方以丹参为君，佐檀、砂行气止痛，多用于治疗气滞血瘀所致的心腹诸痛。笔者临证之际，凡遇久病、脾胃虚弱、气血乏源而致血虚热郁之胸痹证，多以此三物配合桃红四物汤，取效甚捷。对于丹参饮，陈修园评价说："心腹诸药有妙方，丹参十分作提纲，檀砂一分聊为佐，入咽咸知效验彰。"

砂仁配陈皮　二者均为辛温之品，皆有行气调中、健脾胜湿之功。但砂仁长于胜湿醒脾，陈皮擅于调气健脾。二物配伍，相须为用，协同为功，健脾和胃、理气调中。笔者在治疗诸多慢性病过程中，凡见脾胃虚弱，湿阻中焦，脘闷纳呆，气血乏源者，在辨证用药中与此二物合参，则王道之法逐渐彰显。

【注意事项】

宜忌：阴虚有热者忌服。

26　乳香

味辛、苦，性温。入心、肝、脾经。功能：活血止痛、消肿生肌。主治：气血凝滞、心腹疼痛、痈疽肿毒、跌打损伤、痛经、产后瘀血刺痛。内服：煎汤，3 ~ 9g；或入丸、散。外用：研末调敷。

【名家论述】

"乳香香窜，入心经，活血定痛，故为痈疽疮疡、心腹痛要药。"（《本草纲目》）

"乳香，活血去风，舒筋止痛之药也。陈氏发明云，香烈走窜，故入疡科，方用极多。又跌扑斗打，折伤筋骨，又产后气血攻刺，心腹疼痛，恒用此，咸取其香辛走散，散血排脓，通气化滞为专功也。故痈疡可理，折伤可续，产后瘀血留滞可行，癥块痃积，伏血冷瘕可去矣。性燥气烈，去风活血，追毒定痛，除痈疡、产后及伤筋骨之外，皆不须用。"（《本草汇言》）

"血因气逆，则血凝而不通，以至心腹绞痛；毒因气滞，则血聚而不散，以至痛处异常。乳香香窜入心，既能使血宣通而筋自伸，复能入肾温补，使气与血互相通活，俾气不令血阻，血亦不被气碍，故云功能生血，究皆行气活血之品耳。非如没药气味苦平，功专破血散瘀，止有推陈之力，而无致新之

妙。"（《本草求真》）

"乳香、没药，二药并用，为宣通脏腑、流通经络之要药，故凡心胃胁腹肢体关节诸疼痛皆能治之。又善治女子行经腹疼，产后瘀血作痛，月事不以时下。其通气活血之力，又善治风寒湿痹，周身麻木，四肢不遂及一切疮疡肿疼，或其疮硬不疼。外用为粉以敷疮疡，能解毒、消肿、生肌、止疼，虽为开通之品。不至耗伤气血，诚良药也。""乳香、没药，最宜生用，若炒用之则其流通之力顿减，至用于丸散中者，生轧作粗渣入锅内，隔纸烘至半熔，候冷轧之即成细末，此乳香、没药去油之法。"（《医学衷中参西录》

【主要成分】

乳香含树脂 60%～70%，树胶 27%～35%，挥发油 3%～8%。

【作者感悟】

1. 乳香辛温香润，既能辛散温通活络，又能化瘀消肿止痛，主行血中气分；没药苦泻力强，长于活血散瘀、消肿止痛，以活血散瘀为要。二物合之，一气一血、相互促进、其力倍增，共奏行气活血、消肿止痛之功。二物伍用，首见于《证治准绳》，名为乳香止痛散。近代名医张锡纯将乳香、没药与当归、丹参四物并用，名活络效灵丹，主"活气血凝滞，疹癖症痕，心腹疼痛，腿疼臂疼，内外疮疡，一切脏腑积聚，经络湮瘀"。他指出："乳香、没药二药并用，为宣通脏腑、流通经络之要药。故凡心胃胁腹肢体关节诸痛皆能用之。"张锡纯强调："乳香、没药，最宜生用。若炒用之则其流通之力顿减……。"但证之临床，生乳香、生没药用之内服，多有恶心、呕吐之弊；而炒之去油后，多无此弊端，故临证处方书制乳香、制没药为宜。

2. 本书所创新方通脉灵，用以治血热瘀结体表经络之脉痹证（包括现代医学的局部浅静脉炎），就是在辨证论治的基础上，配伍制乳香、制没药，充分发挥了此二物疏通脏腑、流通经络、活血止痛之功。

3. 本书所创治疗颈肩腰腿痛的新方八对饮，也有制乳香、制没药的组合，二物在方中起了重要的活血通络、理气止痛的作用。另外，此二物治疗胸痹疼痛、胁腹疼痛、肢体关节痹痛、妇人痛经等，只要辨证得当，合理配合二物，无不随手奏效。

【注意事项】

宜忌：孕妇忌服。

27　桃仁

味苦、甘，性平。入心、肝、大肠经。功能：破血行瘀、润燥滑肠。主治：经闭、癥瘕、热病蓄血、风痹、疟疾、跌打损伤、瘀血肿痛、血燥便秘。
内服：煎汤，5～10g；或入丸、散。外用：捣敷。

【名家论述】

"桃仁，苦以泄滞血，甘以生新血，故凝血须用。又去血中之热。"（《用药心法》）

"桃仁行血，宜连皮尖生用；润燥活血，宜汤浸去皮炒黄用，或麦麸同炒，或烧存性，各随本方。"（《本草纲目》）

"桃仁，为血瘀血闭之专药。苦以泄滞血，甘以生新血。毕竟破血之功居多，观《本经》主治可知。仲景桃核承气、抵当汤，皆取破血之用。又治热入血室，淤积癥瘕，经闭，疟母，心腹痛，大肠秘结，亦取散肝经之血结。"（《本经逢原》）

"桃仁，味苦能泻血热，体润能滋肠燥。若连皮研碎多用，走肝经，主破蓄血，逐月水及遍身疼痛，四肢木痹，左半身不遂，左足痛甚者，以其舒经活血行血，有去瘀生新之功，若去皮捣烂少用，入大肠，治血枯便闭，血燥便难，以其濡润凉血和血，有开结通滞之力。"（《药品化义》）

"夫血者阴也，有形者也，周流夫一身者也，一有凝滞则为症瘕，瘀血血闭，或妇人月水不通，或击扑损伤积血及心下宿血坚痛，皆从足厥阴受病，以其为藏血之脏也。桃核仁苦能泄滞，辛能散结，甘温通行而缓肝，故主如上等证也。心下宿血去则气自下，咳逆自止。味苦而辛，故又能杀小虫。""桃仁性善破血，散而不收，泻而无补，过用之及用之不得其当，能使血下不止，损伤真阴。"（《本草经疏》）

【主要成分】

桃仁含苦杏仁苷、苦杏仁酶、尿囊素酶、乳糖酶、维生素 B_1、挥发油、脂肪油，油中主要含油酸甘油酯和少量亚油酸甘油酯。

【作者感悟】

桃仁配杏仁　桃仁富含油脂，润肠通便，又善入血分，活血化瘀；杏仁质润多脂，行气散结，偏走气分，亦能润肠通便。两药伍用，一气一血，相须为用，同归大肠，润肠通便。本书所创润肠通便汤，二物合参，即取此意。

桃仁配大黄　《金匮要略》有大黄牡丹汤（大黄、牡丹、桃仁、冬瓜仁、芒硝），用以泻热逐瘀、消肿散结，治疗肠痈初起，湿热瘀结肠中之证。笔者在润肠通便汤中，亦用了桃仁、大黄组合，取其泻热攻下、润肠通便，对中老年津亏热结之便秘，尤为适宜。

桃仁配红花　桃仁入血分，破血行瘀，富含油脂，润肠通便；红花活血调经，祛瘀止痛。两药伍用，相互促进，相向而行，相得益彰，活血通经，去瘀生新，消肿止痛，其力倍增。二物伍用，出自《医垒元戎》，名"加味四物汤"，即桃红四物汤。笔者将此二物伍用于本书所创新方"桃红附子枳实薤白桂枝汤"，与他药合参，共奏温阳益气，豁痰散结，活血化瘀，通经止痛之功，以治胸阳不足、痰血湿痹阻不通之胸痹，疗效甚佳。

【注意事项】

宜忌：孕妇忌服。

28　川贝母

味苦、甘，性凉。入肺经。功能：润肺散结、止嗽化痰。主治：虚劳咳嗽、吐痰咯血、心胸郁结、肺痿、肺痈、瘿瘤、瘰疬、喉痹、乳痈。内服：煎汤，3～10g；研细粉冲服，每次1～1.5g；或入丸、散。外用：研末撒或调敷。

【名家论述】

"贝母，肺有热，因而生痰，或为热邪所干，喘嗽烦闷，必此主之，其主伤寒烦热者，辛寒兼苦，能解除烦热故也。淋沥者，小肠有热也，心与小肠为表里，清心家之烦热，则小肠之热亦解矣。邪气者，邪热也，辛以散结，苦以泄邪，寒以折热，故主邪气也。《经》曰：一阴一阳结为喉痹，一阴者少阴君火也，一阳者少阳相火也，解少阴少阳之热，除胸中烦热，则喉痹自愈矣。乳难者，足厥阴、足阳明之气结滞而不通，辛能散结气，通其结滞，则乳难自瘳。热解则血凉，血凉则不痛，故主金疮。热则生风，故主风痉。《别录》又疗腹中结实，心下满，洗洗恶风寒者，肺主皮毛也。目眩者，热上攻也。项直，即风痉也。咳嗽上气，气上逆也。烦而渴邪不解，汗不出者，邪热盛也。其性专能散结除热，则上来诸证，皆自愈矣。病去则五脏自安。骨髓自利也。"（《本草经疏》）

"贝母，开郁、下气、化痰之药也。润肺消痰，止咳定喘，则虚劳火结之证，贝母专司首剂。故配知母，可以清气滋阴；配芩、连可以清痰降火；配芪参可以行补不聚；配归、芍可以调气和营；又配连翘可解郁毒，治项下瘿核；配二陈代半夏用，可以补肺消痰、和中降火者也。以上修用，必以川者为妙。若解痈毒，破癥结，消实痰，敷恶疮，又以土者为佳。然川者味淡性优，土者味苦性劣，二者以分别用。"（《本草汇言》）

"贝母，味苦能下降，微辛能散邪，气味俱清，故用入心肺，主治郁痰、虚痰、热痰及痰中带血，虚劳咳嗽，胸膈逆气，烦渴热甚，此导热下行，痰气自利也。取其下利则毒去，散气则毒解，用疗肺痿、肺痈、瘿瘤痰核、痈疽疮毒，此皆开郁散结，血脉流通之功也。又取其性凉能降，善调脾气，治胃火上炎，冲逼肺金，致痰嗽不止，此清气滋阴，肺部自宁也。"（《药品化义》）

"半夏、贝母，俱治痰嗽。但半夏兼治脾肺，贝母独善清金。半夏用其辛，贝母用其苦；半夏用其温，贝母用其凉；半夏性速，贝母性缓；半夏散寒，贝母清热；性味阴阳，大有不同。俗有代用者，其谬孰甚。"（《本草正义》）

"俗以半夏有毒，用贝母代之，夫贝母乃太阴肺经之药，半夏乃太阴脾经、阳明胃经之药，何可以代？若虚劳咳嗽，吐血咯血，肺痿、肺痈，妇人乳痈、痈疽及诸郁之证，半夏乃禁忌，皆贝母为向导，犹可代也。至于脾胃湿热，涎化为痰，久则生火，痰火上攻，昏愦、僵仆、蹇涩诸证，生死旦夕，亦岂贝母可代乎？"（《本草汇编》）

【主要成分】

川贝母含多种生物碱。

【作者感悟】

1. 川贝母配苦杏仁　川贝母甘苦微寒，入肺、心经。本品甘可润燥，苦能化痰，寒以清热，故能清润心肺、化痰散结；苦杏仁辛苦微温，入肺、大肠经。本品辛以散邪，苦能降气，温可宣散，故能发散风寒、下气平喘。二物合之，一润一降，一寒一温，互展其长，互制其短，清肺化痰，止咳平喘，润降合法，其效尤佳。本书所创治疗哮喘的三个新方（哮喘Ⅰ号、哮喘Ⅱ号、哮喘Ⅲ号），皆用了贝母与杏仁的配伍，足见二物在化痰平喘中的重要性。

2. 关于川贝母与浙贝母的临床应用，明代李时珍之前，历代本草，川、浙二贝统称贝母，实则二物功能大体相同。川贝母甘苦微寒，浙贝母苦寒，二者皆入肺经。所以笔者临证之际，凡阴虚热结较重者，多用浙贝母，清热化痰、散结消肿为主；凡阴虚较轻者，多用川贝母，养阴润肺、化痰平喘为要。

3. 川贝母配知母　二物合用名二母散，见于《救急仙方》，以治疗阴虚肺热、肺燥咳嗽。因川贝母甘苦微寒，入肺、心经，能清心润肺、止咳化痰；知母苦寒质润，亦入肺经，擅滋阴清热、止咳化痰。二物合参，并行于上，性味相近，功效相似，药力相向而行，滋阴清肺，降气化痰、止咳平喘，其力更著。笔者临证之际，凡遇阴虚肺热之咳喘，恒以此二物并用，多获良效。

【注意事项】

宜忌：脾胃虚寒及有湿痰者不宜。反乌头。

29　龙骨

味甘、涩，性平。入心、肝、肾、大肠经。功能：镇惊安神、平肝潜阳、敛汗固精、止血涩肠、生肌敛疮。主治：惊痫癫狂、怔忡健忘、失眠多梦、自汗盗汗、遗精淋浊、吐衄便血、崩漏带下、泻痢脱肛、溃疡久不收口。内服：煎汤，9～15g；或入丸、散。外用：研末撒或调敷。

【名家论述】

"龙骨味涩而主收敛，凡泄痢肠澼及女子漏下崩中，溺血等症，皆血热积滞为患，法当通利疏泄，不可使用止涩之剂，恐积滞瘀血在内反能为害也。惟久病虚脱者，不在所忌。"（《本草经疏》）

"涩可以去脱，龙骨入肝敛魂，收敛浮越之气。其治咳逆，泄利脓血，女子漏下，取涩以固上下气血也。其性虽涩，而能入肝破结。症瘕坚结，皆肝经之血积也；小儿热气惊痫，亦肝经之病，为牛黄以协济之，其祛邪伐肝之力尤捷。其性收阳中之阴，专走足厥阴经，兼入手足少阴，治多梦纷纭，多寐泄精，衄血吐血，胎漏肠风，益肾镇心，为收敛精气要药。有客邪，则兼表药用之。又主带脉为病，故崩带不止，腹满，腰溶溶如坐水中，止涩药中加用之。止阴疟，收湿气，治休息痢，久痢脱肛，生肌敛疮皆用之。但收敛太过，非久痢虚脱者，切勿妄投；火盛失精者误用，多致溺赤涩痛，精愈不能收摄矣。"（《本经逢原》）

"龙骨功与牡蛎相同，但牡蛎咸涩入肾，有软坚化痰清热之功，此属甘涩入肝，有收敛止脱镇惊安魂之妙，如徐之才所谓涩可止脱，龙骨、牡蛎之属。白地锦纹，舐之粘舌者佳。"（《本草求真》）

"惊痫颠痉，皆肝气上逆，挟痰而归进入心，龙骨能敛火安神，逐痰降逆，故为惊痫颠痉之圣药。""痰，水也，随火而生，龙骨能引逆上之火、泛滥之水，而归其宅，若与牡蛎同用，为治痰之神品。今人只知其涩以止脱，何其浅也。"（《本草经读》）

"龙骨，质最黏涩，具有翕收之力，故能收敛元气，镇安精神，固涩滑脱。凡心中怔忡、多汗淋沥、吐血衄血、二便下血、遗精白浊、大便滑泄、小便不禁、女子崩带，皆能治之。其性尤善利痰，治肺中痰饮咳嗽，咳逆上气。其味微辛，收敛之中仍有开通之力，故《本经》谓其主泻痢脓血，女子漏下，而又主癥瘕坚结也。""龙骨既能入气海以固元气，更能入肝经以防其疏泄元气，且能入肝敛戢肝木，愚于忽然中风、肢体不遂之证，其脉甚弦硬者，知系

肝火肝风内动，恒用龙骨同牡蛎加于所服药中以敛戢之，至脉象柔和，其病自愈。"（《医学衷中参西录》）

"龙骨最黏涩，能收敛正气，凡心神耗散，肠胃滑脱之疾，皆能已之。且敛正气而不敛邪气，所以仲景于伤寒之邪气未尽者亦用之。"（《本草经百种录》）

"龙骨，其用在心肝二经为多。能收敛浮越之正气，安魂魄，镇惊痫。……治泄精泻利漏下。"（《本草思辨录》）

【主要成分】

龙骨主要成分为碳酸钙、磷酸钙，亦含铁、钾、钠、氯、硫酸根等。

【作者感悟】

龙骨配伍牡蛎　首见于《金匮要略》桂枝加龙骨牡蛎汤。主治阴阳两虚的男子遗精、女子梦交证。本方即桂枝汤加龙骨、牡蛎而成。徐忠可说："桂枝汤，外证得之，解肌和营卫；内证得之，化气调阴阳。"本方取其化气调阴阳之力，加龙骨、牡蛎，功在育阴潜阳、镇纳固涩，共奏调补阴阳、镇纳固涩之功。笔者临证之际，凡符合阴阳两虚，失于固涩之病机者，恒以二物参合用之，如自汗、盗汗、阳痿、遗精等，辨证得当，均获良效。

本书所创新方桑圆饮，即以生龙骨、生牡蛎并用，二物皆有育阴潜阳、镇静安神、收敛固涩之功。然龙骨甘涩性平，主入心、肝经，功在益阴潜阳、镇静安神、收敛固涩；牡蛎咸涩性凉，入肝、肾经，长于益阴退热、化痰软坚、益阴摄阳。二物参合，互制其短、互展其长，益阴潜阳、调补阴阳，故其镇惊、敛阴、潜阳、固脱、止血、止带之力更著。本方将二物与他药合参，治疗心肝阴血亏虚、阴虚内热、热扰神明之失眠，疗效甚佳。

龙骨配伍黄芪、白术　龙骨收敛止血；黄芪、白术补气健脾。三药伍用，有补气健脾摄血之功效，用于治疗脾气虚弱、不能统血之月经过多、血稀色淡、心悸气短等症。

龙骨配伍牛黄、胆南星　龙骨重镇安神；牛黄清心解毒、豁痰开窍；胆南星清热化痰定惊。三药共用，有清热化痰、安神定惊之功效，用于治疗痰热内扰之惊痫癫狂之症。

龙骨配伍牛膝、白芍、代赭石　龙骨平肝潜阳；牛膝补益肝肾、引血下行；白芍滋阴养血柔肝；代赭石平肝镇逆。四者合用，有补肝益肾、滋阴潜阳之功效，用于治疗肝肾阴虚、肝阳偏亢之头目眩晕、面红目赤、烦躁易怒等症。

龙骨配伍酸枣仁、茯苓　龙骨重镇安神；酸枣仁养心安神；茯苓补脾安神。三者合用，有健脾养心、镇静安神之功效，用于治疗心脾两虚、血不养心之心悸怔忡、失眠多梦等症。

龙骨配伍沙苑子、芡实 龙骨收敛固涩；沙苑子、芡实补肾涩精。三药共用，既可补肾精之不足，亦可涩精液之外泄，用于治疗肾虚遗精滑泄。

【注意事项】

宜忌：有湿热、实邪者忌服。

30 地龙

味咸，性寒。入肝、脾、肺经。功能：清热、平肝、止喘、通络、利尿。主治：高热狂躁、惊风抽搐、风热头痛、目赤、中风半身不遂、喘息、喉痹、关节疼痛、齿衄、小便不通、瘰疬、痄腮、疮疡。内服：煎汤，5～15g（鲜品10～20g）；或入丸、散。外用：捣烂、化水或研末调敷。

【名家论述】

"蚯蚓，性寒而下行，性寒故能解诸热疾，下行故能利小便、治足疾而通经络也。"（《本草纲目》）

"蚯蚓，大寒能祛热邪，除大热，故疗伤寒伏热狂谬。咸主下走，利小便，故治大腹、黄疸。"（《本草经疏》）

【主要成分】

蚯蚓的成分比较复杂。各种蚯蚓均含蚯蚓解热碱、蚯蚓素、蚯蚓毒素等。尚含多种氨基酸，如丙氨酸、缬氨酸、亮氨酸、苯丙氨酸、酪氨酸、赖氨酸等。

蚯蚓的脂类部分中含硬脂酸、棕榈酸、高度不饱和脂肪酸、磷脂、胆甾醇等。

【作者感悟】

地龙性味咸寒，首入肝经，寒可清热息风，咸能软坚化痰。本品功善下行，凉血通络止痛，故对肺热咳喘，独善其功。本书所创治疗脾虚肺热、痰热壅肺型哮喘的四苓麻杏葶贝龙石汤，方中的龙即地龙也。本品咸寒，清肺平喘，概因本型哮喘痰热壅肺日久，必致肺之经络痹阻，而地龙善行走窜，能清热通经活络，故在该方中有画龙点睛之妙。

另外，对一些久咳不愈的肺热瘀阻、肺络不通之咳嗽，伍用本品，亦有奇功。

地龙配伍黄芪、当归 地龙通经活络；黄芪补气以助血行；当归补血活血祛瘀。三药伍用，有补气、活血、通络之功效，用于治疗中风后遗症之半身不遂、口眼㖞斜等症。

地龙配伍桑白皮、黄芩　地龙清肺平喘；桑白皮泄肺平喘；黄芩清肺泻热。三药合用，共奏清热平喘之功效，用于治疗肺热咳喘。

【注意事项】

宜忌："伤寒非阳明实热狂躁者不宜用，温病无壮热及脾胃素弱者不宜用，黄疸缘大劳，腹胀属脾肾虚，阴虚成劳瘵者，咸在所忌。"（《本草经疏》）

"畏葱、盐。"（《药对》）

31　白僵蚕

味辛、咸，性平。入肝、肺、胃经。功能：祛风解痉、化痰散结。主治：中风失音、惊痫、头风、喉风、喉痹、瘰疬结核、风疮瘾疹、丹毒、乳腺炎。内服：煎汤，3～10g；或入丸、散。外用：研末撒或调敷。

【名家论述】

"白僵蚕，《本经》味咸，《别录》辛平无毒，然详其用，应是辛胜咸劣，气微温之药也。气味俱薄，浮而升，阳也，入足厥阴、手太阴、少阳经。厥阴为风木之位，主藏血，小儿惊痫夜啼，女子崩中赤白，风热乘肝脏也，产后余痛，风寒入血分也，辛能祛散风寒，温能通行血脉，故主如上诸症也。肺主皮毛，而风邪客之，则面色不光润，辛温入肺，去皮肤诸风，故能灭黑奸及诸疮瘢痕也。男子阴疡，风湿浸淫也，辛平能散风热，兼能燥湿，是以主之。"（《本草经疏》）

"僵蚕，祛风散寒，燥湿化痰，温行血脉之品。故书载能入肝兼入肺胃，以治中风失音，头风齿痛，喉痹咽肿，是皆风寒内入，结而为痰。合姜汤调下以吐，假其辛热之力，以除风痰之害耳。又云能治丹毒瘙痒，亦是风与热炽，得此辛平之味，拔邪外出，则热自解。"（《本草求真》）

"白僵蚕，味辛气温而性燥，故治湿胜之风痰，而不治燥热之风痰。小儿惊痫夜啼，是肝热生风，又为痰湿所痼而阳不得伸，是以入夜弥甚。僵蚕劫痰湿而散肝风，故主之。至男子阴疡，女子崩中赤白，产后余痛，无非厥阴之风湿为患，无他奥义。"（《本草思辨录》）

【主要成分】

白僵蚕蚕体中含有激素羟基促脱皮甾酮及一种色素——3-羟基犬尿素。体表的白粉中含有草酸铵、蛋白质和脂肪。

【作者感悟】

僵蚕配伍薄荷、桔梗　僵蚕祛风化痰止痛；薄荷散风热、利咽喉；桔梗宣肺利咽。三者合用，有疏风散热、利咽止痛之功效，用于治疗风热上攻之咽喉肿痛等。

僵蚕配伍刺蒺藜　僵蚕辛咸性平，祛风解痉、化痰散结；刺蒺藜苦辛性温，平肝降逆、散风明目。二者合用，共奏平肝解郁、息风止痉、通络止痛之功效，用于治疗肝阳上亢之头痛、头晕、目眩；神经性头痛、三叉神经痛以及各种内伤头痛等。

僵蚕配伍地龙　僵蚕辛咸性平，祛风解痉、化痰散结；地龙味咸性寒，清热平肝息风、通络止痛。二者合用，有息风止痉、通络止痛之功效，用于治疗风痰阻络之顽固性头痛、神经性头痛；中风之半身不遂以及高热狂躁、惊风抽搐等症。

僵蚕配伍全蝎、胆南星　僵蚕息风止痉、泻热化痰；全蝎息风镇痉；胆南星清热化痰定惊。三药合用，有清热化痰、息风止痉之功效，用于治疗小儿痰热急惊。

僵蚕配伍人参、白术、全蝎　人参、白术补气健脾；僵蚕、全蝎息风止痉。四药共用，有益气健脾、息风止痉之功效，用于治疗小儿脾虚慢惊者。

僵蚕配伍桑叶、木贼　僵蚕祛风泻热止痛；桑叶、木贼疏散肝经风热而明目。三者伍用，有祛风止痛、清热明目之功效，用于治疗肝经风热所致之头痛目赤等。

【注意事项】

宜忌："凡中风口噤，小儿惊痫夜啼，由于心虚神魂不宁，血虚经络劲急所致，而无外邪为病者忌之。女子崩中，产后余痛，非风寒客入者，亦不宜用。"（《本草经疏》）

"恶桑螵蛸、桔梗、茯苓、茯神、草薢。"（《药性论》）

【按语】

本书所创治疗脾虚肝郁、风痰袭肺型哮喘的五胡麻杏僵贝苍防汤，就巧妙地运用了本品。因其僵而不腐，最富清化之气，轻浮而升，故能疏风散热、息风解痉、化痰平喘、通络止痛，特别是解痉通络之功，为本品所独有，而风痰壅肺，久病入络，胶痰瘀阻，气道痉挛而哮喘者，本品确有奇功。

32　蜈蚣

味辛，性温，有毒。入肝经。功能：祛风、定惊、攻毒、散结。主治：中风、惊痫、破伤风、百日咳、瘰疬、结核、癥积瘤块、疮疡肿毒、风癣、白秃、痔漏、烫伤。内服：煎汤，1～3g；研末吞服，每次 0.6～1g；或入丸、散。外用：研末调敷。

【名家论述】

"蜈蚣有毒，惟风气暴烈者可以当之，风气暴烈，非蜈蚣能截能擒，亦不易止，但贵药病相当耳。设或过剂，以蚯蚓、桑皮解之。"（《本草纲目》）

"蜈蚣，走窜之力最速，内而脏腑，外而经络，凡气血凝聚之处皆能开之。性有微毒，而转善解毒，凡一切疮疡诸毒皆能消之。其性尤善搜风，内治肝风萌动，癫痫眩晕，抽掣瘛疭，小儿脐风；外治经络中风，口眼歪斜，手足麻木。为其性能制蛇，故又治蛇症及蛇咬中毒。外敷治疮甲（俗名鸡眼）。用时宜带头足，去之则力减，且其性原无大毒，故不妨全用也。""有病噎膈者，服药无效，偶思饮酒，饮尽一壶而病愈。后视壶中有大蜈蚣一条，恍悟其病愈之由不在酒，实在酒中有蜈蚣也。盖噎膈之证，多因血瘀上脘，为有形之阻隔，蜈蚣善于开瘀，是以能愈。观于此，则治噎膈者，蜈蚣当为急需之品矣。"（《医学衷中参西录》）

【主要成分】

蜈蚣含两种类似蜂毒的有毒成分，即组胺样物质及溶血性蛋白质；尚含脂肪油、胆固醇、蚁酸等。亦曾分离出 δ-羟基赖氨酸；氨基酸有组氨酸、精氨酸、鸟氨酸、赖氨酸、甘氨酸、丙氨酸、缬氨酸、亮氨酸、苯丙氨酸、丝氨酸、牛磺酸（Taurine）、谷氨酸。

【作者感悟】

蜈蚣配伍川乌、草乌　蜈蚣通络止痛；川乌、草乌祛风散寒止痛。三药伍用，有祛风散寒、通络止痛之功效，用于治疗风寒湿痹、肢体关节疼痛较剧者。

蜈蚣配伍钩藤、僵蚕、朱砂　蜈蚣祛风定惊；钩藤清热息风止痉；僵蚕合蜈蚣以祛风痰、止抽搐；朱砂安神定惊。四药合用，有息风化痰镇痉之功效，用于治疗小儿痰热急惊及破伤风证。

蜈蚣配伍全蝎、白附子、僵蚕　白附子主要祛头面之风痰；僵蚕善祛经络之风痰；蜈蚣合全蝎则增强祛风解痉之功。诸药合用，有祛风化痰之功效，用于治疗中风口眼歪斜。

【按语】

本书所创治疗脾肺气虚、寒痰阻滞型哮喘的六姜麻杏辛贝蚣子汤，方名中的蚣，即蜈蚣也。因本型哮喘，多久治不愈，必因阳气亏虚、寒痰阻滞，导致气滞血瘀。而蜈蚣辛温，性善走窜，凡气血凝聚之处，皆能开之，故本品对久病入络、肺络痹阻之哮喘，有立竿见影之效。

另外，在本书中所创治疗颈肩腰腿痛的八对饮，在加减运用中，对有强直性脊柱炎者，加用了蜈蚣，经临床观察，本品对该症有特殊疗效。

以上僵蚕、地龙、蜈蚣，皆虫类药物，都有不同程度的活血、通络、止痛之功。证之临床，地龙咸寒，用于热盛型疾病，疗效最佳；蜈蚣辛温，用于寒凉性病种，疗效最好；僵蚕辛咸平，用于寒热错杂型病证，疗效最捷。

【注意事项】

宜忌：孕妇忌服。

33　沙参

味甘、微苦，性微寒。入肺、胃经。功能：养阴清肺、祛痰止咳。主治：肺热燥咳、虚痨久咳、阴伤咽干、喉痛、口渴。南、北沙参功效相近，北沙参滋阴作用较好，南沙参兼有祛痰之功。内服：煎汤，10～15g（鲜品30～90g）；或入丸、散。

【名家论述】

"肺主气，故肺家之药，气胜者为多。但气胜之品必偏于燥，而能滋肺者，又腻滞而不清虚。惟沙参为肺家气分中理血之药，色白体轻，疏通而不燥，润泽而不滞，血阻于肺者，非此不能清也。"（《本草经百种录》）

"人参甘苦温，其体重实，专补脾胃元气，因而益肺与肾，故内伤元气者宜之。沙参甘淡而寒，其体轻虚，专补肺气，因而益脾与肾，故金受火克者宜之。一补阳而生阴，一补阴而制阳，不可不辨之也。"（《本草纲目》）

"沙参清肺，肺气肃则下行自顺，气化咸借以承宣，故清肺药皆通小水。喻氏谓有肺者有溺，无肺者无溺，可以勘破机关。"（《重庆堂随笔》）

"沙参有南、北两种，北沙参质坚性寒，南沙参体虚力微。"（《本草求真》）

【主要成分】

轮叶沙参的根中含三萜皂苷和淀粉。珊瑚菜的根含生物碱、丰富的淀粉；果实含珊瑚菜素等。

【作者感悟】

南沙参配伍北沙参　二者均有养阴清热之功，但南沙参体轻质松，味苦性寒，长于清热祛痰止咳；北沙参体重质坚，味甘性凉，功擅润肺益胃生津。二者合用，有养阴清热、润肺止咳、益胃生津之功效，用于治疗肺热阴伤之燥咳、少痰、咯血；或热病伤津、胃阴不足之咽干、舌燥、口渴等症。

沙参配伍党参　沙参甘凉以补肺胃之阴；党参甘温，以补肺胃之气。二者合用，有补气养阴之功效，用于治疗肺胃气阴两虚所致诸症。

沙参配伍麦冬　二者皆味甘性寒，均有滋阴清热之功。但沙参体轻质松，多入上焦，清肺热、养肺阴；麦冬甘寒柔润，善入中焦，清胃热、益胃阴。相须为用，其功效更著，用于治疗肺胃燥热之干咳少痰、口渴咽干等症。

沙参配伍石斛　二者均有滋阴养胃生津之功效。相伍为用，其效更著，用于治疗热病之后、胃津不足之口干舌燥、食少干呕等症。

沙参配伍浙贝母　沙参润燥止咳；浙贝母清热化痰。二者合用，有清热、润燥、化痰之功效，用于治疗咳嗽、痰稠咳吐不爽、舌红而干证属肺燥者。

【按语】

目前临床上，沙参确有南沙参、北沙参之分。据笔者体会，南沙参止咳化痰力强，养阴清肺力弱；北沙参养阴清肺力强，止咳化痰力减。但二物皆能入肺，功能相近，所以均能养阴清肺，止咳化痰。当代名医施今墨认为："南沙参养阴生津，润肺止咳力弱；北沙参养阴生津，润肺止咳力强。"近代名医张锡纯说："沙参生于渤海之滨者，……其味独甘，鲜嚼服之，大能解渴，故以治消渴尤良。"本书所创新方四二玄参桔梗汤，南沙参与北沙参并用，即为该方的四二之一，即二参。南、北沙参皆甘苦凉，均入肺经，取二参皆有养阴清肺之力，二物伍用，相互促进，相向而行，则养阴生津、清热止渴之力，相得益彰；与他药合参，治疗阴虚火旺、热毒聚结咽喉之咽喉干痛证，无不奏效。

【注意事项】

宜忌：风寒作嗽及肺胃虚寒者忌服。反藜芦。

附　篇

01　刘茂林教授治疗哮喘急性发作期的用药特色

　　刘茂林教授（1937—），河南中医药大学教授、主任医师，硕士研究生导师，第四批全国老中医药专家学术经验继承工作指导老师。从医近 50 年，善于辨证论治，善以经方治疗时病及内科疑难杂症，对呼吸和心脑血管疾病的治疗尤有独到之处。善于从古代医家治病的经验中悟出其功用，又善于结合现代药理研究，进一步拓宽辨治思路，现对治疗哮喘急性发作期的用药特色进行总结。

　　哮喘以反复发作的喘息、气促、胸闷以及咳嗽等为症状，多在夜间或凌晨发生，严重者可被迫采取坐位或呈端坐呼吸，干咳或咳大量白色泡沫痰，甚至出现发绀等，把哮喘分为急性发作期、慢性持续期和临床缓解期。中医学认为发作期因肺失肃降，气道挛急，喘鸣有声，多为实证，急性犯病时，邪气犯肺，无论寒热，皆依附于有形之痰邪，从而引出哮喘一系列临床症状。明代张介宾在《景岳全书·喘促》中说："攻邪气者，须分微甚，或散其热，或温其寒，或清其痰火。"近代名医秦伯未等在《中医临证备要》中说："实喘以痰为主，虚喘以气为主。"刘教授认为哮喘治疗以祛痰为主，攻其有形之痰，无形之风寒热自除。其要点就在一个"痰"字，故主方常用药物葶苈子、贝母清热化痰；麻黄、杏仁温肺化痰；僵蚕、防风息风化痰；余者随症加减。

　　1. 善用药对

　　1.1　麻黄、杏仁

　　麻黄性味辛温而苦，为肺经专药，宣肺平喘，可外开皮毛的郁闭，以使肺气宣畅；内降上逆之气，以复肺司肃降之常，故善平喘，为主治肺气壅遏所致喘咳的要药。是一味久经考验的平喘要药，《本草纲目》曰"肺经专药，肺病多用之"。古今治哮方剂，多有麻黄。药理研究表明麻黄有扩张气管，解痉平喘的作用，并有抗过敏和拟肾上腺的作用，低浓度麻黄碱及伪麻黄碱、甲基麻黄碱均可引起支气管扩张，对支气管平滑肌的舒张作用较肾上腺素弱，但较持久。

杏仁性味苦温，归肺、大肠经，功用宣肺清热、化痰平喘，主治外感咳嗽、喘满、伤燥咳嗽等症。

麻黄与杏仁同入肺经，二者伍用，功可宣肺降气，调畅气机。麻黄擅于宣畅肺气，杏仁长于宣降肺气。肺主宣发和肃降，宣降相宜则肺气和顺，二药一宣一降，相辅相成，正合肺之机宜，止咳平喘作用明显。

1.2　贝母、葶苈子

贝母甘寒，功效化痰止咳、清热散结，主治热痰咳嗽、外感咳嗽、阴虚咳嗽、痰少咽燥、咳痰黄稠、肺痈等症。葶苈子辛苦大寒，重在泻肺实、行痰水，兼泻大便，主治痰涎壅盛，喘咳不得平卧、二便不利之实证。

二药均源于《本经》，性寒，辛散苦泄，沉降下行，主入肺经，均有清热化痰，散结消肿，宣肺止咳之功，多用于实证的治疗。

刘教授认为川贝母甘苦微寒，浙贝母辛苦大寒，故寒痰阻肺型哮喘用川贝母，而热痰壅肺型和风痰袭肺型均用了浙贝母，不可不知。

2. 喜用白芥子

白芥子辛温，专归肺经，为祛痰圣药，《本草经疏》说："白芥子能搜剔内外痰结及膈膜寒痰，因其功善豁涤停痰伏饮，善去皮里膜外之痰涎。"元代朱丹溪曰："痰在胁下及皮里膜外，非白芥子莫能达。"刘教授认为白芥子能搜剔内外寒痰冷饮，畅通呼吸道，对解除寒痰阻肺型哮喘，有重要意义。

3. 善用虫类

刘教授认为哮喘急性发作是因邪气侵袭，与痰互结，使脉络受阻，瘀而生滞，滞而生痰，痰生疾患也；血活气自通，虫类中药可活血祛风，使脉络畅通，瘀滞无所留，痰自去也，临证时多用虫类中药以活血通络，对缩短疗程，提高疗效具有重要的作用。

僵蚕、蝉蜕、地龙三药，都有祛风解痉、平息肝风的作用，蝉蜕长于透解，地龙长于平喘，僵蚕长于化痰，三药合用共奏祛风解痉止咳之用。

现代药理研究证实，不少虫类药具有提高细胞免疫功能，减轻机体对过敏因素的应激反应，拮抗组胺，抗过敏性炎症，可使肺之小气道由痉挛变为舒张，气道通顺。蝉蜕有免疫抑制及抗过敏作用，实验表明蝉蜕对非特异性免疫有抑制作用，对Ⅳ型变态反应及机体细胞免疫功能也有明显的抑制作用。僵蚕的蛋白质有刺激肾上腺皮质的作用。僵蚕还含甾体类羟基化合酶素，可合成皮质激素，白僵菌的菌丝中存在多种环酯肽类物质，有类皮质激素的作用，可以抗炎解痉，同时又有抗凝、抗血栓、促纤溶的作用。地龙能显著地提高巨噬细胞活化率，提高吞噬细胞的能力，明显地增强巨噬细胞的免疫活性。通过小鼠实验表明，地龙能显著促进巨噬细胞 Fc 受体的活化。

虫类药多为有毒之品，易耗伤人体正气，不可多用、久用，需同时选用扶正药使用。

4. 典型病例

患者，男，68 岁，2010 年 1 月 14 日初诊。主诉：哮喘反复发作半月余。病史：哮喘病已 10 余年，冬重夏轻，遇冷、劳累后加重。现症：发作时胸闷气短，呼吸困难，喉中痰鸣如水鸡声，低烧，咳嗽，吐白稀痰，四肢发凉，周身怕冷，酸困疼痛。舌体较胖，舌质暗红，苔白滑润，脉浮弦紧，呈阵发性发作。诊断：哮喘（发作期）寒痰阻肺型。治则：温肺化痰，解表平喘。方药：麻杏葶贝蚣甘汤加减。生麻黄 10g，炒杏仁 15g，蜈蚣（冲服）3g，葶苈子 15g，川贝母 10g，炙甘草 6g，炙紫菀 10g，炙冬花 10g，炒苏子 12g，白芥子 10g，姜半夏 8g，藁本 10g，细辛 5g，防风 10g，生姜、大枣为引，7 剂，水煎服。二诊：2010 年 1 月 23 日。哮喘未再发作，肢凉怕冷明显减轻，身困疼痛已除；喉中似有哮鸣声，痰量减少，体温正常，脉舌无显著变化。方药：上方减藁本、防风，30 剂，煎服方法同前。1 年后随访未明显发作。

02 刘茂林教授治疗杂病经验举隅

叶险峰 刘明

吾师刘茂林先生，1937 年出生，山东省淄博市人，河南中医药大学教授、主任医师，硕士研究生导师，全国第四批名老中医继承工作带徒指导老师。刘教授长期从事仲景学说研究，讲授《金匮要略》30 余年，擅用经方化裁治疗杂病，现介绍如下。

1. 桑圆饮治疗失眠

桑圆饮由桑葚 30g，龙眼肉（桂圆肉）15g，炒酸枣仁 30g，山茱萸 15g，朱茯神 15g，生龙骨、生牡蛎各 30g，合欢皮 30g，夜交藤 30g，生百合 30g 组成。本方是根据《金匮要略》酸枣仁汤化裁而来，用以治疗心肝阴血亏虚，阴虚内热，热扰神明而致的失眠。方中桑葚、龙眼肉、炒酸枣仁、山茱萸酸甘化阴，直补心、肝、肾之阴血，以解决心、肝阴血虚，阴虚内热这一主要矛盾。其中"桑葚，甘寒益血而除热，为凉血补血益阴之药"（《本草经疏》）；张锡纯在《医学衷中参西录》中详论龙眼肉安神功能，其"液浓而润，为心脾要药，能滋补心血，兼能保合心气，能滋补脾血，兼能强健脾胃，故能治思虑过度，心脾两伤，或心虚怔忡、寝不成寐……"山茱萸味酸微温，酸能生肝养血，温能通行走散，散中有收，燮理阴阳；龙骨、牡蛎生用而非煅用，平肝潜阳，镇静安神，治疗阴虚阳亢之心烦失眠；合欢皮、夜交藤入心肝二经，两药相须为用，养心安神，燮理阴阳，治疗阴血亏虚，肝气郁结之虚烦不眠，《本草正义》云："夜交藤……治夜少安寐，盖取其能引阳入阴耳。"妙用生百合则养阴润肺，清心安神，心主血脉，肺朝百脉，心肺阴足热清则百脉宁静，心神安宁。若胁痛太息，急躁易怒者加醋柴胡 10g，酒当归 15g，生白芍 30g；心悸、烦躁，五心烦热者加生地黄 15g，麦冬 15g，天冬 15g；胸腹闷胀，身痛者加桃红 12g，红花 10g，丹参 15g；喜悲伤欲哭，情绪无常者加炙甘草 10g，小麦 30g，大枣 6 枚。

张某，男，64 岁，2008 年 4 月 20 日初诊。严重失眠已一年余。晚上彻夜不寐，白天头昏脑涨，神困乏力，烦躁焦虑，记忆力明显下降。观其形体消瘦，舌质较红，苔薄微黄，脉见弦细微数。据此脉症病史诊断为失眠。其病因病机符合心肝阴血亏虚。治以桑圆饮加减：桑葚 30g，龙眼肉 15g，净萸肉 15g，炒枣仁 30g，朱茯神 15g，生龙骨、生牡蛎各 30g，合欢皮 30g，夜交藤 30g，生地黄 15g，麦冬 15g，生百合 30g，浮小麦 30g，炙甘草 10g，大枣 5 枚引。七剂，水煎服，日一剂，两次分服。2008 年 5 月 16 日来述，"桑圆饮"真神奇，七剂药后，自己一年多的严重失眠痛苦已解除，特地带来自己的好朋友（顽固性失眠患者），请予调治。

2. 平痤饮治疗痤疮

平痤饮（又名三草二皮泻心汤）由紫草 10g，白花蛇舌草 30g，龙胆草 8g，桑白皮 15g，地骨皮 20g，大黄 10g，黄连 8g，黄芩 10g，金银花 15g，连翘 15g，蝉蜕 8g，薄荷 8g 组成，这是刘教授以《内经》"诸痛痒者，皆属于心"为理论指导，在《金匮要略》泻心汤基础上创制的方剂，用于治疗心肺热盛、毒火郁结所致的痤疮。症见丘疹、结节红肿，脓疮较多，黑头粉刺，痒或微痛，病程较长者，多有黑色疤痕等，口干舌燥，尿黄便干，舌质红，苔白或黄，脉弦数等。方中紫草、白花蛇舌草、龙胆草加金银花、连翘，清热解毒、活血散结；桑白皮、地骨皮加蝉蜕、薄荷，清肺泻火、凉血消肿；配泻心汤（大黄、黄连、黄芩），实能清热解毒，泻三焦实火，三者合之，功在清泻心肺之热，解毒散结。若热毒炽盛者（丘疹红肿、脓疮明亮、痒痛明显），酌加紫花地丁、蒲公英、栀子、水牛角等；阴虚内热者（五心烦热、心烦口干、尿少黄赤），酌加生地黄、玄参、知母、麦冬；血瘀显著者（唇甲发绀、舌质紫暗，或有瘀斑瘀点，粉刺干枯，疤痕严重），酌加赤芍、丹参、牡丹皮、炮穿山甲等。

连某，女，26 岁，2009 年 6 月 9 日初诊。三四年来面部丘疹红肿，结节脓疱鲜明，以两颊、前额和下颌部居多，疤痕颜色逐渐变深，近 1 个月来加重；大便较干，月经量少且提前 6~7 天。舌质较红，苔薄黄，脉弦细数，诊为痤疮。治用平痤饮加减，清泻心肺，解毒散结。紫草 10g，白花蛇舌草 30g，龙胆草 8g，桑白皮 15g，地骨皮 20g，大黄 10g，黄连 8g，黄芩 10g，金银花 15g，连翘 15g，蝉蜕 8g，薄荷 8g，水牛角丝 20g。服药 7 剂后，红肿丘疹与结节消散，脓疱愈合，其他症状也明显减轻，原疤痕未能尽除。随访 3 个月，痤疮未再复发，月经已恢复正常。

3. 止尿饮治遗尿

止尿饮由人参 10g，炮附子 5g，升麻 10g，黄芪 30g，炒山药 30g，炒白术 30g，益智仁 12g，金樱子 15g，桑螵蛸 30g，覆盆子 15g 组成，是根据《金匮要略》"上虚不能制下"之论，在《妇人良方》参附汤基础上化裁而来。遗尿或因脾气虚土不制水，或因肺气虚水道不调而膀胱失约，或因房室不节，或妇人难产伤肾，或病后体虚，或惊恐伤肾，或年老体弱肾阳衰微致膀胱气化无权而关门失守等，但以脾肾为要。因肾为封藏之本，主司二便，肾又与膀胱为表里，膀胱气化全赖肾中阳气推动，若肾阳不足，肾气亏虚，则膀胱气化失职，约束无力，关门失守，故遗尿不止。方中参附汤加升麻、黄芪，益气回阳，温补肾气，恢复膀胱气化功能，水循常道，尿液定时排出；炒山药、炒白术、桑螵蛸、金樱子、益智仁、覆盆子补益脾肾，固精缩尿；脾得补则水有所治，肾气复则膀胱气化正常，故尿不遗出。若肺气亏虚明显者，重用人参、黄芪，一般气虚者，用党参，重者用红参，气虚欲脱者用大力参；脾气虚弱，土不制水者，重用炒山药、炒白术；肾阳不足，肾气亏虚严重者加上肉桂、山茱萸。

黄某，女，64 岁，2008 年 2 月 28 日初诊。脊髓肿瘤术后十余年伴有遗尿，近 1 周来遗尿加重，体位变动、震动、咳嗽、用力等都会遗尿不止，痛苦不堪。面色㿠白，舌体胖大、舌质暗淡、苔薄白多津、脉沉细缓。本案久病多虚，久卧伤气，肾阳不足，肾气亏虚，膀胱气化失职，方以止尿饮加减：红参 10g，炮附子 8g，升麻 12g，黄芪 30g，炒白术 30g，炒山药 30g，桑螵蛸 30g，益智仁 12g，金樱子 15g，覆盆子 15g，肉桂 5g。服 6 剂后，已基本能控制排尿；原方继服，至第 10 剂时，解小便已完全恢复正常，不再遗尿。临床实践中，刘教授凡遇与上述病机相符者，无论老幼之遗尿，以止尿饮加减化裁，疗效均彰。

4. 通便汤治疗便秘

通便汤（亦名麻归五仁厚朴三物汤）由黑芝麻 30g，油当归 15g，瓜蒌仁 30g，火麻仁 30g，郁李仁 15g，桃仁、杏仁各 15g，枳实 10g，厚朴 15g，大黄 10g 组成，是根据脾肺气虚，大肠津液不足，燥实内结不通，大肠传导失职的病机，在《伤寒论》麻子仁丸和《金匮要略》厚朴三物汤基础上化裁而成。方中油当归、黑芝麻育阴补血，润肠通便；瓜蒌仁、火麻仁、郁李仁、桃仁、杏仁，以上五仁的共性是富含油脂，润燥通便，妙在桃仁和杏仁相伍其中，杏仁宣肺理气，桃仁活血化瘀，故能理气化瘀、润肠通便；枳实、厚朴、大黄，取《金匮要略》厚朴三物汤之义，重用厚朴宽肠下气，通里攻下。以上三组药物相合，以润下为大法，恢复大肠的传导功能。如大便燥结，坚硬难出者，大黄后下，加芒硝（冲）10g，蜂蜜（冲）30g；伴有五心烦热，阴虚明显者加生地黄 15g，玄参 12g，麦冬 30g；便秘不干，气虚显著者加党参 15g，黄芪 30g，生白术 15g；伴有胸腹胀满，气滞严重者加炒莱菔子 12g，炒槟榔 15g，沉香 6g。

姜某，女，24 岁，2006 年 11 月 6 日初诊。便秘 4～5 年，少则 3～4 日，多则长达 5～6 日，甚至更长时间才排便一次，常须服泻药后才能排便，近半年有逐渐加重之势，并伴腹胀、纳呆、口臭、心烦、易怒、急躁、失眠、月经量少，每次提前 5～6 天，面部痤疮反复发作。面色萎黄，目内眦微黑，前额及下颌角和口唇四周新出痤疮较多，舌质较红，脉弦细微数。以通便汤加减：油当归 15g，黑芝麻 30g，火麻仁 30g，郁李仁 30g，桃仁、杏仁各 15g，全瓜蒌 30g，枳实 10g，厚朴 15g，大黄 10g，生地黄 15g，元参 12g，麦冬 30g。并嘱其适当多吃菠菜、白菜、韭菜、芹菜及香蕉、苹果和薯类等果蔬。七剂服完后，大便一日一次，腹胀、纳呆、心烦、失眠等均有所好转。上方去生地黄、麦冬，加紫草 10g，龙胆草 5g，7 剂后，大便比较正常，未见新生痤疮，口中异味明显减轻，眼周发黑有所好转。前方去元参，加黄芩 10g，黄连 10g，7 剂后，大便正常，痤疮基本消失，因怀孕暂停中药治疗。

5. 鼽鼻散治疗过敏性鼻炎

鼽鼻散是刘师治疗过敏性鼻炎的经验方，过敏性鼻炎是临床常见病与多发病，属于中医学鼽鼻范畴，刘完素在《素问玄机原病式》中解释说："鼽者，鼻出清涕也。"主要病因病机是脾肺气虚，卫阳失固，复感风寒湿邪所致。鼽鼻散由党参 30g，黄芪 60g，白术 30g，桂枝 10g，炒白芍 15g，炙麻黄 8g，细辛 5g，辛夷 10g，苍耳子 15g，炙甘草 6g，生姜 3 片，大枣 5 枚，葱白 3 寸组成。方中以四君子汤以黄芪代茯苓，并合桂枝汤，益气健脾，调和营卫；麻黄、细辛、辛夷、苍耳子、葱白辛温散寒，解表除湿，通宣肺窍；重用黄芪、党参、白术扶正为主，标本兼顾，用于治疗脾肺气虚，复感风寒湿邪所致的过敏性鼻炎、慢性鼻炎、鼻窦炎等疗效颇彰。若兼头痛加川芎、藁本、白芷；鼻痒、喷嚏连连者重用苍耳子加徐长卿；鼻塞、嗅觉不灵者重用麻黄、细辛，加炒杏仁、石菖蒲；畏寒怕冷明显者加鹿角霜、炮附子。

刘某，男，43岁，2008年4月20日初诊。以鼻塞不通已近两个月为诊。自述每年春季和秋季犯病，已十几年，某医院建议手术治疗，本人一直未做。此次发病于3月初，鼻塞、鼻痒、连连打喷嚏、鼻流清涕，怕冷、头懵、咽中痰涎吐之不尽、身困乏力、性功能减退，常伴腹胀、便溏、腰腿凉痛，遇寒加重等。脉沉细乏力，舌体胖嫩，边有齿痕，苔薄白而润。诊为䶎鼻（过敏性鼻炎），属脾肺肾阳气（亏）虚型。方以䶎鼻散加减：党参30g，黄芪60g，白术30g，桂枝70g，炒白芍15g，炙麻黄10g，细辛5g，辛夷10g，苍耳子15g，徐长卿12g，鹿角霜20g，炮附子6g，藁本10g，白芷15g（生姜3片，大枣5枚，葱白3寸为引）。6剂后，恶寒、头懵、鼻痒、喷嚏消失，鼻孔时而左通，时而右通，腹胀便溏有所好转。脉舌无显著变化。前方去徐长卿、藁本、白芷，加九节菖蒲、炒杏仁、桔梗6剂后述䶎鼻已愈，性功能有所改善。唯觉气短乏力总有要感冒之状，此乃脾胃气虚，气血不足，卫外不固之象。患者要求继续用中药调理，增强抵抗力，以免复发。前方合参苏饮加减，仍取7剂，以防复发。

6. 四桂附子汤合玉屏风散治疗漏汗

四桂附子汤合玉屏风散由炮附子8g，桂枝10g，炒山药15g，党参30g，炒白术30g，黄芪30g，防风10g，姜半夏8g，山茱萸12g，炙甘草6g，生姜3片，大枣5枚组成，具有健脾和胃，调和营卫，复振卫阳，固表止汗功效，用于治疗素常脾虚，营卫失调，卫外不固的漏汗不止。

张某，女，20岁，2010年2月2日初诊。以自汗不止已月余为诊。一个月前因感冒，学校保健科用西药发汗太多，此后经常汗出不止，怕风冷，并伴见乏力、腹胀、纳呆、便溏、干哕等。脉见沉细无力，舌体胖，舌质淡，苔薄白。诊为漏汗，方以四桂附子汤合玉屏风散加减：炮附子8g，桂枝10g，炒山药15g，党参30g，炒白术30g，黄芪30g，防风10g，姜半夏8g，净萸肉12g，炙甘草6g，生姜3片，大枣5枚为引，早饭后和晚饭后1.5h左右各服一次，3剂后汗出已止，怕风怕冷明显减轻，但有时还有腹满现象，要求再予调理，巩固疗效。前方去防风、净萸肉，加陈皮10g，炒莱菔子10g，焦三仙各10g，4剂后述自汗已愈，现在能吃、能睡，自觉比以前有劲。

【按语】

《伤寒论》第20条说："太阳病，发汗，遂漏不止，其人恶风……，桂枝加附子汤主之。"本案素体脾虚，加之发汗太过，卫阳失固，遂漏汗不止，恶风怕冷，并伴见乏力、腹胀、纳呆、便溏、干哕等脾胃气虚之象。故以四君子汤去茯苓，益气健脾，又以桂枝加附子汤合玉屏风散加姜半夏、净萸肉，调和营卫，复振卫阳，和胃止哕，固表止汗。月余之疾，三日收功，可为速矣。

03 刘茂林教授临证经验拾遗

叶险峰 刘明

吾师刘茂林先生，1937年出生，山东省淄博市人，河南中医药大学教授、主任医师，硕士研究生导师，全国第四批名老中医继承工作带徒指导老师。刘教授长期从事仲景学说教学和研究，临证经验丰富，擅治内科杂病，活用经方，灵活化裁，并善于创制新方。今就跟师侍诊所见，介绍如下。

1. 善用经方

1.1 半夏泻心汤治疗痞满（干哕）

庞某，女，57岁。半年来胃脘痞满干哕，有时脘腹胀痛，食纳日渐减少，饮食稍有不慎或腹部感受寒凉则肠鸣腹痛泄泻。曾在省级医院做胃镜与B超等检查，诊为慢性浅表型胃炎、十二指肠球炎、慢性胆囊炎等，中西药并举治疗近3个月无明显好转，疑为不治之症，情绪非常悲观。刻诊：面色萎黄，脉沉弦微数，舌体胖嫩，边有齿痕，舌苔薄白稍腻，中后微黄。证属痞满（干哕），病机为脾虚胃热，寒热阻滞中焦，肝胆郁而化热。胃热上冲则干哕（呕吐）；寒热互结于中焦，气机升降受阻则痞满胀痛；脾虚寒湿流于肠间则肠鸣腹痛泄泻。方以半夏泻心汤加味：制半夏10g，黄芩10g，干姜8g，党参15g，黄连6g，大枣6枚，炙甘草6g，代赭石15g，竹茹15g，炒莱菔子12g，焦三仙各10g。服7剂后干哕、胃脘痞满已基本消失，食欲改善，饮食增加，病减大半；又进7剂，胃脘肠腹通畅，饮食如常。半年之苦，两诊解除，经方愈疾，可谓神速。

半夏泻心汤由半夏、黄芩、黄连、人参、干姜、炙甘草、大枣组成，主治心下痞满、呕吐、肠鸣，刘教授常用其治疗慢性浅表型胃炎、十二指肠球炎及慢性胆囊炎等病证。方中半夏配芩连、代赭石辛开苦降，调畅气机；干姜伍党参、炙甘草、大枣温中健脾，益气除湿；芩连、竹茹与干姜相合，清上温下，除热止呕；党参、炙甘草、大枣、炒莱菔子、焦三仙益气健脾，消食和胃，除胀消满，培土疏肝；竹茹、炒莱菔子、炒麦芽疏利肝胆，消胀除满。寒热苦辛甘相合，攻补兼施，畅通上下，上治呕哕，中消痞满，下止肠鸣泄泻。若偏寒加炮附子、生姜，偏热加竹茹、代赭石，气滞较重者加姜厚朴、炒枳实，脾虚湿阻者加茯苓、炒白术，腹痛明显者加醋炒延胡索、炒白芍，泄泻重者加炒薏苡仁、炒山药。

1.2　真武汤合理中汤治疗泄泻

赵某，女，55岁，2010年4月10日初诊。泄泻3~4年，大便每日少则2~3次，多则4~5次，甚者6~7次。形体消瘦，面色㿠白，恶寒怕冷。腹胀、纳呆、恶心欲吐、心悸气短，已近四年。脉见沉细乏力，舌体胖，舌质淡，苔薄白、呈片状。诊为脾肾阳虚型泄泻，治以温补脾肾，益气止泻，方用真武汤合理中汤加减：红参10g，白术30g，茯苓30g，炒山药30g，黄芪30g，煨诃子10g，煨肉豆蔻8g，炮附子5g，干姜10g，醋米壳6g，山楂炭15g，赤石脂15g，车前子（包煎）15g，炙甘草6g，生姜、大枣为引。3剂，水煎服。日1剂。2010年4月15日复诊，3剂服完后，腹泻已止，但仍腹胀、纳呆、怕冷、胃部不适。前方去米壳；加炒神曲12g，7剂，煎服同上。2010年4月23日复诊，前7剂药尽。大便日行一次，腹胀已不明显，饮食有所增加，怕冷稍有减轻，面色已有红润之象，要求再服7剂，以尽快恢复胃肠功能。上方去诃子、肉豆蔻，加砂仁（后下）8g，炒鸡内金10g，7剂继服。2010年4月29日，其女来看妇科病时，特意来道谢说，又服7剂药后，大便正常，腹胀已除，饮食增多，怕冷渐轻，精神气色已明显好转，已能下地干活。

本案以真武汤（干姜、人参、白术、甘草）合理中汤（附子、茯苓、白术、白芍、生姜）温脾肾助阳气、利小便祛水邪；加桃花汤（赤石脂、干姜、山药，以山药代粳米）温中涩肠止泻；加升麻、黄芪以益升提之力；加诃子、米壳、山楂炭，以增强固涩止泻之功；加车前子，取其前后分消，使水行水道，各走各道，其泻乃止。在临床实践中，刘教授以真武汤合理中汤（简称"真理汤"）为主治疗脾肾阳虚之泄泻，注重涩肠与利水之品合理配伍，灵活加减，屡收奇效。

2. 灵活化裁

2.1　四白散加减治疗湿热痹

四白散由苍术15g，黄柏10g，川牛膝15g，薏苡仁30g，生石膏30g，生山药30g，知母15g，炙甘草6g组成，是以四妙丸合白虎汤（以山药代粳米）化裁而来，用于治疗肢体关节肿胀疼痛，重着不移，或灼热红肿，四肢屈伸不利，可兼见发热、口渴、心烦、尿少、便秘等症状。脉多滑数，舌质暗红，苔多黄腻的湿热痹证。四妙丸（苍术、黄柏、川牛膝、薏苡仁）清热燥湿、舒筋缓急；白虎汤育阴清热、除湿止痛；方中生石膏得苍术，既能清气分之热，又不致过寒而伤阳气；薏苡仁得生山药，既能益气健脾，又能缓急止痛。尤其是用生山药代替粳米是仿照张锡纯之法，张氏认为山药色白入肺，味甘归脾，液浓益肾，能滋润血脉，固摄气化，宁嗽定喘，强志育神，能滋阴又能利湿，能滑润又能收涩，性平可以常服多服。白虎汤中粳米的作用仅仅是调和胃气，而山药兼能固摄下焦元气，使元气素虚者，不致因服石膏、知母而作滑泻；且山药多含有蛋白之汁，最善滋阴。白虎汤得此，既祛实火，又清虚热。若湿胜水肿严重者去知母，合四苓散加防己；热胜肌肉关节红肿热痛明显者去苍术，重用生石膏加生地黄、连翘、忍冬藤；痛处有结节、红斑等瘀血显著者加赤芍、牡丹皮、生地黄、当归；上肢关节痛重者，重用川牛膝，加川木瓜、防己。

宋某，女，38岁，2006年8月10日初诊。两膝关节肿痛，不能行走1周。自述素体健康，月经量少，半个月前下地干活，劳动后烦热、汗出，晚上收工时路过一池塘，急于解除烦热，遂入塘中洗浴。第二天即觉两膝关节疼痛，活动不便，但未及时治疗，一周后即两膝关节红肿热痛，屈伸不利。在某区医院化验：白细胞 12.0×10^9/L，中性粒细胞比率74%，红细胞沉降率46mm/h，诊为急性风湿性关节炎。用抗生素与氢化可的松治疗3天，症状明显好转，但停药两天后又复发如故，且两膝关节肿大热痛较前更重，踝关节周围及两脚底部有散在红肿结节，活动时需他人搀扶而行。就诊时呈痛苦病容，主症如病史所述。问诊得知心烦、口渴、大便稍干，脉象弦滑而数，舌质暗红，苔黄腻，诊为湿热痹。治则清热利湿，化瘀止痛，方以四白散加减：苍术15g，黄柏10g，川牛膝15g，薏苡仁30g，生石膏60g，生山药30g，知母15g，炙甘草8g，赤芍15g，粉丹皮10g，忍冬藤30g，生地黄15g，防己12g。7剂后，两膝关节红肿消其大半，红肿结节全部消失，大便亦较畅通，关节已能活动，走路已无大碍。但仍觉两膝关节活动不利，心烦，口渴。上方去苍术、防己，加连翘、生地黄各15g，7剂后两膝关节红肿消失，活动自如，并能做些轻微劳动，大便正常，已无口渴、心烦等症。为巩固疗效，前方减生石膏30g，又取7剂以防复发。随访四年，身体健康。

2.2　温阳益气通痹汤治疗寒湿痹

刘教授针对寒湿痹多因阳气不足、寒湿阻滞病机特点，将《金匮要略》乌头汤、桂枝去芍药加麻辛附子汤衍化为温阳益气通痹汤（亦名芪附麻辛桂姜汤）：黄芪30g，炮附子8g，麻黄10g，细辛5g，桂枝12g，干姜10g，炒白术30g，炙甘草6g，生姜、大枣、红糖、黄酒为引；温阳益气，散寒除湿。用于治疗肢体关节重着疼痛不移，甚者关节肿胀凉痛，屈伸不利，舌质淡红或暗红，苔薄白而润，脉多沉紧或沉迟的寒湿痹证。若气虚严重者重用黄芪加红参；寒甚痛剧者重用炮附子加制川草乌；血虚明显者加酒当归、熟地黄；湿盛肿甚者重用炒白术加车前子；血瘀痉挛者酌加桃仁、红花、白花蛇、蜈蚣等；上肢重者重用桂枝加羌活；下肢重者加独活、防己、川牛膝。本方应用阵容庞大的大辛大热之品（桂、附、麻、辛、姜），温阳散寒，通痹止痛，正是针对阳虚寒湿阻滞，经络不通的主要病机而设；同时又加黄芪益气助阳，白术健脾除湿，并与麻黄、细辛相伍，益气健脾、祛风除湿、辛散通络，攻补兼施，更为其创新之处。

谢某，男，32 岁，2008 年 9 月 2 日初诊。平素怕冷，大便时溏，3 天前与同事开车到某鱼塘帮助捞鱼，始觉水凉未在意，后因捞鱼兴趣高，不觉在水中已 2~3h，自觉腿痛时才上岸休息。回家路上已感两膝关节酸痛，屈伸不利，次日自己到药店买些止痛药服之，疼痛少减。但今天两膝关节疼痛，明显加重，两小腿肿胀凉痛，行走困难，急来就诊。目前两膝关节以下肿胀凉痛。面色㿠白，腰以下冷痛，手足逆冷，纳呆腹满，步履艰难。舌质暗红，苔白而润，脉沉细而缓，可见一派阴寒凝滞之象。处方：红参 10g，黄芪 30g，炮附子 8g，炙麻黄 10g，细辛 5g，桂枝 10g，干姜 10g，炒白术 30g，炙甘草 6g，生姜 3 片，大枣 6 枚、红糖黄酒为引，水煎服，日 1 剂。2008 年 9 月 10 日复诊，服上方 7 剂，凉痛明显缓解，两膝下肿胀减轻，四肢觉温，行走已无大碍，唯觉口鼻少干，饮食仍欠佳，仍以前方加知母 15g，焦三仙各 10g。2008 年 9 月 18 日三诊，又服 7 剂后，两膝关节以下肿胀凉痛基本消失，肢冷恶寒现象明显好转，饮食有所增加，腹胀已不明显，患者要求再取 7 剂，以防复发。两年后患者来看肠胃病，述腿痛未再发生。

3. 创制新方

3.1 止尿饮治遗尿

潘某，男，7 岁，2009 年 9 月 10 初诊。其祖母代述，自幼白天贪玩，中午不睡觉，睡眠较深，夜间尿床，并因遗尿影响学习成绩与情绪。面色黄瘦，脉沉细无力，舌质淡，苔薄白。病机为命门虚寒，膀胱气化失职，方以止尿饮加减：红参 8g，炮附子 6g，升麻 6g，黄芪 15g，炒白术 15g，炒山药 15g，桑螵蛸 15g，覆盆子 10g，金樱子 10g，益智仁 8g，山茱萸 6g。服药 6 剂后，已不再尿床，为防止复发，要求再开 6 剂，以巩固疗效。数月后祖母来述已不再遗尿，性格较前活泼开朗，学习成绩也有明显进步。

止尿饮由人参 10g，炮附子 5g，升麻 10g，黄芪 30g，炒山药 30g，炒白术 30g，益智仁 12g，金樱子 15g，桑螵蛸 30g，覆盆子 15g 组成。其是根据《金匮要略》"上虚不能制下"之论，在《妇人良方》参附汤基础上化裁而来。遗尿或因脾气虚土不制水，或因肺气虚水道不调而膀胱失约，或因房室不节，或妇人难产伤肾，或病后体虚，或惊恐伤肾，或年老体弱肾阳衰微致膀胱气化无权而关门失守等，但以脾肾为要。因肾为封藏之本，主司二便，肾又与膀胱为表里，膀胱气化全赖肾中阳气推动，若肾阳不足，肾气亏虚，则膀胱气化失职，约束无力，关门失守，故遗尿不止。方中参附汤加升麻、黄芪，益气回阳，温补肾气，恢复膀胱气化功能，水循常道，尿液定时排出；炒山药、炒白术、桑螵蛸、金樱子、益智仁、覆盆子补益脾肾，固精缩尿；脾得补则水有所治，肾气复则膀胱气化正常，故尿不遗出。若肺气亏虚明显者重用人参、黄芪，一般气虚者用党参，重者用红参，气虚欲脱者用大力参；脾气虚弱，土不制水者重用炒山药、炒白术；肾阳不足，肾气亏虚严重者加上肉桂、山茱萸。

3.2　通便汤治疗便秘

通便汤（亦名麻归五仁厚朴三物汤）由黑芝麻 30g，油当归 15g，瓜蒌仁 30g，火麻仁 30g，郁李仁 15g，桃仁、杏仁各 15g，枳实 10g，厚朴 15g，大黄 10g 组成。其是根据大肠津液不足，燥实内结不通，大肠传导失职的病机，在《伤寒论》麻子仁丸和《金匮要略》厚朴三物汤基础上化裁而成。方中油当归、黑芝麻育阴补血，润肠通便；瓜蒌仁、火麻仁、郁李仁、桃仁、杏仁，以上五仁的共性是富含油脂，润燥通便，妙在桃仁和杏仁相伍其中，杏仁宣肺理气，桃仁活血化瘀，故能理气化瘀、润肠通便；枳实、厚朴、大黄，取《金匮要略》厚朴三物汤之义，重用厚朴宽肠下气，通里攻下。以上三组药物相合，以润下为大法，恢复大肠的传导功能。如大便燥结，坚硬难出者，大黄后下，加芒硝（冲）10g，蜂蜜（冲）30g；伴有五心烦热，阴虚明显者加生地黄 15g，玄参 12g，麦冬 30g；便秘不干，气虚显著者加党参 15g，黄芪 30g，生白术 15g；伴有胸腹胀满，气滞严重者加炒莱菔子 12g，炒槟榔 15g，沉香 6g。

彭某，男，76 岁，2009 年 2 月 3 日初诊。近 10 年来便秘日渐加重，开始大便并不甚干，但努挣难出，原先用些槐角丸、麻仁丸、当归芦荟片等尚能帮助排出；久之以上诸品已多乏效，近半年来全靠各种灌肠方法度日，每逢登厕，即恐惧紧张，精神压力越来越大。自述年轻时吸烟如命，后因气管炎、肺气肿、肺心病已严重危及生命，现已戒烟近 20 年，但因便秘持续发展，加之肺心病缠身，患者的健康状况每况愈下。现在的主要症状，除便秘外，并伴见胸闷、气短、腹胀、纳呆、口臭、干哕、心悸、失眠、小便不利等。脉见沉细微数，舌质暗红，苔白腻，中后微黑。诊为便秘，病机为脾肺气虚、大肠失濡，方以通便汤加减：西洋参 10g，黄芪 30g，生白术 30g，油当归 15g，火麻仁 30g，全瓜蒌 30g，郁李仁 30g，桃仁、杏仁各 15g，炒柏仁、炒枣仁各 30g，炒莱菔子 15g，炒槟榔 15g，香油 15g，生蜂蜜 30g 为引，并嘱其多吃水果、蔬菜及薯类，适当多运动，按时作息，起床前自行腹部按摩。服 7 剂后，已能自行排便，仍不痛快，其他症状未见明显改善。上方去白术、香油，加枳实 10g，厚朴 15g，7 剂后每日排便 1～2 次，已不甚费力；小便也较前顺畅，腹胀、纳呆、口臭、干哕、胸闷、气短，皆有明显好转，唯心悸、失眠未见明显减轻。以上方去枳实、厚朴、炒槟榔、生蜂蜜，加桑葚 15g，桂圆肉 15g，净萸肉 12g，生龙骨、生牡蛎各 30g，合欢皮 30g，夜交藤 30g，7 剂后心悸、失眠也有明显进步，面部气色大有改观，患者及其家属面带笑容，医者亦为之高兴。

04　刘茂林教授治疗失眠经验方——桑圆饮

刘明　叶险峰

刘茂林教授是全国第四批老中医药专家学术经验继承指导老师，现任河南中医药大学主任医师、教授，硕士研究生导师，他技术全面，通晓各科，尤擅长内科杂病的治疗，从医近 50 载，潜心研究，总结出经验方数十个，并倾囊传授给我们。桑圆饮是刘茂林教授治疗失眠的经验方。自 2008 年 9 月跟随刘茂林教授学习以来，见到老师采用桑圆饮治疗失眠症数千例，无不有奇效，在欣喜惊叹之余，将老师的宝贵经验总结如下。

1. 失眠概述

临床所见失眠病证多为心肝阴血亏虚所致。如《金匮要略·虚劳病》云："虚劳虚烦不得眠，酸枣仁汤主之。"本条所言即为心肝阴血亏虚的失眠。心之阴血亏虚，则心不藏神；肝之阴血不足，则肝不藏魂，致使神魂浮越，则致失眠。由于睡眠时间不足，或睡眠质量不好，虽经历了睡眠过程，但大脑没有得到很好的休息。由于阴血亏虚，大脑未得到充足的供血供氧，故而醒后仍觉头昏脑涨，神疲乏力，心悸焦虑，记忆力下降，甚至烦躁不安等临床症状。

2. 桑圆饮简介

桑圆饮为刘茂林教授治失眠的经验方。其药物组成为：桑葚 30g，桂圆肉 15g，炒酸枣仁 30g，山茱萸 15g，朱茯神 15g，生龙骨、生牡蛎各 30g，合欢皮 30g，夜交藤 30g，生百合 30g。上方正是针对失眠的主要病机为心肝阴血亏虚，阴虚内热，热扰神明。方中桑葚、桂圆肉、炒酸枣仁、山茱萸，酸甘化阴，直补心、肝、肾之阴血，以解决心肝血虚、阴虚内热的主要矛盾。其中桑葚，《本草经疏》说："桑葚，甘寒益血而除热，为凉血补血益阴之药。"桂圆肉，《医学衷中参西录》说："液浓而润，为心脾要药，能滋补心血，兼能保合心气，能滋补脾血，兼能强健脾胃，故能治思虑过度，心脾两伤，或心虚怔忡、寝不成寐。"炒酸枣仁能养心阴，补心肝之血，故为治疗心肝阴血亏虚之失眠证必用之品。本方用山茱萸综合多家方药之书，刘茂林教授说："单用本品无人言治失眠，但该药味酸微温，酸能生肝养血，温能通行走散，散中有收，燮理阴阳。更重要的是与前三味相伍，酸甘化阴，阴血充足，五脏得安，故能治血虚失眠。"朱茯神能补益心脾，开发气血之源，交通心肾，而独具宁心安神之功。应特别指出的是，本品还有少量朱砂参与其中，所以更增强了镇静安眠之力。方中生龙骨、生牡蛎能平肝潜阳、镇静安神。故用于阴虚阳亢之心烦失眠，效果良好。但在处方中应标明皆为生用。若煅用则主要起收敛固涩之效。另据现代药理研究证实，此二味均含有碳酸钙、硫酸钙等，故方中二味同用，具有明显的镇静安神之功。方中合欢皮、夜交藤，皆入心肝二经，两药相须为用，养心安神，解郁除烦，治疗阴血亏虚，肝气郁结之虚烦不眠，其效尤佳。《本草正义》云："夜交藤……治夜少安寐，盖取其能引阳入阴耳。"关于生百合在本方中的妙用，生百合实能养阴清肺，清心安神。心主血脉，肺朝百脉，故心肺阴足热清则百脉宁静，心神安宁。

随症加减：①胁痛太息、急躁易怒者，加醋柴胡 10g，酒当归 15g，生杭芍 30g。②心悸、烦躁、五心烦热者，加生地黄 15g，麦冬 15g，知母 15g。③胸腹闷胀、身体疼痛者，加桃红 12g，红花 10g，丹参 15g。④喜悲伤欲哭、情绪无常者，加炙甘草 10g，浮小麦 30g，大枣 5 枚。

3. 验案举例

患者，男，64 岁，2008 年 9 月 20 日初诊。主诉：严重失眠已一年余。晚上彻夜不寐，白天头昏脑涨，神困乏力，烦躁焦虑，记忆力明显下降。观其形体消瘦，舌质较红，苔薄微黄，脉见弦细微数。据此脉证病史诊断为失眠。其病因病机符合心肝阴血亏虚证。

处方：桑葚 30g，桂圆肉 15g，山茱萸 15g，炒酸枣仁 30g，朱茯神 15g，生龙骨、生牡蛎各 30g，合欢皮 30g，夜交藤 30g，生地黄 15g，麦冬 15g，生百合 30g，浮小麦 30g，炙甘草 10g。7 剂，大枣 5 枚为引，水煎服，日 1 剂，2 次分服。

2008 年 10 月 16 日来述，桑圆饮真神奇，服药 7 剂后 1 年多的严重失眠痛苦已解除，特带来自己的好朋友（顽固性失眠患者）请予调治。

参考文献

［1］张锡纯.医学衷中参西录［M］.石家庄：河北人民出版社，1957：355.

［2］李鸿超.中国矿物药［M］.北京：地质出版社，1988：212.

［3］吴征鉴.中国医学百科全书寄生虫与寄生虫病学［M］.上海：上海科学技术出版社，1984：28.

［4］Beaver，PC. Clin Parasitol，1984：52.

［5］孙怀宝.简明寄生虫病学［M］.郑州：河南科学技术出版社，1985：221.

［6］孙怀宝.人体寄生虫学［M］.石家庄：河北科学技术出版社，1990：63.

［7］抚顺市第四人民医院.中药通讯，1972（1）：37.

［8］叶景杰.辽宁医药，1987（3）：23.

［9］抚顺市第四医院.狼牙草治疗滴虫性阴道炎40例疗效观察［J］.中草药通讯，1972（1）：37.

［10］叶橘泉.古方狼牙失而复得［M］.黑龙江中医药，1983（3）：51.

［11］张世良.珊海遗珠话"狼牙"［M］.中药材，1985（2）：39.

［12］胥庆华.中药药对大全［M］.北京：中国中医药出版社，1996：255.

［13］黄海英，彭新君，彭延古，等.僵蚕的现代研究进展［J］.湖南中医学院学报，2003，23（4）：62-64.

［14］孙孝登，朱学龙.中西医结合治疗小儿咳嗽变异型哮喘63例疗效观察［J］.国医论坛，2000，15（6）：42.

［15］张锡纯.医学衷中参西录方［M］.2版.石家庄：河北人民出版社，1974：31.